天然产物活性分子及药物靶标发现

康君　著

天津大学出版社
TIANJIN UNIVERSITY PRESS

图书在版编目（CIP）数据

天然产物活性分子及药物靶标发现 / 康君著. 天津 ： 天津大学出版社，2025. 6. -- ISBN 978-7-5618-8044-9

Ⅰ. R284

中国国家版本馆CIP数据核字第2025G3Z541号

出版发行 天津大学出版社
地　　址 天津市卫津路92号天津大学内（邮编：300072）
电　　话 发行部：022-27403647
网　　址 www.tjupress.com.cn
印　　刷 廊坊市瑞德印刷有限公司
经　　销 全国各地新华书店
开　　本 787mm×1092mm　1/16
印　　张 12.25
字　　数 254千
版　　次 2025年6月第1版
印　　次 2025年6月第1次
定　　价 49.80元

序　言

在21世纪第三个十年回望人类与自然的对话史，我们依然会被《本草纲目》的墨香所浸润，被神农尝百草的传说所震撼。党的二十大报告擘画了“推进健康中国建设”的宏伟蓝图，提出“促进中医药传承创新发展”的战略指引，这既是对千年智慧的致敬，更是当代科研工作者的时代命题——如何让大自然的馈赠在分子尺度绽放新的生机？

在过去的40年里，天然产物已经成为新药最重要的起点和先导化合物之一。与化学合成化合物相比，天然产物具有广泛的生物活性、生物相容性、化学新颖性、多样性和富有想象力的化学空间。然而，开发基于天然产物的新型药物的过程耗资耗时巨大，因为解析作用机制不明，特别是在天然产物分子的结合靶点方面。确定天然产物的结合靶点是发现和开发新的天然药物的关键初始步骤。唯有确认靶点，才能明确作用机制、临床观察药物代谢和副作用，经历过层层筛选的药物，才能最终走向市场。在实际的研究过程中，经常发现天然产物具有多个蛋白靶点，而非单一蛋白，这些多靶点现象使得对天然产物真正靶点的阐明充满挑战。

本书梳理了天然产物的种类、药理药效、靶点研究方法和研究案例。多个案例表明，中国科学家正以全球视野重新诠释本土资源：陕西山野中的高黄芩所含的野黄芩苷，在缓解缺血性脑卒中方面展示出高抗氧化活性；来自甘肃的辣椒素，对于缓解酒精造成的胃黏膜损伤效果极佳。中国科学家在天然产物研究领域一直走在世界的前列。屠呦呦老师几十年如一日潜心研究，终于发现了乙醚提取青蒿得到的粗提物具有高效抗疟作用，并获得了2015年诺贝尔生理学或医学奖。这样的研究者还有很多，他们以卓尔不凡的学识，一路披荆斩棘，攻坚克难，开创中国天然产物研究先河。在每个章节末尾，我们对相关领域做出卓越贡献的学者进行了介绍，这些学者治学严谨，勇于创新，在科学求知的道路上不怕困难，不计得失，勇攀高峰。从他们身上，我们总能汲取到探索新知的力量。

在人生的每一个阶段，我们总会遇到这样或那样的困难，无论是求学还是工作，彷徨和迷惘总会伴随左右。事实上，很多时候，回望走过的路，才能看清走了多远、抵达何处。在科学求知的路上亦如此，唯有步履不停，初心不改，才是给未来的自己最好的馈赠。

本书受到天津大学研究生创新人才培养项目（YCX2025040）资助，并获推天津市新形态教材建设项目。

感谢何梦昕、宋君雅、巴君丽、任宏宇、胡盛韬和高小宁对本书的贡献。谨以本书献给熙熙和豪豪。

康君

2025 年 6 月 1 日

目　录

第一章　天然产物活性分子概论

第一节　天然产物概述

一、天然产物

天然产物是指从自然界里的动物、植物、微生物体内分离并提取得到的具有特殊活性的分子。近年来，随着现代化学、生物学等学科研究方法和仪器设备的快速发展，天然产物研究硕果累累，在药品、保健食品和食品领域有着广泛的应用。临床上应用的许多药物都直接或间接来源于天然产物。因此，天然产物的基础和应用研究，对先导化合物的发现、中药新药的研制及应用化学学科的发展具有重要意义。

蛋白质、脂肪、核酸和碳水化合物的生物合成和分解对所有生物体都是必不可少的，被称为初级代谢，参与这些途径的化合物被称为“初级代谢物”。生物体合成称为“次生代谢物”（天然产物）的化合物的机制通常被认为是生物体所特有的，且是物种具有个体性的表达，被称为“次生代谢”。次生代谢产物通常不是生物体生长、发育或繁殖所必需的，它们是生物体适应周围环境的结果，或者是作为抵御捕食者的可能防御机制而产生的，以帮助生物体生存。次生代谢物的生物合成来源于光合作用、糖酵解和三羧酸循环的基本过程，以提供生物合成中间体，最终导致次生代谢物的形成，也就是天然产物。次生代谢物生物合成中采用的最重要组成部分是来自中间体的组成部分：乙酰辅酶 A、莽草酸、甲羟戊酸和 1-脱氧木酮糖-5-磷酸。它们参与无数的生物合成途径，涉及许多不同的机制和反应，例如，烷基化、脱羧化等。

次生代谢可以通过氨基酸、乙酸盐和莽草酸的途径来产生一些“分流代谢物”，这些也就是代谢过程中产生的中间产品。这个过程可能会通过不同的生物合成途径来实现，而生物合成途径的变化可能是自然造成的，比如病毒影响或者环境变化；也可能是由于人为因素，比如化学物质或辐射，这些变化通常是为了帮助生物适应环境或延长它们的生存时间。正是这些独特的生物合成路径，让无数陆地和海洋生物源源不断地产出具有各种生物活性的天然产物。

二、天然产物的发现及应用

1. 真菌来源的天然产物

数千年来，宏观和微观真菌一直是人类生活的一部分。它们被用作食物（蘑菇）、制备酒精饮料（酵母）、传统医学中的药物等。目前，随着微生物学的进步，它们的用途已扩展到酶、生物防治、抗生素和其他药理活性产品。

毫无疑问，从真菌中提取的最著名的天然产物之一是 1929 年发现的青霉素（Penicillin）。一种逆流萃取分离技术的发现，使得高产率提取青霉素变成了可能，最终挽救了无数生命，并且其重要研究人员于 1945 年获得了诺贝尔生理学或医学奖。这一发现使得许多科学家在 20 世纪 40 年代初期研究青霉素的各种重新分离技术，并展开大量临床研究，加上合成青霉素的商业化，最终彻底改变了药物发现研究。

在 1942—1944 年间，青霉素的首个临床数据发表后，全世界都在努力从微生物和生物活性天然产物中发现新的抗生素。直到 1968 年，科学家们仍在使用检测 β-内酰胺的旧方法，并得出结论，已经发现了所有天然 β-内酰胺。然而，情况并非如此，因为在 19 世纪 70 年代引入了新的筛选方法，生产对 β-内酰胺类药物过敏的细菌菌株，抑制 β-内酰胺酶的测试和对含硫代谢物的特异性，这让研究者们发现了新的抗生素，去甲卡肽、碳青霉烯类和单内酰胺，并对其进行了分离，分别找到了去甲卡地星、亚胺培南和氨曲南。目前有 9 种 β-内酰胺类药物（2 种头孢菌素类、6 种碳青霉烯类和 1 种培烯类）以及 1 类称为甘氨酰环素的新型广谱抗生素正处于临床试验或药物注册阶段。

大型真菌（如多孔菌）是担子菌门和子囊菌门的一大类腐木真菌，它们是药理活性物质的主要来源。担子菌大约有 25 000 种，其中约 500 种是多孔菌目的成员。大约 75%的测试结果表明，多孔菌显示出很强的抗菌活性，可能构成开发新型抗生素的可行来源，其合成的许多化合物具有抗病毒、细胞毒性、抗肿瘤、心血管保护、抗炎、免疫刺激和抗癌活性。真菌是更常见的微生物，其中一些可以在植物组织内度过一部分生命周期，而不会引起任何明显的感染或疾病迹象。目前研究人员已发现它们可以栖息在树木、草、藻类和草本植物中，生活在植物茎、叶柄、根和叶的细胞间隙中，而不会影响宿主生物，这些真菌统称为内生菌。真菌来源的新型生物活性次生代谢物已经成为制药工业生产最重要的天然产物药物的先导模范。

1953 年，万古霉素首次被分离出来，这是一种在东方支原体培养物中产生的糖肽抗生素，对葡萄球菌和链球菌等多种革兰氏阳性菌以及革兰氏阴性菌、分枝杆菌和真菌具有活性，并于 1958 年获得美国食品药物管理局（FDA）的批准。它可用于治疗严重细菌感染且对青霉素过敏的患者。来自红霉糖多孢菌（*Saccharopolyspora erythraea*）的大环内酯类红霉素也是一种抗菌药物，它包含一个完全由丙酸盐单元组成的 14 元大环。红霉素对革兰氏阳性球菌和杆菌具有广谱活性,用于轻至中度上下的呼吸道感染。目前有几种半合成酮内酯衍生物,分别是红霉素、头孢霉素(ABT-773, RestanzaTM)、EP-420(Enanta Pharmaceuticals 公司产品)和 BAL-19 403(Basilea 公司产品)正处于临床开发阶段。

单细胞病毒是导致感冒、流感、埃博拉和 SARS 的现存最小的生命形式。目前,抗病毒天然产物或来自真菌的合成类似物的数量似乎有限。白桦脂酸(Betulinic acid)是一种从毛桦树皮中获得的三萜类化合物,最初被确定为 HIV 复制的弱抑制剂。白桦脂酸可以抑制拓扑异构酶Ⅰ,并且正在Ⅰ期试验中作为癌症化疗预防剂进行评估。从中草药棒花蒲桃(*Syzygium claviflorum*)中提取的贝韦立马(Bevirimat)正处于Ⅱb 期临床试验中,被认为可以抑制 HIV Gag 蛋白加工的最后一步。

2002 年,从真菌佩塞提链霉菌(*Streptomyces peucetius*)中分离出与蒽环类药物、多柔比星(Adriamycin®)相关的盐酸氨柔比星、阿霉素用于治疗急性白血病、软组织和骨肉瘤、肺癌、甲状腺癌以及霍奇金和非霍奇金淋巴瘤。托雷亚酸(Torreyanic acid)是从濒危树木香榧(*Torreya taxifolia*)的内生真菌中分离出来的,并在几种癌细胞系中进行了测试,发现其在对蛋白激酶 C 敏感的细胞系中显示出 5~10 倍的效力(细胞毒性),导致细胞凋亡。

2. 植物来源的天然产物

数千年来,植物的药用价值已有充分的记录。它们经过数百万年的进化和适应,能够抵抗细菌、昆虫、真菌和天气,产生独特、结构多样的次生代谢物。根据世界卫生组织(WHO)的数据,80% 的人仍然依赖植物性传统药物进行初级卫生保健,122 种植物衍生药物中有 80%与其最初的药理学有关。与传统医学相关的知识推动了对药用植物作为潜在药物的进一步研究,很多天然产物也因此被提取出来,成为我们熟知的药物。

紫杉醇(Taxol®)是最常用的乳腺癌药物,它是从红豆杉(*Pacific Yew*)的树皮中提取出来的天然成分。早在 1962 年,美国农业部就开始在国家癌症研究所收集这种树皮,作为他们植物筛选计划的一部分。为了提取 1 g 紫杉醇,大约需要 3 棵 100 年树龄的红豆杉的树皮,因为一个治疗周期可能需要 2 g 的药物,现在每年对紫杉醇的需求为 100~200 kg,这相当于每年进行 50 000 次治疗。现在大部分紫杉醇是通过合成的方式生产的。1992 年,FDA 首次批准了紫杉醇的多种用途。合成虽然困难且成本高,也已经能够实现。巴卡丁Ⅲ(Baccatin Ⅲ)的数量要多得多,且它可以很容易地从红豆杉的针叶中获得,这种物质可以有效地转化为紫杉醇的类似物。

在 20 世纪 80 年代,获得性免疫缺陷综合征(AIDS)的全球大流行促使美国国家癌症研究所(NCI)及其他机构开始探索天然产物作为潜在的抗艾滋病药物来源。研究团队对超过 60 000 种植物和海洋生物的提取物进行了 HIV-1 感染淋巴母细胞的筛选。在这一过程中，从毛胡桐（*Calophyllum lanigerum*）中分离出了卡拉诺醇 A（Calanolide A）和卡拉诺醇 B（Calanolide B），以及从槲木（*Homalanthus nutans*）中提取了普罗斯特林（Prostratin），这些化合物目前正处于临床和临床前开发阶段。特别是 Calanolide A，它已获得马来西亚的砂拉越美德药业（Sarawak Medichem Pharmaceuticals）的许可，并完成了Ⅱ期临床试验评估，尽管后续未有进一步的药物开发公告。2010 年，位于加利福尼亚州洛杉矶的 AIDS Research Alliance 对 Prostratin 进行了Ⅰ期人体临床试验。

Grandisine A 和 Grandisine B 是从澳大利亚热带雨林中的大果榄仁（*Elaeocarpus grandis*）叶子中提取的两种独特的吲哚生物碱。Grandisine A 具有一个独特的四环结构，而 Grandisine B 则展现了异喹啉酮与吲哚里西啶环系统的罕见组合。这两种化合物均显示出与人类 δ-阿片受体的高亲和力，预示着它们作为镇痛药物的潜力。氢溴酸加兰他敏（Galantamine hydrobromide），一种源自孤挺花科植物甘蓝属（*Galanthus nivalis*）的生物碱，在土耳其和保加利亚传统上用于治疗神经系统疾病，并且是治疗阿尔茨海默病的有效药物。阿扑吗啡，作为从罂粟（*P. somniferum*）中提取的吗啡衍生物，是一种短效的多巴胺 D1 和 D2 受体激动剂，它在治疗帕金森病方面表现出显著的疗效。“Curare”是南美印第安人用于箭毒的一种物质，在亚马孙和奥里诺科的热带雨林中制备。从攀缘植物 *Chondrodendron tomentosum*（属于防己科 *Menispermaceae*）中提取的 Tubocurarine，是外科手术中使用的肌肉松弛剂的有效成分之一，它减少了对深度麻醉的需求。由于库拉林的供应有限，促使了一系列合成类似物的开发，这些合成物如今比天然产物更受欢迎。

3. 海洋来源的天然产物

除了植物已被证明是生物活性天然产物的新型来源之外，海洋环境在提供新颖的结构实体方面也有明显的记录。由于现代浮潜、水肺潜水的引入（20 世纪 70 年代）、载人潜水器的使用（20 世纪 80 年代）以及最近的遥控车辆（ROV）的使用，对海洋环境和生物（藻类、海绵、海鞘、外膜和苔藓虫）的探索成为可能。在过去 40 年对海洋环境的探索中，这些进步使得数千种结构独特的生物活性海洋天然产物能够被分离出来。迄今为止，全球海洋制药领域已经拥有了 3 种 FDA 批准的药物、1 种欧盟注册药物、13 种处于临床验证不同阶段的天然产物（或其衍生物）以及大量处于临床前研究中的海洋化学品。

Ziconotide（商品名为 Prialt®）是一种首次在热带锥形蜗牛中发现的肽，于 2004 年 12 月被批准用于治疗疼痛。Plitidepsin（商品名 Aplidin®）是一种源自地中海白叶苷（*Aplidium albicans*）的酯肽化合物。它已被证明对多种癌症具有显著疗效，包括黑色素瘤、小细胞肺癌、非小细胞肺癌、膀胱癌、非霍奇金淋巴瘤以及急性淋巴细胞白血病。目前，Plitidepsin 正处于Ⅱ期临床试验阶段。Ecteinascidin 743（也称为 ET743 或 Yondelis™）是一种极为稀有的化合物，最初从鞘科生物中提取。通过在开放式池塘中大规模养殖海洋生物 *E. turbinata*（一种海鞘类生物），研究人员成功获得了足够的 ET743 以满足高级临床前和临床研究的需求。ET743 的半合成方法也已得到充分发展。ET-743 在 2007 年 10 月成为首个在欧盟获批的海洋来源抗癌药物。Spisulosine 是从多棱扁贝中提取的化合物，相较于正常细胞，它对肿瘤细胞显示出极高的选择性活性。该药物曾进入针对实体瘤的Ⅰ期临床试验，但遗憾的是，在 2006 年底被撤回。隐藻素在 20 世纪 90 年代中期被选中进行临床试验，并进入Ⅱ期试验阶段。然而，由于其毒性和疗效不足，该药物的开发在 2002 年被终止。

全世界至少有 30 000 种藻类，藻类（大型藻类、海藻）为生物圈提供氧气、鱼和人的食物、药物和肥料，并且是结构独特的天然产物的多产来源。萜类化合物是 20 世纪 70—80 年代主要从海藻中分离的一类化合物。对萜类化合物结构的化学研究使得研究人员能够分离出许多类别的化合物，包括溴化氮和氧杂环、吩嗪衍生物、甾醇、氨基酸、胺和胍衍生物。在生物活性方面，已经对绿藻、棕藻和红藻的抗菌和抗真菌活性进行了深入评估。

从红藻 *Polycaverosa tsudai* 中分离出的 Polycavernoside-A 被怀疑是导致人们海鲜中毒的有毒糖苷，1991 年致使日本 13 人患病，3 人死亡。褐藻 *Dictyota dichotoma* 提供二萜、4-乙酰氧基二内酯、二烯内酯 A、B 和去甲内酯，它们具有抗肿瘤活性。从褐藻 *Dilophus ligatus* 中分离出来的黯壳菌，对金黄色葡萄球菌、黄体微球菌和水门单胞菌显示出抗菌活性。

红藻，特别是属于红藻门的 *Laurencia* 属，长期以来一直是卤代倍半萜的重要来源。自 19 世纪 70 年代起，对 *Laurencia* 属次生代谢物的化学研究一直保持着高度活跃。这些次生代谢物中最常见的是卤化倍半萜和二萜。此外，*Laurencia* 属在产生 C15-乙酰炔素方面具有独特性，例如那些含有末端炔的化合物。被称为 Chamigrenes 的化合物类别是具有独特结构的卤化萜烯，迄今为止，已经从 *Laurencia* 属中分离出多种 Chamigrenes，且该属植物生长在多种截然不同的地理区域。

农业生产力的提高是合成化学杀虫剂（SCPs）在害虫防治方面取得进展的结果。然而，由于害虫对控制剂的耐药性的显著增强，寻找新的杀虫剂是绕不开的课题。据记载，在 1984—1990 年期间，昆虫和螨虫对合成化学杀虫剂的抗药性增加了 13%。因此，大量研究集中在从海藻中分离杀虫剂。天然杀虫剂的一些例子包括分离 1α-（2-E-氯乙烯基）-2α，4 β，5 α-三氯-1β，5 β-二甲基环己烷和 1β-（2-E-氯乙烯基）-2β，4 α，5 α-三氯-1α，5 β-二甲基环己烷，它们是从智利红藻 *Plocamium cartilagineum* 中分离出来的，这些化合物对紫菀叶蝉（*Macrosteles fascifrons*）具有杀虫活性。月桂冠平那英，一种来自红藻 *Laurencia pinnata Yamada* 的乙炔环醚；以及来自红藻 *L. nipponica Yamada* 的（Z）-月桂素和相关化合物，都显示出对蚊子幼虫的强杀虫活性。

海绵（*Porifera*）是无柄生物，它们缺乏神经、消化和循环系统，并维持恒定的水流通过它们的身体以获取食物、氧气和清除废物。所有海绵都是“当前”或“过滤”摄食者，几乎没有物理防御捕食者的方法。它们被认为是最早的多细胞动物，在大约 5 亿年的时间里变化很小。首次源自海洋生物的显著生物活性化合物发现，可追溯至 20 世纪 50 年代初期。当时，科学家们成功地从加勒比海绵的隐蔽膜中分离并鉴定出了 C 核苷、海绵尿苷和海绵胸苷，这些化合物被发现具有抗病毒活性。结构类似物的合成使得胞嘧啶阿拉伯糖苷（Ara-C）作为临床抗癌剂一直在发展，15 年后 Ara-A 被认为是抗病毒剂。这是一项重要的发现，因为以前人们认为，要使核苷具有生物活性，它必须具有脱氧核糖或核糖部分。这些研究使得 Ara-C 被鉴定为一种有效的抗白血病药物。

第二节　天然产物研究发展史

一、古籍中的天然产物

天然产物的最早记录是在美索不达米亚（公元前 2600 年）的楔形文字泥板上描绘的，其中记录了来自柏树（*Cupressus sempervirens*）和没药（*Commiphora*）的油，这些油今天仍然用于治疗咳嗽、感冒和炎症。《埃伯斯纸莎草纸》（公元前 1500 年）是埃及的药物记录，记录了 700 多种植物性药物，从漱口剂、药丸、输液到软膏。《五十二病方》（公元前 168 年，含 52 方）、《神农本草经》（~公元 200 年，365 种药物）和《唐本草》（公元 659 年，850 种药物）是天然产物使用的古早文献记载。希腊医生迪奥斯科里德斯（~公元 40—90 年）记录了草药的收集、储存和用途，而希腊哲学家和自然科学家狄奥弗拉斯图（~公元前 300 年）则研究了草药。在黑暗的中世纪，英格兰、爱尔兰、法国和德国的修道院保留了这些西方知识，而阿拉伯人则保留了希腊罗马知识以及希腊罗马世界不熟悉的中国和印度草药。阿拉伯人是最早拥有私人药房的人（8 世纪），波斯药剂师、医生、哲学家和诗人阿维森纳（Avicenna）通过《医学大典》等著作为药学和医学做出了巨大贡献。

在历史长河中，天然产物作为药物的应用始终以传统药物、疗法、药水和油的形式被记载，其中许多具有生物活性的天然产物至今仍未被完全识别。药用植物天然产物的知识主要源自人类几个世纪以来通过试错或牺牲生命进行的试验，以寻找可用于治疗疾病的物质。例如，丹参属植物，它生长于美国西南部和墨西哥西北部，被南加州的印第安部落用作助产工具。男性新生儿被放在热的鼠尾草灰烬中一段时间，因为人们相信这些婴儿将成长为部落中最强大、最健康的人，并且据称他们将终身免疫所有呼吸系统疾病。

植物骆驼刺（*Alhagi maurorum Medik.*）在炎热的气候中，会从其茎和叶分泌一种甜美的黏稠物质。这种物质被称作“甘露”，主要成分包括黑糖、蔗糖和转化糖。阿育吠陀文献中记录了这种植物，并声称它有助于缓解厌食症、便秘、皮肤病、鼻出血、发烧、麻风病和肥胖症等多种病症。以色列人亦有使用骆驼刺，他们通过煮沸其根部并饮用提取物来预防血性腹泻。康卡尼人则通过吸食这种植物来缓解哮喘症状，而罗马人则用它来治疗鼻息肉。在北欧和北美东部发现的植物 *Ligusticum scoticum Linnaeus*，当地人习惯于清晨生吃，认为它能增强人体对日常感染的抵抗力；这种植物的根还被用来治疗肠胃胀气，并且在法罗群岛被用作壮阳药和镇静剂。颠茄林奈（致命的龙葵），分布于中欧和南欧、西亚、北非、北美及新西兰，因其臭名昭著的毒性——仅 3 颗浆果就足以致命——而被排除在民间医学的使用之外，处理这种植物被认为是极其危险的。

早在 17—18 世纪，地衣就已被用作染料，并且比香料更有价值。迄今为止，市场上还没有批准使用地衣衍生药物，但它们在民间传说中的应用已经有据可查。从中国和埃及文明早期开始，地衣就被用作香水和化妆品、药物的原料。众所周知的例子包括 *Usnea dillenius ex Adanson*，它传统上用于治疗头皮疾病，现在仍然作为去屑洗发水的成分在药店出售，在爱尔兰用于治疗眼睛酸痛。将地衣 *U. subfloridana Stirton* 与烟草和黄油混合，煮沸，然后冷却并作为化妆水使用。*Parmelia omphalodes*（*Linnaeus*）*Acharius* 在不列颠群岛盛产，用于生产棕色染料。在高原地区，人们会在旅行开始时将其撒在长袜上以防止足部发炎，在爱尔兰，它被用于治疗严重疮口以及烧伤和割伤。

相比之下，海洋环境在传统医学中的应用报道很少。红藻 *Chondrus crispus* 和 *Mastocarpus stellatus* 是一种饮料的来源，作为治疗感冒、喉咙痛、包括肺结核在内的胸部感染的民间疗法而广受欢迎。将这种藻类在牛奶或水中煮沸，可用于治疗肾脏问题和烧伤。此外，每天早上服用 3 勺红藻 *Porphyra umbilicalis*（*Linnaeus*）*Kützing* 的汁液，然后禁食 3 周，被发现对癌症有效，尤其是乳腺癌。*P. umbilicalis* 在阿兰群岛也被认为能够缓解消化不良，煮沸并喂给奶牛可以缓解它们春季便秘。

传统医学实践构成了大多数早期医学的基础，而后才出现日后的临床、药理学和化学研究。迄今为止最著名的例子可能是从柳树皮中分离的天然产物水杨酸中衍生的抗炎剂乙酰水杨酸（阿司匹林）的合成。在对罂粟的研究中分离出几种生物碱吗啡则是重要的商业药物，于 1803 年被首次报道。正是在 19 世纪 70 年代，从植物 *P. somniferum* 中提取的粗吗啡在乙酸酐中煮沸以产生二乙酰吗啡（海洛因），并发现很容易转化为可待因（止痛药）。历史上有记载，苏美尔人和古希腊人将罂粟提取物作为药用，而阿拉伯人则描述鸦片会让人上瘾。洋地黄 L.(毛地黄)可以追溯到 10 世纪的欧洲,但直到 18 世纪初才发现活性成分洋地黄毒苷,一种强心苷,可以增强心脏传导功能,从而提高心脏收缩力的强度。洋地黄毒素及其类似物长期以来一直用于治疗充血性心力衰竭,并可能产生长期有害影响,并正在被其他药物取代,用于治疗“心衰”。美国 FDA 于 2004 年批准的抗疟疾药物奎宁,从金鸡纳(*Cinchona succirubra Pav.*)的树皮中分离出来。几个世纪以来,它一直被用于治疗疟疾、发烧、消化不良、口腔和喉咙疾病以及癌症。19 世纪中期,英国人开始在世界范围内种植这种植物,正式使用树皮治疗疟疾。毛果芸香碱在芸香科(*Pilocarpus jaborandi*)中发现,是一种 *L*-组氨酸衍生的生物碱,100 多年来一直被用作治疗慢性开角型青光眼和急性闭角型青光眼的临床药物。1994 年,毛果芸香碱的口服制剂被 FDA 批准用于治疗口干(口干症),这是一种损害唾液腺和泪腺的自身免疫性疾病,也是头颈癌放射治疗的副作用。1998 年,口服制剂被批准用于治疗口干症。

至此,天然产物开启了正式的研究纪元。

二、天然产物的研究阶段

1. 经典天然产物研究阶段

传统的基于天然产物的药物研究始于对粗提物的生物筛选,目的是确认这些提取物是否具有生物活性。一旦活性得到验证,研究者便着手分离出其中的活性成分。这一分离过程充满挑战,涉及多种限制,但通过采用不同的策略和技术,可以克服一些难题。例如,可以构建与高通量筛选技术相匹配的化合物库,将粗提物预先分馏成更适合自动化液体处理系统的子馏分。此外,通过调整分馏方法,可以优先确保子馏分中包含具有潜在药物特性的化合物。

代谢组学是一种用于同时分析生物样本中多种代谢物的技术,在天然产物研究领域扮演着至关重要的角色。通过代谢组学,研究者能够获得关于天然产物提取物中代谢物组成的精确数据,这不仅有助于优化天然产物的分离流程,减少重复发现活性化合物的可能性,还能帮助识别未知的类似物和新的天然产物结构。在代谢物分析方面,天然产物提取物通常采用核磁共振光谱、高分辨质谱或结合液相色谱的组合技术来分离其中的多种同分异构体。核磁共振光谱分析天然产物提取物具有操作简便和结果可重复的优势,能够提供直接的组分信息以及详细的结构细节,尽管其灵敏度较低,但非常适合对主要成分进行分析。另一方面,高分辨率质谱技术(HRMS)是代谢物定性和定量分析的黄金标准,它经常与液相色谱(LC)结合使用,能够精确测定活性化合物的分子质量信息。

在生物活性提取物中,次生代谢产物的去重复化过程涉及确定分子质量和分子式,并通过在文献或天然产物结构数据库中进行交叉检索来分类信息，这对鉴定过程极为有益。在这方面，Dorrestein 实验室开发的全球天然产物社交分子网络（GNPS），拥有数千组 MS/MS 数据，记录了特定提取物的信息，并将分析物的关系以结构相关分子簇的形式进行可视化。通过在分子簇内对特定代谢物的异构体和类似物进行标注，可以显著提高去重复化效率。METLIN 也是一个有价值的代谢物鉴定平台，它包含一个高分辨率的 MS/MS 数据库，并具备片段相似性搜索功能，这有助于识别未知化合物。

最终，分析技术的不断进步为天然产物中生物活性化合物的分离与结构鉴定提供了坚实的支撑。随着高场强核磁共振仪器和探测技术的持续发展，现在可以通过极少量的样品（少于 10 g）进行天然产物的结构测定。此外，微晶电子衍射（MicroED）作为一种新兴的基于低温电子显微镜的技术，已被用于确定小分子的结构，并且在天然产物研究领域得到了应用。分析设备分辨率和灵敏度的提升，同样有助于克服天然产物研究中的一些难题。

2. 基因组时代

天然产物生物合成途径的最新研究进展，以及用于分析和操纵基因组的工具开发，是现代基于天然产物药物发现的关键推动力。识别生产生物体基因组中生物合成基因的两个关键特征如下。首先，这些基因主要集中在细菌和丝状真菌的基因组内。其次，许多天然产物基于聚酮或肽核，其生物合成途径涉及聚酮合成酶（PKSs）和非核糖体肽合成酶（NRPSs），这些酶由含有高度保守模块的大型基因编码。

基因组挖掘涉及搜寻可能调控骨架结构的生物合成基因，并识别天然产物生物合成基因簇的过程。借助生物合成知识和预测生物信息学工具，可以对识别出的基因簇进行有效排序，并提供关于这些基因簇编码的生物合成产物是否具有新颖或已知化学结构的信息。此外，这种基因聚类分析的预测工具能够与光谱技术相结合，以加速天然产物的鉴定过程，并确定代谢产物的立体化学结构。

众多微生物难以培养，或者它们的遗传工程工具尚未成熟，这增加了利用这些微生物生产天然产物的难度。然而，天然产物的生物合成基因簇能够被克隆，并在易于培养、基因操作简便的宿主生物（例如链霉菌、大肠杆菌和酿酒酵母）中进行异源表达。这一策略旨在在异源宿主中实现比原生菌株更高的产量。

即便在可培养的微生物群体中，许多生物合成基因簇在常规的培养条件下可能无法得到表达。为解决这一问题，可以采取多种策略。一种策略是测序、生物信息学分析以及沉默生物合成基因簇的异源性表达。例如，通过直接克隆和异源表达技术，研究人员成功发现了一种新型抗生素——Taromycin A。此外，已经建立了一个转移生物合成基因簇的平台，该平台能够在酿酒酵母中直接克隆和操作大型生物合成基因簇，在大肠杆菌中维护和操作载体，并在如蓝色葡萄球菌的细菌染色体中进行克隆基因簇的异源表达。然而，异源表达存在局限性，例如需要克隆和操作占据巨大基因组区域的生物合成基因簇，以及寻找能够提供合成相应天然产物所需所有条件的合适宿主。这些限制可以通过靶向遗传操作来规避，通常涉及激活调控元件的插入或抑制元件（如阻遏子或其结合位点）的删除。此外，利用测序、生物信息学和异源表达的方法，研究人员也能从尚未培养的菌株中鉴定出新的天然产物。

三、天然产物药物开发

1. 天然产物药物开发的瓶颈

与传统合成分子相比，天然产物具有特殊功能，这为药物发现过程带来了优势和挑战。天然产物的特点是具有巨大的支架多样性和结构复杂性，它们通常具有较高的分子量、更多的 sp^3 碳原子和氧原子，但氮原子和卤素原子较少，H 键受体和供体数量较高，计算的辛醇-水分配系数较低（类似于疏水常数 cLog$P$ 值的含义，表明亲水性较高）和更高的分子刚性。这些差异可能是有利的：例如，天然产物较高的刚性在处理蛋白质-蛋白质相互作用的药物发现中可能很有价值。且大部分的口服药物都要遵循 Lipinski 五法则，即如果分子具有不止一个以下特征，则分子的吸收或渗透性可能较差：有>5 个 H 键供体和>10 个 H 键受体；分子量>500 Da；或分区系数 Log P >5。事实上，天然产物是超越 Lipinski 的五法则的口服药物的主要来源。过去 20 年已批准口服药物分子量的增加说明了开发不符合该规则药物的重要性日益增加。天然产物通过在结构上“优化”以服务于特定的生物学功能，包括内源性防御机制的调节和与其他生物体的相互作用（通常是竞争），这解释了它们与传染病和癌症具有高度相关性。此外，它们在传统医学中的作用可能提供有关中药疗效和安全性的有效证据。总体而言，与典型的合成小分子库相比，天然产物药物库富含大量生物活性化合物，覆盖了更广泛的化学空间。

尽管有这些优势和多个成功的药物发现的实例，但天然产物的几个缺点导致制药公司减少基于天然产物的药物发现计划。天然产物筛选通常涉及天然来源的提取物库，这可能与传统的基于靶标的筛选不兼容，如何从硕大的天然产物库中获取感兴趣的生物活性化合物可能具有挑战性，并且必须应用重复数据删除工具以避免筛选到已知的化合物。同时，如何获得足够的生物材料来分离和验证天然产物的生物活性也可能具有挑战性。

尽管天然产物的结构复杂性可能带来优势，但同时也对合成结构类似物、探索结构-活性关系以及优化天然产物作为药物先导化合物的方法形成了挑战，特别是在合成路径复杂的情况下。此外，基于天然产物的药物先导物通常需要通过表型分析来识别,而对其分子作用机制的探究可能非常耗时。幸运的是,无论是在筛选测定的开发中(例如,利用诱导多能干细胞和基因编辑技术的潜力),还是在确定活性化合物作用模式的策略中,已经取得了显著的进展。因此,天然产物药物具有光明的前景。

2. 前景展望

天然产物长期以来一直是抗传染病新药的主要来源,尤其是抗生素。在寻找具有抗菌活性的新天然产物的同时,研究人员正在利用生物合成工程的进步,继续开发和优化已知的天然产物类别、总合成或半合成策略。此外,抗毒力策略可能是对抗感染的另一种方法,针对细菌群体感应的天然产物可能值得关注。

天然产物用于癌症治疗也有成功的历史,该领域的一个重要新机遇是一些天然产物能够触发针对癌细胞的具有选择性且有效的宿主免疫反应,特别是考虑到目前人们对可以通过将"冷"肿瘤变成"热"肿瘤来提高对免疫检查点抑制剂反应率的策略的浓厚兴趣。例如,强心苷等天然产物可以通过触发免疫原性细胞死亡来增加应激和垂死癌细胞的免疫原性,其特征是释放损伤相关分子模式(DAMP),这可能为药物发现或再利用开辟新的途径。

长期以来,由于混合物中成分可能产生协同治疗的效果,包含复杂天然产物混合物的植物疗法一直引起人们的兴趣。然而,由于植物采集地点的环境变化等因素,起始植物材料中天然产物组成的可变性越来越成为植物药物开发的主要挑战。随着表征技术的进步,例如前面提到的代谢组学,以及针对复杂天然产物混合物的监管指南的发展,开发此类混合物作为治疗剂,而不是识别和纯化单一活性成分变得越来越可行。

尽管目前的研究更加侧重于寻找能够发现新型天然产物的技术,但重要的是我们必须要承认未修饰的天然产物可能并不具有最优的疗效或吸收、分布、代谢、排泄和毒性(ADMET)特性。因此,为了将天然产物化合物发展为先导化合物并最终转化为成功的药物,可能需要一定的化学修饰。此外,将化合物投入临床开发需要可持续且经济可行的足够数量的化合物供应。在这种情况下,总化学合成、使用天然产物作为类似物生成起点的半合成以及修改生产生物体的生物合成途径的生物合成工程将非常重要。化学合成与生物合成技术的最新突破,通过改善那些曾被认为难以触及的复杂天然产物的特性,显著提升了基于天然产物的药物探索与开发的效率。这一进步使得我们能够利用天然产物及其杂交体、类似物以及受天然产物启发的分子,连同用于优化天然产物先导化合物的高级结构功能化策略(包括后期修饰技术),来丰富我们的筛选库。

第三节 中药含有的天然产物

一、天然产物的宝库

在人类历史上,草药在医学中的应用已有数千年的历史。天然草药的各种成分,如叶、花、芽、花粉、水果、皮肤、种子、茎、根、树皮,甚至整个草药都可用于医疗,每一种都具有不同的治疗能力。随着科学研究技术的进步与发展,科研人员在中草药中提取到了大量的“次生代谢物”,因此,草药被认为是天然产物的重要来源之一。吗啡是一种从草药鸦片中提取的生物碱,被认为是人类历史上第一个发现的草药天然产物(NPHM),随后被广泛用作麻醉和镇痛药物。自此,研究人员开始对植物中天然产物进行探索。随后的研究揭示了各种天然产物的治疗潜力,从而使它们成为人类重要的药物来源之一。著名的例子包括来自青蒿的青蒿素,来自喜树的喜树碱,来自云杉树皮的紫杉醇,来自白柳皮的阿司匹林和来自山羊豆的二甲双胍等等。因此, NPHM 一直并将继续为人类健康和福祉做出巨大贡献。

具体来说,NPHM 具有以下 5 个优势。

(1)天然和可再生:由于 NPHM 来源于大自然,因此它们是可再生资源。随着全球对能源需求的增加和环保意识的提高,利用可再生资源是一种可持续且环保的选择。

(2)来源的广泛和多样化是显著的:在全球范围内,大约有 70 000 种草药作为药用。此外,根据开放天然产物集合(COCONUT)数据库,已确定了超过 400 000 种天然产物的存在,凸显了其内容的多样性和丰富性。因此, NPHM 为研究提供了非常广泛的选择。

(3)高生物相容性和生物降解性。

(4)广泛的支架多样性和错综复杂的结构复杂性:NPHM 是大自然在长期进化中形成的特殊结构,包含独特的化学空间,例如 Enone 结构(一种具有生物效力的天然产物和药物的独特结构基序),大量的含氧取代基,充足的立体化学中心,以及 sp^3 碳。这种化学多样性和复杂性为它们特异性和丰富的药理活性奠定了基础。

(5)强大的药理活性:NPHM 具有丰富的药理活性,可在作用机制的基础上以高选择性和特异性结合生物靶标。因此, NPHM 是新药最重要的来源,目前,多个 NPHM 已被国家药品监督管理局和美国 FDA 批准为抗癌药物、心脑血管疾病药物、抗感染药物、中枢神经系统疾病药物、消化系统疾病药物、免疫调节药物和代谢药物。

二、药用天然产物

天然产物对新分子实体（NME）药物的发展做出了巨大贡献，对所有 FDA 批准的 NME 的评估表明，天然产物及其衍生物占所有 NME 的 1/3 以上。其中近 1/2 来自哺乳动物，1/4 来自微生物，1/4 来自植物。目前，已有多个符合 FDA 标准的 NPHM 被批准上市，如青蒿素、紫杉醇、甘草酸等等，临床治疗效果优异，见表 1-1。

表 1-1　符合 FDA 标准的草药天然产物

天然产物药物	用途
青蒿素（Artemisinin）	源于青蒿（*Artemisia annua*），用于治疗疟疾。被 WHO 推荐为疟疾的首选治疗药物
紫杉醇（Paclitaxel）	从太平洋紫杉树（*Taxus cuspidata Siebold*）的树皮中提取的化疗药物，主要用于治疗各种癌症，包括乳腺癌和卵巢癌
甘草酸（Glycyrrhizin）	从甘草（*Glycyrrhiza glabra*）中提取，具有抗病毒和抗炎作用，用于一些特定的医学研究
复方青黛（Chrysophanol）	一种从天然植物中提取的药物，具有抗炎和抗肿瘤特性
白芍（Paeonia lactiflora）提取物	在某些情况下被用于配方药物，具有调理效果
坎格列净（Canagliflozin）	以根皮苷（Phlorizin）为先导化合物进行结构改造后得到的药物，是治疗 2 型糖尿病的新型药物
二甲双胍（Metformin）	以山羊豆碱为先导化合物进行结构改造后得到的药物，为口服降血糖药

自 19 世纪 30 年代以来，NPHM 的总比例减少了，而半合成和合成天然产物衍生物则增加了。随着时间的流逝，对天然产物的关注度下降影响了特定类别的 NME 管道，如果不对天然产物进行具体投资，这一趋势可能会继续下去。

这一趋势的出现主要是因为，尽管 NPHM 复杂的化学结构带来了显著的优势和独特性，但其中约 70%的 NPHM 表现出疏水性，导致其溶解度低，这反过来又影响了它们的生物利用度并限制了它们的治疗潜力。目前，高达 90%的药理活性 NPHM 被排除在新药筛选过程之外。因此，开发提高 NPHM 生物利用度的新方法对于充分发挥其在治疗人类疾病方面的潜力至关重要。

作为材料科学领域的一类前沿材料，基于 NPHM 的超分子生物活性材料正受到广泛关注。研究人员发现，NPHM 制成纳米粒有助于细胞对小分子药物的吸收。其中，制剂类型最多的 NPHM 就是紫杉醇，包括紫杉醇脂质体、白蛋白紫杉醇、紫杉醇聚合物胶束。这样的制剂有效地提高了紫杉醇的生物利用度，达到了更好的治疗效果。还有一些 NPHM 纳米粒经美国 FDA 批准，如紫杉醇纳米药物、伊立替康纳米药物等等，已用于临床治疗各类疾病（表 1-2）。

表 1-2 基于 NPHM 的大分子生物活性药物

药物名称	组成简介及临床应用
紫杉醇纳米粒(Abraxane)	这是一个将紫杉醇制备成纳米粒子的制剂,用于治疗乳腺癌、胰腺癌等
伊立替康纳米粒(Onivyde)	这是一个包裹在脂质纳米粒中的伊立替康(抗癌药物),用于治疗胰腺癌
维奈妥拉纳米粒(Venclexta)	它虽然不是严格意义上的纳米药物,但其制剂形式通过特定的技术提升了生物利用度,具有改善治疗效果的目的
雷莫卢单抗(Cyramza)	一个单克隆抗体药物,用于靶向癌细胞,也采用了一些纳米技术来改进其性能

第四节 天然药物化学

天然药物化学是研究天然来源的药物和生物活性化合物的科学领域。它涉及从植物、动物、微生物等自然界中提取和分离化合物,分析它们的结构、功能及其对生物体的影响。天然药物化学不仅关注天然化合物的化学组成,还研究它们的药理作用及其在医学中的潜在应用。

主要研究内容包括如下方面。

(1)化合物的提取与分离:使用各种方法从自然源中提取药用成分。

(2)结构鉴定:利用核磁共振(NMR)、质谱(MS)等技术确定化合物的结构。

(3)生物活性测试:评估化合物对细胞、组织或生物体的影响,包括抗菌、抗炎、抗肿瘤等活性。

(4)药物开发:探索天然化合物的药物潜力,开发新药。

一、天然药物化学的发展方向

天然药物化学的发展方向主要包括两个方面,分别是以化学研究为导向(Chemical oriented)的天然产物活性成分研究以及以生物活性为导向(Bioassay guided)的天然产物活性成分研究。

以化学研究为导向的天然产物活性成分研究是一个涉及化学、生物学及药学等多个学科的跨界研究领域。该研究的主要目标是从自然界中提取、鉴定并解析具有生物活性的化合物,特别是药用植物、海洋生物及微生物等来源的天然产物。其主要研究内容包括:天然产物的提取,即使用不同的提取方法,如溶剂提取、超临界流体萃取、冷压等,从植物、动物或微生物中提取活性成分;化学鉴定和结构解析,即通过色谱技术(如GC、HPLC)、质谱(MS)、核磁共振(NMR)等方法对提取的成分进行分离与结构鉴定;活性筛选和生物活性评估,即进行体外(如细胞毒性、抗菌、抗病毒等)和体内(动物试验）生物活性测试，评估化合物的药理作用；机制研究，即研究活性成分在细胞和生物体内的作用机制，包括信号通路、靶标识别等；以及改良和合成，即通过结构修饰及合成方法提升天然产物的生物活性或药物性质。

以化学研究为导向的天然产物活性成分研究常常应用于药物研发（天然产物是新药开发的重要来源）、营养保健（研究与开发功能性食品、保健品，提高人们的健康水平）、农业（开发具有杀虫、杀菌等作用的天然农药，减少化学药品的使用）等领域。随着技术的进步，特别是高通量筛选、组学技术（如基因组学、代谢组学）和计算化学的发展，以化学研究为导向的天然产物活性成分研究正不断深化。研究者不仅关注天然产物本身，还越来越重视其在整体生态系统中的作用，以及如何利用天然产物的化学合成提高其应用价值。

以生物活性为导向的天然产物活性成分研究是一种主要用于从天然物质中分离和鉴定具有生物活性的化合物的研究方法。这一方法的核心是通过生物测定（Bioassays）来指导化合物的分离和鉴定过程，确保最终获得的化合物具备特定的生物活性，实际上是活性评价与化学活性成分的分离相结合的策略。其研究目标主要是鉴定从植物、动物及微生物中提取具有潜在生物活性的化合物，探究天然产物的作用机制，以及筛选并评估天然产物的生物活性。

生物活性导向及化学研究导向研究的主要内容及区别总结见表 1-3。

表 1-3　生物活性导向及化学研究导向研究比较

	以化学研究为导向的研究	以生物活性为导向的研究
研究目的	发现和开发具有生物活性的天然产物，为药物开发和健康产品提供基础	研究天然产物的化学结构、合成路径及性质，推动化学合成的手段和新方法
研究重点	关注天然化合物的生物效应及其作用机制，以病理或药效为中心	关注化合物的分离、鉴定、合成与结构分析，以化学性质为核心
研究方法	体外和体内生物测试，如细胞培养、动物试验等，评估效能及安全性	分离与合成技巧，例如色谱和光谱学，研究化合物的反应和合成方式
核心问题	探索化合物对生物体的影响，理解其机制和潜在治疗作用	解析天然化合物的化学结构、反应性及其衍生物的合成
应用领域	主要针对医药、保健品、功能食品开发	主要关注合成化学、药物化学及相关的工业应用
研究进展	通常以发现特定活性为优先，进而可能产生新药探索	通常以发展新合成方法和化学反应为优先，形成更广泛的化合物库

两种研究导向在许多方面都有相交，如生物活性研究需要了解化合物的化学结构、功能团及其化学性质，以解析其对生物系统的作用机制，当合成或提取出一种具有生物

活性的天然产物时,化学研究提供了必要的工具——例如分离技术和结构鉴定方法,以准确确认其化学成分和结构;化学研究有助于优化天然产物的合成路线,与生物活性研究结合能开发出新的化合物或改良现有化合物,从而提升其生物活性,通过化学合成,可以大量生产生物活性成分,为药物开发和生物试验提供试验材料。在药物发现的初期,以生物活性为导向的研究通常是在筛选化合物过程中发现潜在药物,而这些化合物的特性和结构往往依赖于化学研究的成果,为后续的药物开发提供基础。

在现代药物开发项目中,生物学家和化学家需要紧密合作,形成跨学科的研究团队。这种合作模式促进了新药研发的高效,带来了丰富的研究成果。化学家和生物学家在研究过程中共享试验技术、经验和信息,共同探索天然产物的潜力,推动整个领域的发展。

二、天然产物的提取工艺进程

1. 古法提取工艺

随着时间的推移,研究人员对植物来源的生物活性提取物越来越感兴趣,萃取是天然产物研究中用于从各种天然材料中分离生物活性化合物的一种技术,传统的萃取技术包括煎煮、索氏萃取、浸渍和渗滤。

1)煎煮

煎剂是一种水基制剂,可用于从药用植物材料中提取水溶性化合物。在处理坚韧的纤维植物、树皮和根时,煎煮是首选方法。在此过程中,植物材料通常被还原成小碎片或粉末,以便有效溶解。液体提取物是通过在水中煮沸植物材料制成的。有时,乙醇或甘油水可以代替水。该方法中使用的水量取决于植物材料的硬度。

2)索氏萃取

萃取是一种使用选择性溶剂将植物或动物组织的药物活性成分与非活性或惰性部分分离的程序。极性溶剂(如水、乙醇和甲醇)、中间极性溶剂(如丙酮、二氯甲烷和乙酸乙酯)和非极性溶剂(如正己烷、乙醚)常用于天然产物的提取。由于粗提取的产物中的大多数活性成分往往具有协同作用,因此并不总是需要纯化天然产物。为了节省从粗提取物中纯化天然产物的时间和费用,标准化提取物可以用作配方的活性成分。植物和动物材料中天然产物的质量和数量在很大程度上取决于选择合适的提取技术。在萃取过程中,溶剂进入固体原料中,根据同性相溶的原理溶解极性相似的化合物。除了采用适当的萃取方法外,选择合适的溶剂也至关重要。因此,萃取的方法需要不断被修改。

索氏萃取是使用热溶剂连续萃取固体原料的最有效技术。除了提取热稳定性差的化合物外,索氏萃取是一种通用且成熟的技术,其性能优于其他常规萃取技术。粉末状固体物质被放置在索氏装置内的顶针中，之后将装有溶剂和回流冷凝管的圆底烧瓶连接到装置上，便可以开始萃取。其萃取程序一般是先加热溶剂，当溶剂的蒸气沿侧管上升后，会在冷凝器中冷凝，落入顶针中；之后用新鲜溶剂萃取固体基质，使溶质从萃取室转移到储液槽中；不断重复该过程，直到提取完成。

3）浸渍

浸渍是一种固液萃取方法。传统上，浸渍用于从植物或动物材料中回收天然产物，方法是将溶剂加热或不加热、搅拌或摇晃相结合，以增强传质和化合物的溶解度。将溶剂添加到装有粉末状固体基质的密闭容器中。提取时间较长（从几小时到几天不等），并且留出足够的时间让溶剂通过植物细胞壁或动物组织扩散，以溶解这些材料中存在的化学成分。该过程仅通过分子扩散发生。

4）渗滤

渗滤是提取用于制备酊剂和液体提取物的活性成分最常用的技术，通常需要使用渗滤器（一种两端开口的狭窄锥形容器）。粉末状固体材料用适量的溶剂润湿，并在包装前在密闭容器中静置数小时，并密封渗滤器的顶部。添加额外的溶剂以形成一层薄层，并将混合物在密闭的渗滤器中长时间浸渍。然后打开渗滤器的出口，让液体提取物缓慢滴落。根据需要添加额外的溶剂，直到渗滤液达到所需体积的大约3/4。然后压榨提取物，将所需体积的溶剂添加到渗透液中，通过过滤或静置澄清混合液体，然后倾析。

传统天然产物提取方法在较低温度下进行，能够更好地保留和保护植物中的活性成分，相较于某些现代提取法，导致成分降解的风险较小。且许多古法提取方法不需要复杂的设备和技术，容易操作，适合小规模生产和家庭使用。但古法提取也具有显著的缺点，古法提取通常耗时较长，产量相对较低，不如现代提取技术高效。且古法提取可能无法有效提取某些特定的化合物，限制了可提取成分的种类和用途。某些传统方法可能未经过严格的科学验证，存在一定的安全隐患，尤其是在提取和储存过程中。因此，开发更高效、有效的天然产物提取方式是发展天然产物化学的必要途径。

2. 现代工业化提取工艺

随着化学、生物学、医学等学科的高速发展，各种新兴技术被运用于天然产物药物研发当中，其中最先演变的便是现代化、工业化的天然产物提取工艺。获取潜在的高价值化学品是天然产物研究和开发的起始步骤，无论是用于生物活性测定、批量制备，尤其是原材料中间体或成品的质量评估，全球众多分析实验室一直在寻找高效、选择性高、重复性好、成本低、环境友好的方法。

现代工业化提取工艺涵盖了微波辅助萃取（MAE）、超临界流体萃取（SFE）以及超声辅助提取术（UAE）。

1）微波辅助萃取

微波是一种频率介于300 MHz~300 GHz之间，且不具备电离能力的电磁波。在微波加热过程中，离子传导和偶极子旋转是两种主要现象，它们对极性材料和溶剂产生直接影响。离子传导涉及离子在交变电场作用下的电泳迁移，而溶液对离子迁移的阻力则导致摩擦，进而引起溶液温度升高。偶极子旋转则是分子偶极子在快速变化的电场中重新排列的过程。微波通过离子传导和偶极子旋转与植物和动物基质中的极性化合物（例如水和某些有机分子）相互作用，从而产生热量。乙醇和甲醇吸收的微波能量虽然低于水，但它们的整体加热效率却高于水。相反，己烷以及其他极性较弱的溶剂（如氯仿，具有低介电常数）对微波是透明的，不会产生热量。在MAE过程中，传热和传质沿着同一方向发生，产生协同效应，从而加速提取过程并提高提取产量。水分的蒸发会增加植物和动物细胞内的压力，导致细胞肿胀并最终破裂，这有利于成分从破裂的细胞中释放到周围的溶剂中。MAE还可以在无溶剂的条件下进行。在干燥或无溶剂的MAE中，样品中的水分充当溶剂并促进细胞裂解。芳香族植物的精油和抗氧化剂常通过无溶剂MAE来提取。许多变量，包括微波功率、持续时间、样品混合物的介电特性以及溶剂类型，都可以调整以获得所需的提取物特性。

2）超临界流体萃取

在特定条件下，当压力和温度超过其临界值时，流体会转变为一种被称为“超临界流体”的状态。这种流体具有较高的密度，其性质介于气体和液体之间。超临界流体的黏度和扩散率与气体相似，而密度则接近于液体。因此，它不仅能够作为液体状溶剂使用，而且在传质动力学方面表现出增强的效果。SFE技术利用了超临界流体的增溶特性，通过在样品混合物的临界点以上施加压力和温度来实现。二氧化碳（CO_2）是提取非极性物质的首选溶剂，但为了提高超临界二氧化碳（$ScCO_2$）的极性，通常会添加可混溶的极性溶剂，如己烷、甲醇、乙醇、异丙醇和二氯甲烷，作为改性剂或助溶剂。乙醇是常用的助溶剂之一，因为它毒性较低且能与CO_2良好混溶。由于$ScCO_2$的独特特性，包括高选择性、成本效益、安全性、不易燃性、无腐蚀性、惰性（对生物活性物质的改变最小，以保持其治疗或功能特性）以及提取热不稳定化合物的能力，它被广泛应用于提取多种天然产物，包括脂质和挥发油等非极性化合物。

3）超声辅助提取术

超声波是指频率超过人类听觉阈值20 kHz的声波或声能。在天然产物提取过程中，超声波处理通常采用的功率密度范围为20~100 kHz，功率密度介于10~1 000 W/cm²（瓦特每平方厘米）。超声波能够穿透多种材料，这取决于材料的机械和物理特性，如其成分和结构。由于超声波产生的压缩和稀疏效应，分子会从其原始位置发生位移。UAE的原理基于空化效应，这一效应能够增强传质过程，并促进溶剂与植物或动物组织之间的密切相互作用。当稀疏循环产生的声压超过液体介质分子间的吸引力时，空化气泡便开始形成。如果声压不足以使气泡达到内爆或塌陷的临界尺寸，这种现象被称为稳定空化，它会减弱空化效应。然而，当压力足够高时，瞬态空化会产生大量能量，导致微气泡不断增长直至达到临界尺寸并发生坍塌或内爆。这种在样品组织表面附近发生的空化气泡塌陷会产生微射流，导致组织破裂和溶剂深入渗透到组织基质中，且热能的释放进一步促进了传质过程。在 UAE 过程中，与超声能量相关的空化、热和机械现象会导致细胞壁破坏、颗粒尺寸减小、植物基质破坏，并增强传质，同时不会影响提取物中化学成分的化学结构和生物活性。超声波的应用消除了提取过程中对高温的需求，使得 UAE 能够保护那些对热敏感的化合物。

3. 提取工艺对比

不同提取工艺的优缺点比较见表 1-4。

表 1-4　不同提取工艺比较

提取方法	优点	缺点
传统方法		
煎煮	不需要昂贵的额外设备，易于执行，无须训练有素的操作员	不适于提取热敏性成分
索氏萃取	一种非常简单的技术，可同时提取大量植物材料，提取后无须过滤溶剂，可用于小规模和大规模	不适合提取热不稳定物质，提取时间长，工作密集，需要大量的溶剂
浸渍	操作方式及所需器具简单，工艺节能，由于接触时间长，适用于在溶剂中极难溶解的物质，是成本较低的提取方法	提取所需时间长，且不能做到充分提取天然产物，需要更大量的溶剂
渗滤	比浸渍劳动强度低，可以提取不稳定的成分，适用于强效和昂贵生药，能够更快速、彻底地提取	比索氏萃取需要的时间长，且需要更多的溶剂，需要熟练的操作人员
现代方法		
微波辅助萃取（MAE）	能够提高提取物质量，有害溶剂的使用量减少，管理成本降低，提取速度快，功耗低	需要特定的设备，选择性低，取决于溶剂类型和萃取温度，无法避免在高温下反应
超临界流体萃取（SFE）	提取率更高，对所需物质的选择性更高，溶剂消耗量低，具有能够自动处理样本的卓越萃取效率，提取中没有溶剂残留	技术相当昂贵，且需要在高压环境下进行
超声辅助提取术（UAE）	功耗低，溶剂利用率高，能够缩短萃取时间且不需高温环境	萃取过程中产生的热量会使热敏性物质变质；超声波的效果取决于盛装基质和溶剂的容器在浴槽中的位置，可能导致盛装样品和溶剂的容器内能量传递效率低下

三、天然药物化学的下游应用

天然药物化学与多种学科均有联系，如有机化学、现代谱学、药用植物学等。

1. 有机化学

在结构与合成方面，天然药物化学侧重于从自然界（如植物、动物和微生物）中提取和研究药物分子，而有机化学则为这些天然产物的结构分析和合成提供了理论基础和技术方法。许多天然产物的结构复杂，使用有机化学的方法可以获得这些分子的合成路径，甚至可以改造它们以增加药物的效果或减少副作用。且有机化学的合成技术可以用于天然药物的结构优化，研究人员可以通过改变分子中的某些功能团来提高其生物活性或改善药代动力学特性。这种方法在药物开发中非常重要，尤其是在传统天然药物的基础上开发新药时。

在机理研究方面，天然药物的作用机理往往涉及复杂的生物化学过程，而有机化学提供了分析这些过程所需的工具和方法。通过合成标记化合物或利用各种分子探针，科学家能够研究天然药物如何与生物靶点相互作用。同时，天然药物化学从自然界中筛选出具有潜在药用价值的分子，而有机化学在这方面也同样发挥着重要作用。使用有机合成技术可以快速合成大量的衍生物，从而进行生物活性筛选，加速药物发现的进程。

2. 现代谱学

现代谱学技术，如核磁共振（NMR）谱、红外（IR）谱、质谱（MS）和紫外-可见（UV-Vis）光谱等，是天然药物化学研究中不可或缺的工具。这些技术帮助科学家快速、有效地确定天然产物的化学结构、立体构型及其功能团。利用现代谱学技术，可以对天然药物的成分进行定性和定量分析。在药物开发和质量控制中，针对复杂的天然产物混合物进行组分分析是极为重要的，谱学方法能够帮助分离、鉴定和定量这些成分。

现代谱学技术也用于研究天然药物的作用机理。例如，通过实时监测天然药物与其生物靶点的相互作用，可以获得对其药理作用的深入理解。利用谱学技术可以研究天然药物在体内的代谢过程，了解其药代动力学特征。这对评估药物的安全性和有效性至关重要。

现代谱学技术在从自然界中发现新化合物时也发挥着重要作用。通过分析某些天然来源的样品，科学家能够识别出未知的化合物并对其进行纯化和结构确认。现代多种谱学技术结合（如二维 NMR、质谱联用技术等）提升了信息获取的效率和准确性，它们有助于建立天然药物化学的数据库，为后续的研究提供重要支持。

3. 药用植物学

药用植物学是植物学的一个分支，主要研究具有药用价值的植物，包括它们的分类、形态特征、生理生态、化学成分及其在传统和现代医学中的应用。药用植物学专注于研究具有医药价值的植物，而天然药物化学则从这些植物中提取和研究其有效成分。药用植物是天然药物的重要来源，了解植物的传统用途、分布和生活环境有助于指导有效成分的提取和鉴定。例如，天然药物化学可以利用各种提取和分离技术（如液-液萃取、柱层析等）对药用植物中的生物活性成分进行提取和分离，而药用植物学提供了植物的形态特征、化学成分和生理特性的信息，为提取条件的优化和质量控制提供了支持。

此外，天然药物化学依赖于药用植物学中关于植物化学成分的知识，结合现代谱学技术，对植物中的活性成分进行结构鉴定和化学特征分析，这一过程能够帮助识别出潜在的药用成分及其生物活性。药用植物学关注植物的药理效应，而天然药物化学则深入探讨其活性成分的具体机制。通过体外或体内试验，研究人员可以评估提取物或特定化合物的生物活性，并进一步阐明其作用机制。药用植物往往包含丰富的传统医疗知识，这为天然药物化学的研究提供了宝贵的资源。通过对传统用法的研究，可以发现新的药用植物，进而开发出新的天然药物。

第五节　化学生物学

化学生物学是一个交叉学科，结合了化学和生物学的原则与方法，旨在研究生物体系中化学物质的性质和功能。化学生物学是自 20 世纪 90 年代中期以来的新兴研究领域。从源头来讲，化学是研究分子的科学，生物化学、分子生物学，还有化学生物学都是一样的。但是由于科学家们长期以来的习惯称谓，我们通常使用生物化学指蛋白质结构和活性的研究，用分子生物学指基因表达和控制的研究，用化学生物学指分子水平上的生物现象的研究。

一、化学生物学研究方法

化学生物学的研究方法主要包括正向研究法（Forward Chemistry 或 Forward Genetic Screening）和逆向研究法（Reverse Chemistry 或 Reverse Genetic Screening）两种。

1. 正向研究法

正向研究法是一种用于探究分子之间的相互作用及其在生物过程中所扮演角色的研究方法，其核心在于通过系统筛选和评估化合物或基因，找到对特定生物过程或疾病有影响的分子。正向研究法通常以特定的生物学问题或目标为导向，比如寻找能够调节某种生物通路或影响某种疾病状态的小分子化合物。在许多情况下，这种方法涉及高通量筛选技术，可以迅速测试成千上万的化合物，以识别出能显著改变生物反应的候选分子。通过应用正向研究法，研究人员能够开发新的小分子探针，这些探针可以用作工具来解析生物过程或作为潜在的药物。这种方法广泛应用于药物发现、疾病模型研究及生物通路的功能研究。比如，在药物开发中，研究人员可能会识别出某一化合物能有效抑制癌细胞的增殖，随后利用正向研究法深入研究该化合物的作用机制。正向研究法结合生物信息学和系统生物学的方法，可以帮助解析复杂的生物信号网络，加速新药的发现和优化进程。通过正向研究法，科学家能够系统地理解化学分子如何在生物体系中发挥作用，为基础研究和临床应用提供重要的基础。

2. 逆向研究法

逆向研究法主要用于确定特定分子（如基因、蛋白质或小分子化合物）在生物过程、疾病及其相互作用中的作用。此方法通常是对已知的生物现象、靶点或化合物进行反向分析，以理解其功能和机制。简单来说，就是需要从一个已知的生物学靶点、表现出的表型或一种小分子化合物开始，研究其作用机制或如何影响特定的生物过程。该方法可以通过基因敲除、基因过表达或基因突变等手段，对研究对象的功能进行评估。例如，可以使用 CRISPR/Cas9 等基因编辑技术敲除特定基因，并观察细胞或生物体的表型变化。在药物研发过程中，逆向研究法用于验证药物靶点的生物学意义。对于已知靶点，研究人员可以筛选相应的抑制剂或激活剂，并分析其对细胞或生物体的影响。通过逆向研究法，研究人员能够探讨基因或蛋白质的具体功能。例如，通过分析敲除或过表达某基因对细胞增殖、分化或凋亡的影响，可以揭示其在生物过程中的作用。逆向研究法结合系统生物学的工具和技术，能够帮助解析复杂的生物网络及其调控机制，从而更全面地理解分子间的相互作用。总而言之，逆向研究法通过寻找已知分子或表型的作用与机制，帮助科学家深入理解生物过程，并为新药的发现和疾病的治疗提供重要信息。

二、化学生物学应用

计算机科学与化学生物学的结合正在推动新药开发的革命性变化。通过计算机技术的应用，药物发现过程得到了显著加速和优化。在新药开发初期，科学家需要识别和验证潜在的生物靶点，如蛋白质或其他生物分子，计算机模拟和生物信息学工具可以分析大量的基因组、蛋白质组和代谢组数据，从中筛选出可能与特定疾病相关的靶点。

一旦确定了靶点，下一步是寻找能够与其结合的化合物。这一阶段常常涉及高通量筛选试验，这一过程非常耗时且资源密集。计算机辅助药物设计（CADD）方法通过分子对接、虚拟筛选和量子力学计算，提供了对化合物和靶点相互作用的深刻理解。分子对接模拟能够预测小分子如何与靶点结合，优化活性化合物的设计，大幅提高试验筛选的效率。同时,计算机建模和分子动力学模拟能够深入分析药物与靶标结合后的结构变化,这对于理解药物的作用机制至关重要。通过这些技术,科学家们可以在计算环境中进行无数次的试验,筛选出最有前景的候选化合物,从而减少实验室中的实际测试数量。

在药物开发的后期阶段,计算机技术同样发挥着关键作用。在进行临床试验设计时,生物统计学和数据分析工具可以帮助研究人员更好地规划试验方案,提高试验效率。同时,大数据分析技术能够处理和解读来自不同临床试验的大量数据,从而进一步优化剂量和疗法,确保新药的安全性和有效性。

机器学习和人工智能的崛起为药物开发打开了新的大门。这些技术能够从大量的生物数据中学习,从而识别潜在的药物候选分子,预测其药理性质和副作用。这种自动化的流程不仅加速了药物开发的步伐,也提高了成功率。计算机与化学生物学的结合不仅为科学家提供了强大的工具,也为患者带来了希望,加速了新药投放市场的进程,推动了医疗健康领域的进步。随着技术的不断进步,我们可以期待未来计算机在天然产物新药开发中发挥更加重要的作用。

【思政故事】

屠呦呦:青蒿济世的诺奖之光

一、古籍中的灵感闪电(1967—1971 年)

1967 年 5 月 23 日,越南战场疟疾死亡人数突破 10 万,毛泽东、周恩来亲自部署“523 项目”。屠呦呦在中医研究院古籍库中,用朱砂笔圈定《肘后备急方》中“青蒿一握,以水二升渍,绞取汁,尽服之”——这不到 20 个字将改写现代医学史。

她带领团队筛选 2 000 余种中草药方剂,发现传统水煎法破坏青蒿活性成分。受葛洪“绞汁”启发,改用乙醚低温萃取。1971 年 10 月 4 日,编号 191 的提取物对鼠疟抑制率达 100%,研究员兴奋记录:“青蒿素如绿色精灵在显微镜下起舞。”因缺乏通风设备,屠呦呦患上中毒性肝炎仍坚持实验。她在笔记本写下:“若得济世药,何惧肝肠摧?”团队用尿液瓶改装层析柱,以人肉托运从云南采回黄花蒿,在特殊年代筑起科学长城。

二、以身试药的挪亚方舟(1972—1979 年)

当青蒿素进入临床前毒理实验阶段,动物出现心脏毒性反应。1972 年 7 月,屠呦呦在科室会议上平静宣布:“我是课题组长,理应第一个试药。”她与三位同事住进东直门医院观察室,每日服用超剂量提取物。护士徐宪平回忆:“屠老师服药后心跳达 120 次/min,仍坚持记录每半小时的体温曲线。”最终确认安全剂量,奠定了临床基础。1973 年 8 月,昌江疟疾疫区 30 名危重患者接受青蒿素注射。48 h 后,患者符阿公的疟原虫检出率从20万/μL降至零。黎族药师将青蒿编成花环献给团队："这是我们山兰稻的守护神。"

三、全球健康的中国处方(1980—2015年)

1981年世界卫生组织疟疾会议上,屠呦呦用三组数据征服世界。

(1)青蒿素清除疟原虫速度比奎宁快10倍。

(2)治疗成本仅为氯喹的1/20。

(3)全球首个疟疾清除率100%的临床报告。

2006年,青蒿素复方药物在刚果(金)救治23万儿童。当地卫生部报告显示:5岁以下儿童疟疾死亡率下降66%。2015年12月7日,屠呦呦在斯德哥尔摩用中文演讲:"青蒿素是人类征服疟疾的微小一步,却是中医药献给世界的珍贵礼物。"她将300万元奖金全数捐赠北京大学医学部,用于耐药疟疾研究。

四、青蒿精神的永生(2016年至今)

2020年新冠疫情期间,屠呦呦指导团队发现青蒿素可抑制冠状病毒复制。在给武汉前线的信中写道:"青蒿素告诉我们,传统医学宝库永远向未来敞开。"中国科学院上海药物所最新研究发现:青蒿素分子中的过氧桥键结构,与《周易》"阴阳相搏"思想存在量子化学层面的共鸣。这印证了屠呦呦的名言:"中医药与现代科学,终将在山顶重逢。"

从乙醚瓶到诺贝尔奖章,屠呦呦用"十年冷板凳"诠释科研真谛。其"甘居幕后,功成不必在我"的胸襟,在"共和国勋章"颁奖词中凝练为:"让世界看见中国科学家的光芒。"如今,青蒿素已拯救全球600万人生命,在坦桑尼亚被称作"中国神草",在柬埔寨铸成"中柬友谊勋章"。这株东方小草,正是中国智慧贡献世界的生动缩影。

侯德榜:打破封锁的制碱之光

一、渤海之滨的化学火种(1921—1937年)

1921年秋,31岁的侯德榜在天津塘沽荒滩上,面对范旭东的世纪之问:"苏尔维制碱法被欧美封锁,我们真能造出中国人的纯碱?"这位哥伦比亚大学博士凝视渤海潮涌,答以《盐铁论》名句:"铁器者,农夫之死生也。"

在永利碱厂工地,比利时工程师质疑中国工人看不懂图纸。侯德榜将苏尔维法分解为113道工序,用《天工开物》插图类比解释:"这碳化塔如同炼丹炉,碳酸化反应便是水火既济。"1926年6月29日,当雪白纯碱从回转窑流出时,美国技师G.T. Lee在日记中写道:"侯博士抓起碱粉抹在脸上大笑——这是中国化学工业的诞啼声。"

英国卜内门公司为扼杀永利,将纯碱倾销价从每吨6英镑骤降至0.5英镑。侯德榜反向攻入日本市场,利用岛国缺盐弱点推出"盐碱联产"策略。至1936年,永利纯碱远东市场占有率突破37%,《化学工业》杂志惊叹:"黄皮肤化学家改写了太平洋西岸的产业版图。”

二、四川山洞里的方程式（1938—1943 年）

抗战爆发后，侯德榜率永利西迁至五通桥老龙坝。在日军轰炸间隙，他在山洞实验室开启人类化工史最艰难的创新——既要突破苏尔维法 70%盐转化率极限，又需摆脱内地缺氨困境。实验因缺铂金催化剂停滞，侯德榜发现当地竹材富含二氧化硅，遂设计“竹炭反应管”。1940 年秋，助手记录：“先生将竹管煅烧七日，得蜂窝状多孔炭，其吸附性能竟优于进口材料。”这项被戏称为“神农尝竹”的创举，使合成氨效率提升 19%。

1941 年 5 月 7 日，在防空洞搭建的实验室里，侯德榜完成制碱史上划时代的数学建模。他推导出“$NH_3+CO_2+H_2O+NaCl=NaHCO_3\downarrow+NH_4Cl$”的理想循环式，将盐利用率理论值推至 98%。为验证方程，团队用陶缸代替钢制设备，连续进行 117 次模拟实验，最终在 1943 年 12 月实现工业化生产。

日军间谍获知“新法制碱”情报，1943 年 3 月派 27 架次轰炸机突袭五通桥。侯德榜指挥工人将图纸藏入腌菜坛埋入江滩，实验室夷为平地次日，他指着废墟中的反应器残骸说：“这就是我们的挪亚方舟。”

三、跨越铁幕的知识火炬（1945—1959 年）

1945 年，侯氏法震撼世界化工界，美国化学会愿以 10 万美元购买专利。侯德榜在《大公报》发表公开信：“请转告杜邦先生，此法是献给抗战烈士的安魂曲，分文不取。”1948 年，他在纽约寓所撰写《纯碱制造》，将侯氏法工艺流程拆解为 486 个技术参数。出版商建议删除关键数据，他坚持保留并写下：“此书当如《伤寒杂病论》，有是证用是方。”该书被译成 12 种语言，印度塔塔集团凭此建成亚洲最大碱厂。

1953 年，侯德榜在重工业部化学工业局开办“流动大学”。学员张西蕾回忆：“火车厢里挂满工艺图，先生用粉笔在茶几上演算物料平衡。从沈阳到太原的 36 h 车程，我们学完整个合成氨课程。”至 1959 年，他培养的 3 726 名技术人员，构成新中国化工体系的中坚力量。

四、最后的化学方程式（1960—1974 年）

1974 年秋，病榻上的侯德榜仍在审阅燕山石化设计图。护士发现他每日在药盒背面演算，内容从氮磷配比渐变为模糊字迹。8 月 26 日临终前，他忽然清醒，手指向窗外高炉：“记住，合成塔压力系数不能超过……”话未竟，手已垂落。整理遗物时，学生在笔记本扉页发现 1968 年写下的遗嘱：“吾毕生所求，唯见中华化学工业之树，根植本土，花开世界。后辈当记：科学无国界，然科学家有祖国。”

侯氏制碱法突破的不只是技术垄断，更是殖民地科学依赖心理。从竹炭反应器到世界通行的联合制碱法，侯德榜证明：后发国家的科技创新，需要文明自觉与跨文化对话的双重自觉。《纯碱制造》被第三世界国家奉为“工业圣经”，其知识共享理念早于联合国教科文组织(UNESCO)《开放科学建议书》半个世纪。这种超越意识形态的科学伦理,在贵州 FAST 望远镜向全球开放的数据协议中得以延续。从永利碱厂到福建古雷石化基地,侯德榜培育的“现场教学法”仍在传承。2023 年,中国纯碱产量占全球 63%,其中 78%采用改良侯氏法——这是对先贤最宏大的纪念。

第二章　天然产物活性分子的种类和功能

第一节　生物碱类

一、生物碱概述

生物碱(Alkaloids)是自然界中一类重要的含氮有机化合物，以其显著的生理活性和复杂的化学结构而广为人知。它们通常呈现弱碱性，其氮原子多以环状结构存在，并与氨基酸的代谢产物有密切联系。生物碱在植物、动物及微生物中广泛分布，涵盖了从简单的胺类到复杂的吲哚、喹啉类化合物。其化学特性使其在自然界中能够充当抗菌、抗虫或化学防御等作用，同时在人类医学和农业中也展现出不可或缺的应用价值。

生物碱的研究始于19世纪初，当时的科学家对天然物质表现出的药用特性产生浓厚兴趣。1817年，德国化学家塞尔特纳(Sertürner)首次从罂粟(*Papaver somniferum*)中分离出吗啡(Morphine)，标志着生物碱研究的开端。这一发现不仅推动了生物碱化学的发展，也揭示了植物提取物中活性化合物的重要性。随后的几十年里，奎宁、可卡因、尼古丁等著名生物碱相继被发现，迄今已从自然界分离出一万多种生物碱，其药理学特性进一步巩固了生物碱在药物研发中的地位。

生物碱的分布主要集中在植物界，其生产与植物的新陈代谢密切相关。它们在高等植物中的含量最为丰富，尤其以罂粟科、茄科、芸香科和豆科的植物为代表。例如，罂粟科植物中分离出的吗啡和巴比妥类生物碱，茄科植物则以生物碱毒性较高的曼陀罗(*Datura*)和颠茄(*Atropa belladonna*)而闻名。此外，某些双子叶植物的种子和根部富含生物碱，用作化学防御来抵御害虫和草食动物。动物和微生物中也能发现生物碱的存在。例如，箭毒蛙(*Dendrobatidae*)的皮肤分泌物中含有强效的巴曲毒素(Batrachotoxin)，通过干扰钠离子通道发挥神经毒性。而在微生物领域，真菌和细菌常产生用于抗生或竞争资源的生物碱，麦角碱(Ergot alkaloids)是由麦角菌(*Claviceps purpurea*)产生的一种吲哚类生物碱，常寄生于禾本科植物中，它对平滑肌有强烈的收缩作用，已被广泛应用于治疗产后出血和偏头痛等疾病。这些生物碱通常表现出复杂多样的分子结构和显著的生物活性，使其在自然界中具有独特的重要性。

生物碱的存在形式根据分子中氮原子所处的状态主要分为六类，包括：

（1）游离碱，仅少数碱性极弱的生物碱，如那碎因、那可定等；

（2）盐类，是大多数生物碱的存在形式，与无机酸（如盐酸、硫酸）或有机酸（如草酸、柠檬酸）结合，形成易溶于水的盐类；

（3）酰胺类，如秋水仙素、喜树碱；

（4）N-氧化物及亚胺、烯胺等形式存在的生物碱，其中以 N-氧化物的形式最多；

（5）苷类，分为氮苷和氧苷，尤其以吲哚类和甾体类生物碱较多；

（6）与其他杂原子如 S、Cl、Br 结合的生物碱，如美橙素。

生物碱在植物体内一般被认为是次级代谢产物，起着保护植物或促进植物生长与代谢的作用。随着现代科学技术的发展，生物碱的研究进入了一个新的阶段。基于基因组学和代谢组学的研究揭示了生物碱合成的生物途径和调控机制，为人工合成和工程化生产提供了理论基础。同时，分离技术和结构解析手段的进步使得许多复杂生物碱分子的合成和修饰成为可能，为新药开发提供了更多的选择。然而，生物碱研究仍面临诸多挑战，因为一些不含或含微量生物碱的植物或生物同样生长发育良好，因此生物碱在生物体内的功能仍有待研究。

二、生物碱类活性分子的种类

1. 有机胺类生物碱

它是一类以氨基（$-NH_2$）或其衍生物为主要官能团的天然化合物，结构简单且生物活性显著，广泛存在于植物、动物和微生物中。它们在自然界中以游离或盐的形式存在，在代谢调控、化学生态防御及神经信号传递中发挥重要作用。例如 *L*-麻黄碱（Ephedrine）（图 2-1）可以刺激交感神经系统，表现出增加心率、升高血压和扩张支气管的效果，因而被广泛应用于治疗哮喘、支气管炎和鼻塞等呼吸道疾病。伪麻黄碱（Pseudoephedrine）（图 2-2）同样也是一种从麻黄植物中提取的生物碱，常用于治疗感冒引起的鼻塞、鼻炎等症状。益母草碱（Leonurine）（图 2-3）是从益母草中提取的季铵盐类生物碱，以其在妇科和心血管系统中的多种药理作用而闻名。其分子结构中含有一个胍基，使其极性较高，具有良好的水溶性。益母草碱能够促进子宫平滑肌收缩，有助于产后子宫恢复，因而在妇科疾病治疗中被广泛应用。

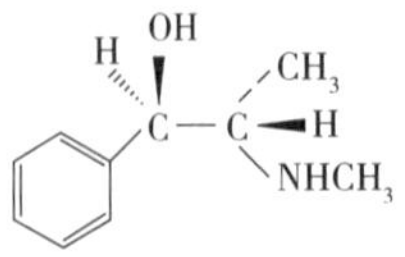

图 2-1 *L*-麻黄碱

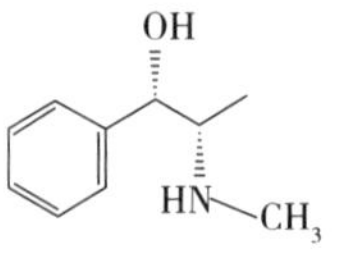

图 2-2 伪麻黄碱

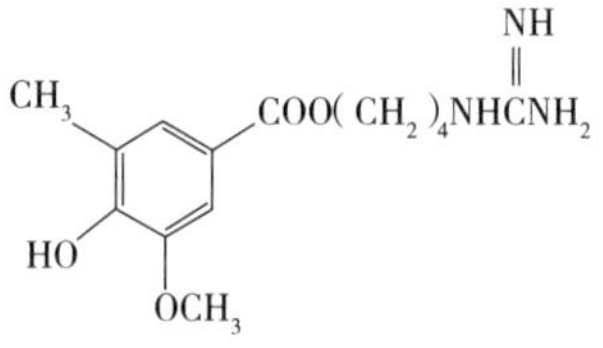

图 2-3 益母草碱

2. 吡咯烷衍生物类生物碱

它是一类由吡咯和四氢吡咯衍生的生物碱，包括简单吡咯烷类和双稠吡咯烷类。最简单的吡咯烷生物碱如古豆碱（Hygrine）（图 2-4），其结构中含有喹喔啉骨架，赋予其与神经递质受体结合的能力。此外，水苏碱（Stachydrine）（图 2-5）参与体内同型半胱氨酸的代谢，具有保护肝脏、抗氧化、改善脂代谢等作用，常用于饲料添加剂，能提高动物抗应激能力和生长性能。此外，它在心血管疾病、代谢综合征等领域具有潜在的应用价值，已被用于保健食品和药物开发。

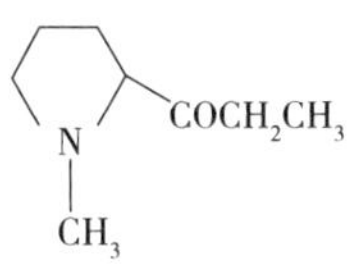

图 2-4　古豆碱

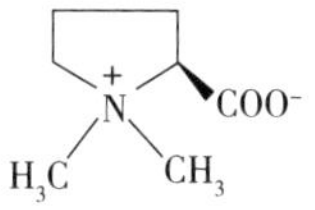

图 2-5　水苏碱

3. 吡啶衍生物类生物碱

由吡啶衍生出的生物碱，如蓖麻碱（Ricinine）（图 2-6），其结构简单，具有显著的毒性，与蓖麻毒蛋白共同作用构成了蓖麻的主要防御机制。蓖麻碱在化学生态中起到防御食草动物和病原微生物的作用。猕猴桃碱（Actinidine）（图 2-7）主要存在于猕猴桃科植物和某些昆虫体内，具有强壮补精作用。

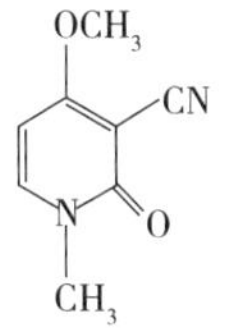

图 2-6　蓖麻碱

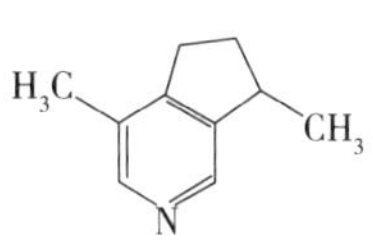

图 2-7　猕猴桃碱

4. 喹啉衍生物类生物碱

具有喹啉母核的生物碱，广泛存在于植物、动物和微生物体内。如喜树碱（Camptothecin）（图 2-8），具有显著抗癌活性，能够抑制拓扑异构酶Ⅰ，干扰 DNA 复制与修复，从而诱导肿瘤细胞凋亡。奎宁（Quinine）（图 2-9）是历史上最早用于治疗疟疾的药物之一，通过干扰疟原虫在红细胞内的血红素代谢发挥作用，抑制其生长和繁殖。

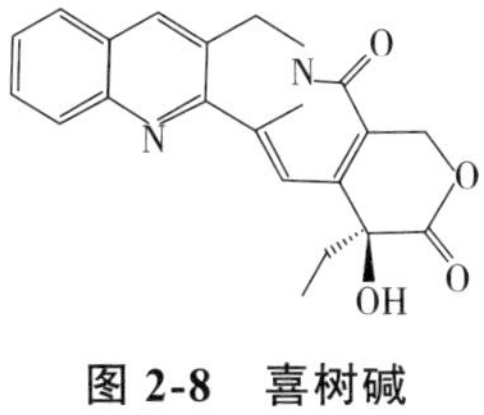

图 2-8　喜树碱

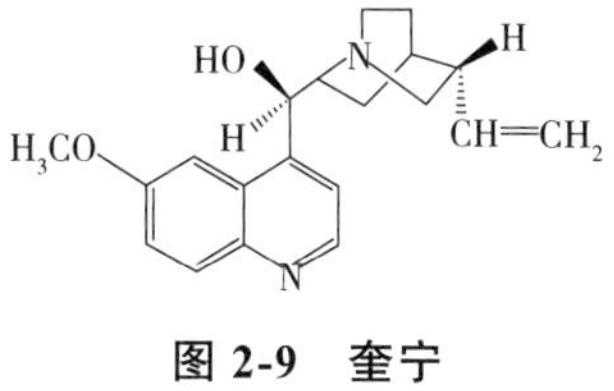

图 2-9　奎宁

5. 异喹啉衍生物类生物碱

具有异喹啉母核或氢化母核的生物碱，是最大的一类生物碱。如鹿尾草中分离出的鹿尾草碱（Gramine）（图 2-10），能够抵御某些昆虫和病原菌，具有一定的生物毒性。去甲乌药碱（Dl-demethylcoclaurine）（图 2-11）具有抗炎、镇痛和抗肿瘤等药理活性，常用于相关药物开发和生物医学研究。罂粟碱（Papaverine）（图 2-12），可通过抑制磷酸二酯酶（PDE），扩张血管、降低血管和内脏平滑肌的紧张度，常用于治疗心绞痛、脑血管痉挛和消化系统痉挛。

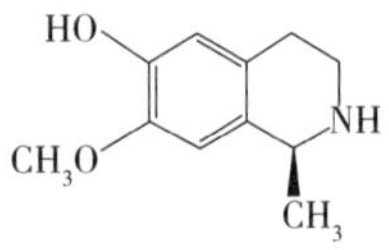

图 2-10　鹿尾草碱

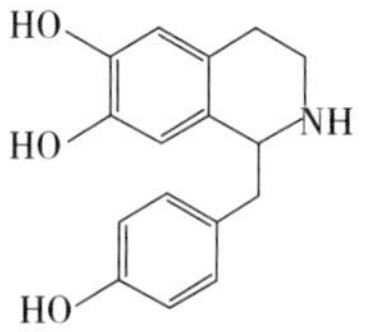

图 2-11　去甲乌药碱

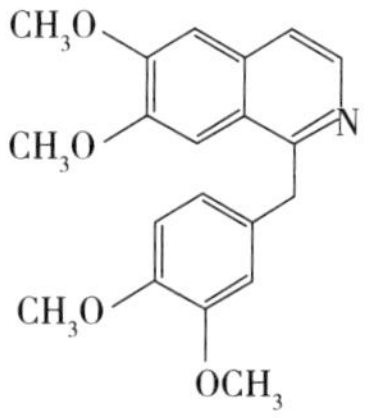

图 2-12　罂粟碱

6. 吲哚衍生物类生物碱

具有简单吲哚和双吲哚类衍生物，最简单的如相思豆碱（Abrine）（图 2-13），在化学防御中发挥重要作用，可通过抑制蛋白质合成导致细胞死亡，作用于中枢神经会产生狂躁和精神错乱。大青素 B（Isatan B）（图 2-14）是一种从菘蓝等植物中提取的天然吲哚类化合物，具有多种生物活性，包括抗炎、抗肿瘤、抗病毒和免疫调节作用，常用于辅助治疗白血病、慢性粒细胞白血病等疾病。其作用机制与细胞周期调控和信号通路抑制相关，是研究天然药物和抗癌机制的热点之一。

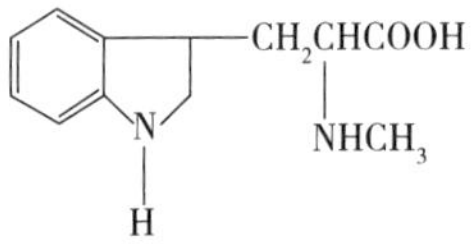

图 2-13　相思豆碱

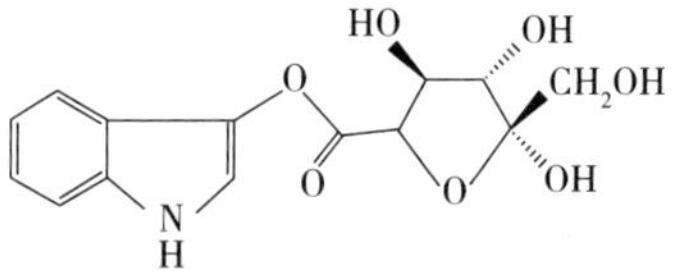

图 2-14　大青素 B

7. 嘌呤衍生物类生物碱

含有嘌呤母核的生物碱，如咖啡碱（Caffeine）（图 2-15），通过拮抗腺苷受体，减少腺苷的镇静作用，从而提高警觉性、增强记忆力并缓解疲劳。此外，它还能促进代谢和脂肪分解，具有一定的利尿和抗氧化作用。再者，香菇嘌呤（Lentinanine）（图 2-16）具有类似核苷的结构，可通过调节核酸代谢发挥抗氧化和免疫调节作用。

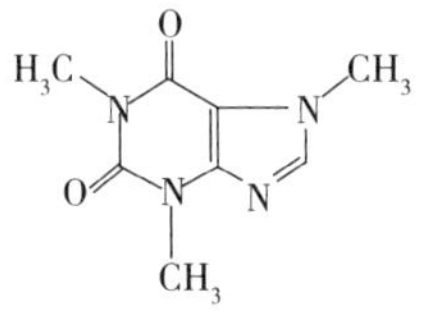

图 2-15　咖啡碱

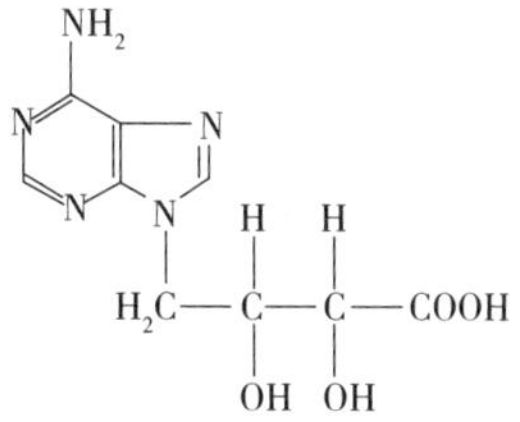

图 2-16　香菇嘌呤

8. 萜类生物碱

氮原子在萜的环状结构中或在萜结构的侧链上，如肉苁蓉碱（Boschniakine）（图 2-17）在中药中以滋补强壮、抗疲劳、抗衰老而著称，常用于调节免疫功能、改善肾功能和抗氧化。石斛碱（Dendrobine）（图 2-18）在传统中医药中常用于滋阴养胃和缓解热病引起的不适，其现代药理研究显示在抗氧化、抗肿瘤及免疫调节方面具有潜力。再如乌头碱（Aconitine）（图 2-19）通过激活钠离子通道，延长细胞膜去极化时间，从而干扰神经信号传导和心脏功能。低剂量时，乌头碱具有镇痛、抗炎和抗风湿作用，但过量摄入会引起中毒症状，如心律失常和呼吸抑制。

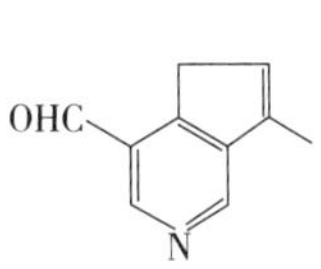

图 2-17　肉苁蓉碱

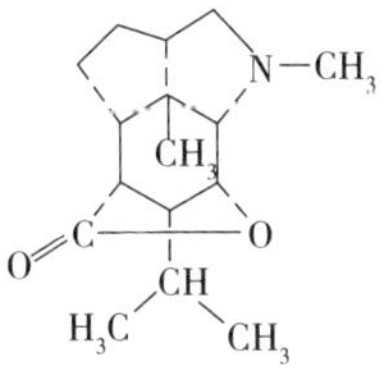

图 2-18　石斛碱

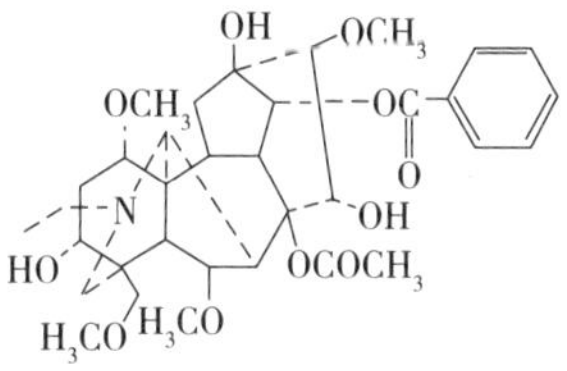

图 2-19　乌头碱

9. 甾体类生物碱

这是一类含有甾体结构的生物碱，如野扇花碱（Saracodine）（图 2-20）通过调控细胞增殖、诱导凋亡及抑制炎症信号通路发挥抗肿瘤、镇痛、抗肥胖和神经保护等作用，是天然药物开发和相关疾病治疗研究的重要化合物。再如黎芦碱（Lobeline）（图 2-21）主要表现为对中枢神经系统的影响，能够影响神经递质的释放，特别是多巴胺和乙酰胆碱，并被认为对呼吸系统有一定的刺激作用，历史上也曾被用于治疗呼吸急促等症状。

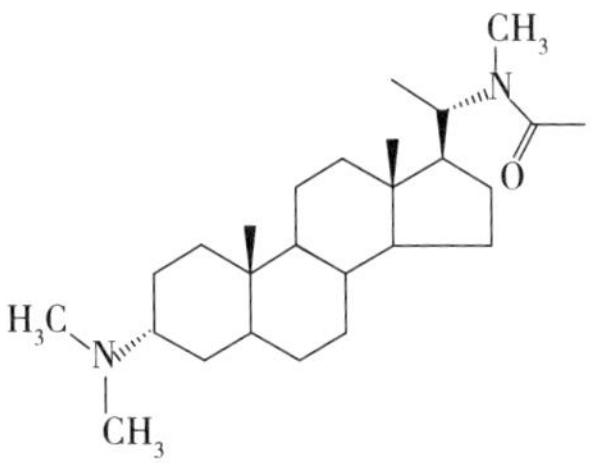

图 2-20　野扇花碱

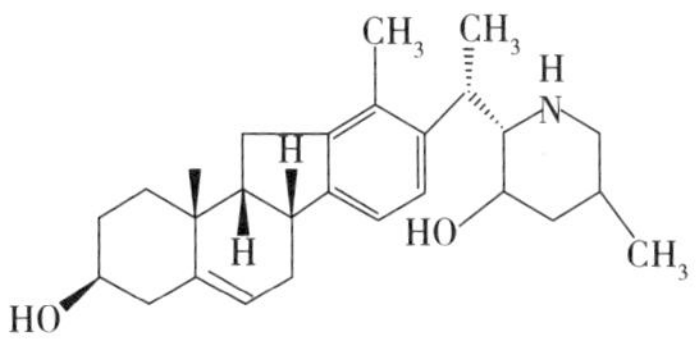

图 2-21　黎芦碱

10. 大环类生物碱

美登素（Maytansine）（图 2-22）于 1972 年从美登木中首先分离得到，得率仅为 2‰，为新型抗癌活性物质，主要用于白血病的治疗。雷公藤碱（Wilfordine）（图 2-23）是从雷公藤中提取的活性成分，具有免疫抑制、抗炎、抗肿瘤等多种药理作用。雷公藤碱主要用于治疗风湿性关节炎、系统性红斑狼疮等免疫系统疾病。它通过抑制免疫细胞的活动，减缓炎症反应，对自身免疫性疾病有较好的疗效。同时，它具有一定的毒性，有显著杀虫作用，可用于制作生物杀虫农药。

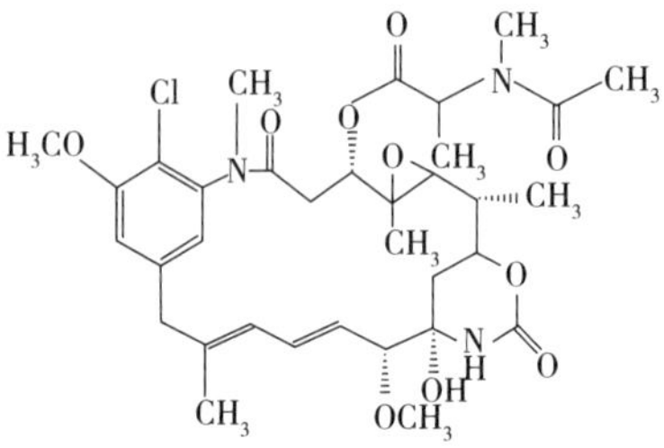

图 2-22 美登素

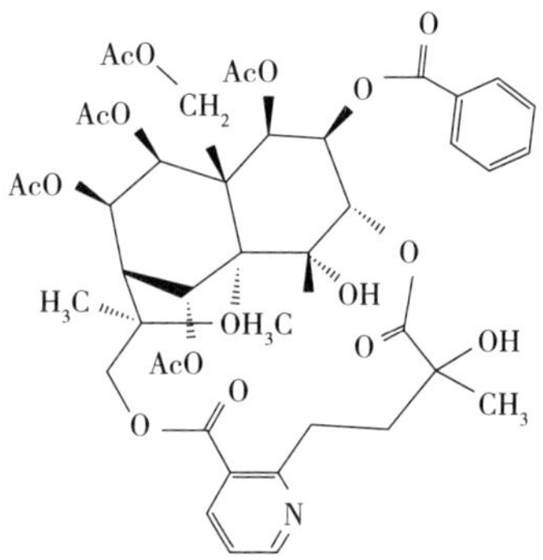

图 2-23 雷公藤碱

三、生物碱类活性分子的理化性质

1. 性状

生物碱通常以结晶状固体形式存在，少数为液体，如烟碱、毒芹碱等，具有特殊气味和显著的生理活性。绝大多数生物碱是无色或白色化合物，少数生物碱有颜色，如小檗碱和蛇根碱为黄色。生物碱多具苦味，如盐酸小檗碱等。化学上，生物碱分子中含有一个或多个含氮杂环，这使其在氧化、还原等反应中表现活跃，同时可以与特定试剂发生显色反应（如碘化铋钾试剂呈橙色），为定性分析提供依据。

2. 旋光性

生物碱的旋光性是其重要特性之一，主要来源于分子中含有手性中心。手性中心使生物碱分子具有对映异构体，即左旋（*L*-型）和右旋（*D*-型），分别使偏振光向左或向右旋转，多数生物碱为左旋光性。旋光性的大小通常用比旋光度表示，其数值受溶剂、pH 值、浓度和光波长的影响。如麻黄碱在氯仿中呈左旋，在水中则变为右旋；烟碱在中性条件下呈左旋，而在酸性条件下则变为右旋。生物碱的旋光性不仅是表征纯度和分子结构的重要指标，还与其生理活性密切相关。例如，左旋吗啡具有强效镇痛作用，而右旋吗啡几乎没有此作用。这种差异使得手性分离在药物开发中至关重要。

3. 碱性

生物碱的碱性是其最显著的化学性质之一，主要来源于其分子中含有的氮原子。大多数生物碱分子结构中包含一个或多个含氮的杂环，氮原子上的孤对电子能够与质子结合，表现出一定的碱性。然而，生物碱的碱性强弱因结构不同而有所差异，受到氮原子杂化类型、诱导效应、共轭效应、诱导-场效应、空间效应、分子内氢键等条件的制约。

1）杂化类型

生物碱的碱性随氮原子杂化类型变化，sp^3 杂化氮原子（如四氢吡啶环上氮）碱性最强，sp^2 杂化（如吡啶氮）次之，而 sp 杂化（如炔基氮）因孤对电子分散，碱性最弱。

2）诱导效应

供电子的诱导效应会增加氮原子电子密度，增强碱性；吸电子的诱导效应会降低电子密度，削弱碱性。容易形成季铵碱的叔胺生物碱除外，季铵碱的氮阳离子和羟基呈离子键形式，碱性增强。

3）共轭效应

氮的孤对电子若与 π 体系共轭（如吡咯），碱性减弱；若孤对电子未参与共轭（如吡啶），碱性较强。

4）诱导-场效应

生物碱内若同时含有两个氮原子，一旦第一个氮原子质子化后，会产生一个强的吸电子基团，此时它对第二个氮原子会产生诱导效应和静电场效应，使其碱性减弱。

5）空间效应

氮原子周围若有大体积基团，空间位阻会限制质子结合，降低碱性。如甲基麻黄碱（pK_a=9.30）碱性弱于麻黄碱（pK_a=9.56），这是甲基的空间位阻所致。

6）分子内氢键

分子内形成氢键可使生物碱碱性增强。如钩藤碱盐的质子化氮上氢可与酮基形成分子内氢键，使其碱性增强。

值得注意的是，判断一个生物碱碱性的强弱，需要综合考虑各因素的影响。一般情况下，空间效应和诱导效应共存时，前者起主要作用；共轭效应和诱导效应共存时，前者影响较大。此外，除了分子结构本身的影响之外，外界因素如溶剂、温度等也可影响其碱性强弱。一般碱性强弱顺序为胍类生物碱>季铵碱>脂仲胺碱>脂叔胺碱>芳叔胺碱>酰胺碱。另外，含有酚羟基或羧基的生物碱能溶于碱水溶液，因而显现两性，如吗啡。

4. 溶解性

生物碱的溶解性主要受其分子结构和 N 原子存在形式的影响。通常，游离碱不溶于水，但易溶于有机溶剂如乙醇、氯仿、乙醚和苯，而其盐类则易溶于水，不溶或难溶于苯、乙醚、氯仿、丙酮或乙醇等有机溶剂，因为盐类的离子结构能与极性水分子形成强相互作用。溶解性还受到生物碱分子内的官能团类型和极性大小的影响，例如，分子中极性基团越多，水溶性越强。此外，溶剂的 pH 值对生物碱的溶解性也有显著影响，在酸性环境中生物碱易与酸反应生成水溶性盐类。而在碱性环境中，生物碱多以游离形式存在，水溶性降低。通过调节溶剂的极性或 pH 值，可以有效改变生物碱的溶解性，这一性质在提取和分离过程中具有重要应用价值。

四、生物碱类活性分子的提取与分离

1. 生物碱的提取

1）溶剂法

依据生物碱及其不同存在形式所显示的溶解性，采用不同的溶剂，根据所用的溶剂特点而采取不同的工艺。主要包括酸水提取法、醇类溶剂提取法和有机溶剂提取法。酸水提取法可选 0.1%~2%的硫酸、盐酸或乙醇等作为溶剂，使溶解度较小的生物碱有机盐变为溶解度较大的无机盐。该方法提取溶剂廉价易得，工业上常用酸水渗漉法提取小檗碱、喜树碱、巴马亭等。但提取液体积较大，水溶性杂质较多，常采用有机溶剂萃取得到生物碱粗品。醇类溶剂提取法常采用乙醇或稀乙醇浸泡、渗漉或加热提取，如工业上采用乙醇提取-酸转溶法提取鹿葱中的加兰他敏（Galanthamine）。该方法易浓缩，水溶性杂质少，但脂溶性杂质多。有机溶剂提取法可用亲脂性的有机溶剂如三氯甲烷、二氯甲烷、甲苯等提取。该方法提取的生物碱一般只含亲脂性生物碱，不含水溶性生物碱，杂质较少，易于纯化。药用生物碱利血平、长春碱及士的宁等均用该方法提取。

2）离子交换树脂法

离子交换树脂法提取生物碱是利用生物碱在酸性环境下形成带正电离子的特性，通过静电作用与阳离子交换树脂上的阴离子基团（如磺酸基、羧基）结合，从而实现分离。这种方法基于离子交换的可逆性，通过调节溶液的 pH 值或加入解吸试剂（如稀碱液或盐溶液），使生物碱从树脂上释放回溶液中，完成分离与回收。离子交换树脂法具有高选择性和高效率，能够有效分离复杂提取液中的特定生物碱，且操作条件温和，适合热敏性化合物的提取。其优势还在于树脂可循环使用，吸附和解吸过程快速高效，适用于工业化提取和药物纯化，是现代生物碱提取与分离的重要手段之一。

3）沉淀法

季铵等水溶性生物碱可利用沉淀法进行提取，沉淀法可分为雷氏铵盐沉淀法和盐析法。雷氏铵盐沉淀法是一种基于雷氏铵盐与生物碱阳离子结合形成难溶性沉淀的提取方法。在酸性条件下，生物碱质子化生成阳离子，能够与雷氏铵盐中的阴离子结合，形成稳定的复盐沉淀。由于雷氏铵盐具有较强的选择性，能够有效地与某些生物碱反应，这种方法常用于从复杂提取液中分离目标生物碱。盐析法是一种通过改变溶液中离子浓度，降低生物碱溶解度，从而使其析出的提取方法。其原理是加入高浓度的无机盐（如硫酸铵、氯化钠等），增加溶液的离子强度，从而减少水分子与生物碱分子的结合，促使生物碱以游离形式析出。该方法适用于较强极性的生物碱分离，操作简单、成本低廉，常用于初步提取和富集生物碱。但盐析法选择性较低，容易与其他成分共沉淀，因此需配合后续纯化步骤以提高提取纯度。

2. 生物碱的分离

1）分步结晶法进行混合生物碱的分离

分步结晶法是通过控制溶液条件（如溶剂种类、浓度、温度或 pH 值），利用混合生物碱的溶解度差异，逐步结晶出不同生物碱，实现分离的一种方法。首先，将混合生物碱溶解于适宜的溶剂中，调节溶液温度或蒸发溶剂，使溶解度较低的生物碱先析出为晶体。然后，滤去已结晶的生物碱，通过进一步改变溶液条件，使溶解度较高的生物碱依次结晶。每一步骤需精确控制溶液状态，以减少杂质共结晶。分步结晶法具有操作简便、成本低的优点，适合分离化学性质差异较大的生物碱，但需要多次操作和后续纯化以保证分离效果。

2）生成生物碱的衍生物进行分离

这是利用生物碱分子中活性基团与特定试剂反应生成化学性质不同的新化合物，以实现分离的一种方法。例如，生物碱可与酰基化试剂（如乙酰氯）或酯化试剂反应，生成更具疏水性或更易结晶的衍生物，从而提高其在有机溶剂中的溶解性差异。不同衍生物的极性和溶解度差异显著，可以通过液液萃取、柱层析或结晶等方法分离。

3）利用碱性强弱不同进行分离

通过调节溶液的 pH 值，使不同碱性的生物碱依次转化为游离碱或盐类，从而实现分离的方法。首先，在弱酸性条件下，碱性较强的生物碱优先以游离形式析出，易溶于有机溶剂。而碱性较弱的生物碱仍以盐类形式留在水相中。然后逐步提高 pH 值，使碱性较弱的生物碱转化为游离碱后分离。

4）利用生物碱的特殊官能团进行分离

不同生物碱可能含有酚羟基、羰基、醚键等官能团，通过与特定试剂（如酸酐、醛类或金属离子）反应生成稳定的衍生物或配合物而分离。例如，含羟基的生物碱可与酰化试剂反应形成酯类，而其他生物碱则不参与反应，从而与其他生物碱分离。

5）利用色谱法进行分离

色谱法分离生物碱是利用其分子极性、大小和溶解性差异，通过在固定相和流动相之间的分配行为实现的。常用方法包括薄层色谱（TLC）、高效液相色谱（HPLC）和气相色谱(GC)。例如,极性较大的生物碱在极性固定相上保留时间较长,而极性较小的生物碱先被洗脱。通过优化流动相的组成和梯度洗脱条件,可以精确分离复杂混合物中的生物碱成分。

五、生物碱类活性分子的结构鉴定

1. 物性测定

物性测定是测定其熔点、沸点、溶解性、酸碱性等基本理化性质,帮助初步确定其化学特性。生物碱一般在酸性溶液中易溶解,而在中性或碱性条件下则溶解性较差。此外,物性分析还可以通过颜色、气味等特征提供辅助信息,帮助确认其纯度和类型。例如,通过溶解性测试可初步判断其在不同溶剂中的溶解行为,从而为后续的色谱分析和谱学特征分析提供依据。

2. 色谱分析

色谱分析是一种非常有效的分离和鉴定生物碱的方法。常用的色谱分析方法包括薄层色谱、高效液相色谱和气相色谱等。

1)薄层色谱(TLC)

薄层色谱是常用的快速分析方法,能有效分离混合物中的不同成分。通过选择合适的溶剂体系,生物碱可以在TLC板上与其他成分分开,并通过紫外灯或喷洒显色剂观察其特征斑点,从而进行鉴定。

2)高效液相色谱(HPLC)

HPLC能够高效分离样品中的不同组分,结合UV或质谱检测,可以准确地分析和鉴定生物碱的成分。特别是在复杂植物提取物中, HPLC可以精确测定各种生物碱的含量和类型。

3)气相色谱(GC)

气相色谱主要适用于挥发性生物碱的分析。在生物碱的分离过程中,可以通过GC柱分离其各个组分,并通过质谱(MS)检测进行定性和定量分析。

3. 谱学特征分析

谱学特征分析是鉴定生物碱的核心手段,主要通过紫外光谱、红外光谱、核磁共振和质谱等技术来识别和分析生物碱的结构。

1)紫外光谱(UV)

许多生物碱具有典型的紫外吸收特征,特别是在200~400 nm波长范围内。不同类型的生物碱会在该波段内显示出不同的吸收峰,通过分析紫外吸收光谱的峰值位置和强度,可以帮助确定其结构类型。

2）红外光谱（IR）

红外光谱主要用于确定化合物中的官能团信息。生物碱通常具有特征的N—H、C—H、C═O等键的吸收峰。通过对IR光谱的分析，可以为生物碱的结构提供重要线索。

3）核磁共振（NMR）

NMR是分析生物碱结构的重要工具，特别是氢核（^{1}HNMR）和碳核（^{13}CNMR）共振谱。通过NMR可以获得生物碱分子中各原子的化学环境信息、相对位置和分子骨架结构。结合其他谱图数据，可以推测出生物碱的详细结构。

4）质谱（MS）

质谱是一种高效的分子结构分析技术，通过测量离子的质荷比（*m/z*），可以推测生物碱的分子量及其分子碎片结构。在MS谱图中，特征的分子离子峰和碎片离子峰有助于确认化合物的分子式和结构。

六、常见生物碱类活性分子及其功能

1. 小檗碱

小檗碱（Berberine）（图2-24）是一种重要的异喹啉类生物碱，广泛存在于小檗属、黄连属等植物中，尤其在中药黄连和三七中含量较高。其化学分子式为$C_{20}H_{18}NO_4$，分子量为336.36 Da，结构上具有一个典型的四环异喹啉骨架和甲氧基取代的苯环。小檗碱呈黄色晶体，易溶于水和乙醇，是一种广泛应用于中药、现代医学以及功能食品领域的天然化合物。

小檗碱的药理作用涉及多个系统，其最显著的作用是抗菌活性，能够通过抑制细菌的DNA、RNA和蛋白质合成起效。它对革兰氏阳性菌和阴性菌均有效，特别是在治疗腹泻性疾病（如细菌性痢疾）方面表现出显著疗效。此外，小檗碱在代谢性疾病研究中具有重要地位，例如通过激活AMPK信号通路调控糖代谢和脂质代谢，从而实现降血糖和降血脂的作用。在心血管系统中，小檗碱能够改善内皮功能、抗氧化及抗炎，对高血压和动脉粥样硬化有一定的保护血管作用。现代研究还发现，小檗碱对肿瘤细胞具有细胞毒性，能够诱导肿瘤细胞凋亡并抑制其增殖。此外，小檗碱还表现出抗病毒、抗寄生虫和神经保护作用。基于其广泛的药理特性，小檗碱正在成为新型药物开发的热点，但其生物利用度较低也是一个亟待解决的问题，通过纳米载药、化学修饰等方法提高其疗效是当前研究的重点方向。

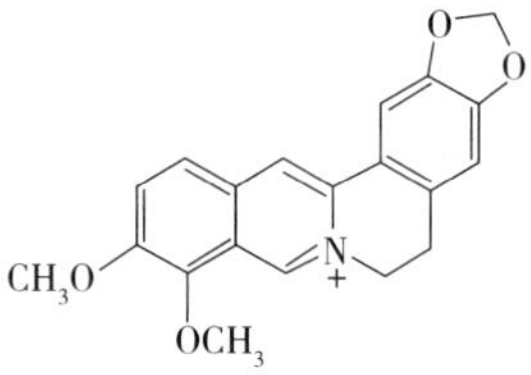

图 2-24 小檗碱

2. 三尖杉碱

三尖杉碱(Cephalotaxine)(图 2-25)是一种从三尖杉科植物中分离得到的重要生物碱,最早从植物三尖杉(*Cephalotaxus fortunei*)中发现。其化学分子式为 $C_{18}H_{21}NO_4$,属于稠杂环生物碱,分子结构独特,由含氧桥联的三环和四环体系构成,是植物特有的次生代谢产物。

三尖杉碱本身的药理活性相对有限,但其衍生物和类似物在抗肿瘤领域具有极高的开发价值。研究发现,三尖杉碱的结构母核是开发抗癌药物的关键,例如三尖杉酯碱(Homoharringtonine, HHT)是一种有效的抗癌药物,广泛用于治疗慢性粒细胞白血病(CML)和急性髓系白血病(AML)。HHT 通过阻断肿瘤细胞的蛋白质合成,诱导凋亡,具有较好的治疗效果。除此之外,三尖杉碱在免疫调节、抗炎等方面也表现出一定潜力。在现代研究中,科学家还尝试通过化学修饰和半合成方法优化其药物性质,以提高其生物利用度和疗效。尽管三尖杉碱及其衍生物在抗肿瘤治疗中展示了广阔前景,但其毒性问题也成为一个重要研究课题,未来需要通过剂型改进和靶向递送技术进一步降低副作用并提高药物安全性。

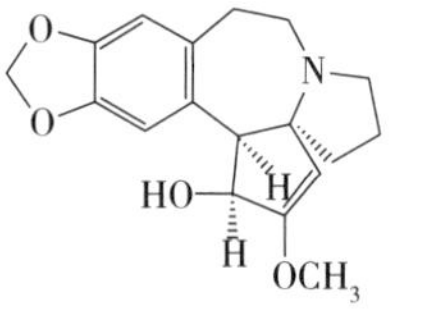

图 2-25 三尖杉碱

3. 莨菪碱

莨菪碱(Scopolamine)(图 2-26),又称东莨菪碱,属于托品烷类化合物,主要存在于茄科植物中,如洋金花、曼陀罗以及莨菪的根、茎和叶中。其化学分子式为 $C_{17}H_{21}NO_4$,分子量为 303.35,结构中包含一个酯化的托品烷骨架。莨菪碱是一种具有重要药用价值的天然产物,广泛应用于医学领域。莨菪碱的主要药理作用是其抗胆碱能活性,通过竞争性阻断乙酰胆碱对毒蕈碱型受体的作用,减少平滑肌收缩和腺体分泌。在临床上,莨菪碱常用于治疗晕动症、胃肠绞痛、胆绞痛等。此外,它还能缓解帕金森病患者的震颤症状以及麻醉前减少唾液分泌。近年来,莨菪碱的神经保护作用受到关注,有研究表明其在改善中枢神经系统的某些功能紊乱（如阿尔茨海默病）方面具有潜在作用。然而，由于莨菪碱毒性较高，过量使用可能引起中枢神经系统的兴奋、幻觉甚至呼吸抑制，因此在药物应用中，其安全性问题成为研究的重点方向。目前，科学家正尝试通过合成改造和剂型优化，提高莨菪碱的药物利用度和靶向性，同时降低其毒性，以期开发更安全高效的药物形式。

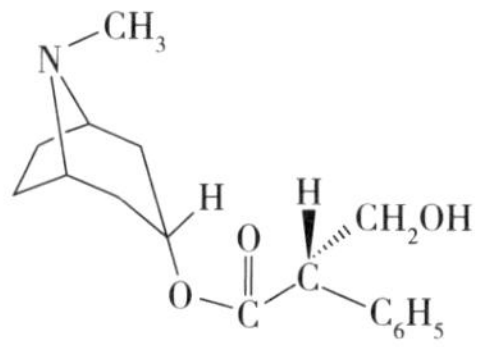

图 2-26　莨菪碱

第二节　黄酮类

一、黄酮类概述

黄酮类化合物（Flavonids）是一类广泛存在于植物中的天然多酚化合物，属于次生代谢产物。它们是植物中重要的色素成分，广泛分布于花、果实、叶片和茎中，常赋予植物鲜艳的黄色、红色或蓝色外观。作为一种功能性化合物，黄酮类化合物对植物的抗紫外线、防御病害和调节生长等过程起着关键作用。

黄酮类化合物的基本骨架为 C_6—C_3—C_6 结构（图 2-27 为基本骨架），由两个芳香环（A 环和 B 环）通过一个氧杂环（C 环）相连。根据 C 环的氧化程度和 B 环连接位置，黄酮类化合物可进一步分为黄酮、黄酮醇、异黄酮、查耳酮等多个亚类。其结构多样性赋予了黄酮类化合物广泛的生物活性和药理作用。

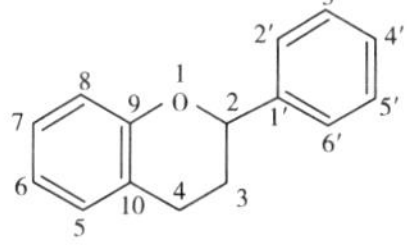

图 2-27　黄酮类化合物基本骨架

黄酮类化合物主要以游离态或糖苷形式存在于植物中，后者是其在植物中的主要存在形式。糖苷形式的黄酮通过与不同类型的糖基（如葡萄糖、鼠李糖）结合，提高了其在植物细胞中的溶解度和稳定性。黄酮类化合物广泛分布于柑橘、葡萄、绿茶、大豆等多种食用植物中，是人类日常饮食中重要的功能性成分。

黄酮类化合物具有抗氧化、抗炎、抗癌、心血管保护、抗菌、抗病毒等多种生物活性。它们通过清除自由基、调节酶活性和影响信号通路等机制发挥作用。例如，黄酮中的槲皮素对心血管疾病具有显著的保护作用，而异黄酮则被广泛用于研究其雌激素样作用。由于其多样的功能和良好的安全性，黄酮类化合物在医药、保健食品和化妆品等领域具有广泛的应用前景。

二、黄酮类活性分子的种类

1. 黄酮类和黄酮醇类

黄酮类化合物是一类广泛存在于植物中的天然产物，具有多种生物活性，尤其是抗氧化和抗炎作用。常见的黄酮类化合物包括芹菜素（Apigenin）、木犀草素（Luteolin）等，芹菜素主要存在于芹菜、洋甘菊和柑橘类水果中，具有抗炎、抗氧化和抗癌等多重健康益处；木犀草素常见于芹菜、菠菜和百里香等植物中，具有抗氧化、抗炎、抗过敏等作用，有助于提高免疫力。黄酮醇类化合物（Flavonols）的特点是分子中含有多个羟基，使其在抗氧化方面表现更为突出。常见的黄酮醇类化合物包括槲皮素、山柰酚等。例如，槲皮素不仅存在于苹果和洋葱中，还被发现具有抗过敏、抗病毒的功效；山柰酚则广泛存在于绿色蔬菜和茶叶中，它具有抗炎、降压等健康益处。常见黄酮类和黄酮醇类化合物如图 2-28 所示。

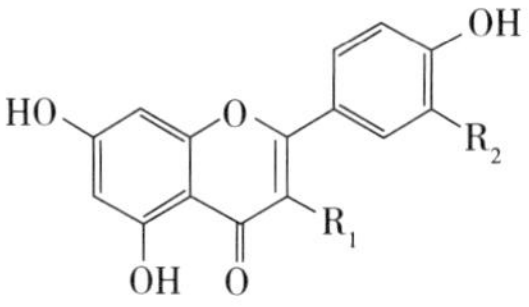

图 2-28 常见黄酮类和黄酮醇类化合物

芹菜素 $R_1=R_2=H$

木犀草素 $R_1=H, R_2=OH$

山柰酚 $R_1=OH, R_2=H$

槲皮素 $R_1=R_2=OH$

2. 二氢黄酮类和二氢黄酮醇类

二氢黄酮类（Flavanones）是黄酮类的一种，在抗氧化和抗炎方面具有独特的生物活性。这类化合物常见于柑橘类水果和某些草药中，代表物质有橙皮苷（Hesperidin）（图 2-29）和甘草苷（Liquiritin）（图 2-30），广泛用于保护心血管健康和改善血液循环。二氢黄酮醇类（Flavanonols）是二氢黄酮类的衍生物，具有额外的羟基基团，因此表现出更强的抗氧化能力。它们常见于一些植物的树皮或果实中，如二氢槲皮素

(Dihydroquercetin)(图 2-31),在抗炎、增强免疫功能及防止自由基损伤方面表现出色。

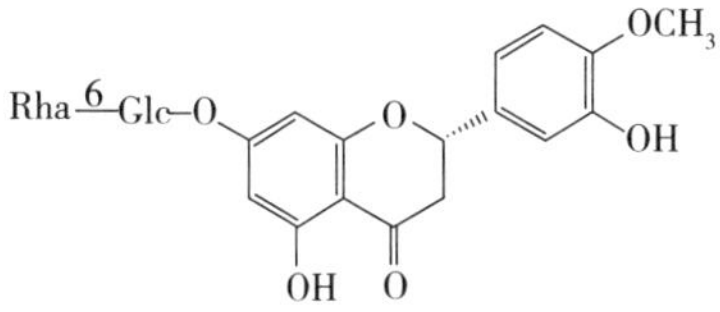

图 2-29　橙皮苷

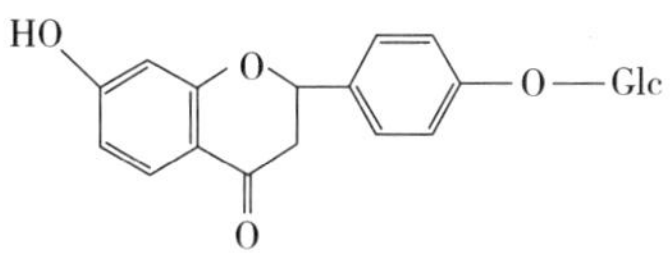

图 2-30　甘草苷

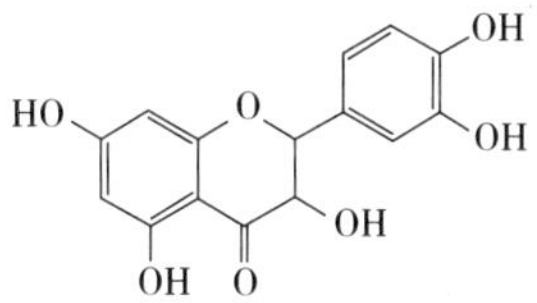

图 2-31　二氢槲皮素

3. 异黄酮类

异黄酮类化合物(Isoflavones)(图 2-32)在结构上与雌激素相似,因而具有类雌激素活性,属于植物雌激素(Phytoestrogens)。异黄酮类化合物广泛存在于豆类植物中,在大豆、射干、葛根中含量丰富,其来源包括大豆素(Daidzein)、大豆苷(Daidzin)、葛根素(Puerarin)等。异黄酮类化合物具有多种生物活性,特别是在调节体内激素水平方面表现突出。它们能通过与雌激素受体结合,在雌激素不足时表现出弱激素活性,而在雌激素过多时则有抑制作用,因而被广泛用于缓解更年期症状。此外,异黄酮具有强抗氧化能力,能够中和自由基,延缓衰老并减少炎症反应。研究表明,异黄酮对预防乳腺癌、前列腺癌、心血管疾病和骨质疏松有显著作用。特别是亚洲饮食中富含大豆制品的人群,乳腺癌和更年期相关问题的发生率较低,可能与异黄酮的摄入量密切相关。因此,异黄酮不仅是一种重要的营养成分,也是一种具有潜在药用价值的天然化合物。

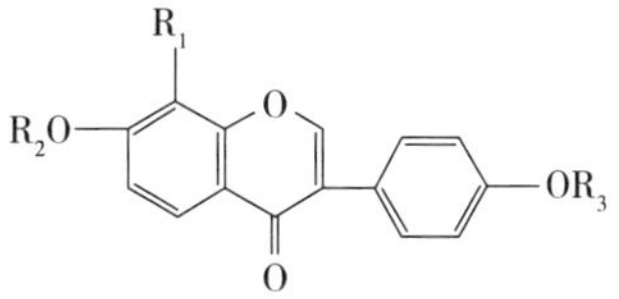

图 2-32　异黄酮类化合物

大豆素 $R_1=R_2=R_3=H$

大豆苷 $R_1=R_3=H$, R_2=葡萄糖基

葛根素 $R_2=R_3=H$, R_1=葡萄糖基

4. 查尔酮类

查尔酮类(Chalcones)是黄酮类的前体,具有独特的开放式链状结构,广泛存在于

多种植物中，尤其是在某些花卉和果实中，以其鲜艳的颜色和生物活性而闻名。查尔酮类化合物的代表性成分包括红花苷（Carthamin）（图 2-33）、根皮苷（Phlorizin）（图 2-34）。

查尔酮类化合物在生物活性方面具有显著优势，尤其在抗炎、抗氧化和抗菌方面表现突出。它们能够通过抑制自由基生成和炎症因子释放，保护细胞免受氧化损伤。此外，研究表明查尔酮类具有抗癌潜力，可通过抑制肿瘤细胞增殖和促进细胞凋亡发挥作用。在食品和药物领域，查尔酮类化合物因其天然来源和良好的健康功效而备受关注。随着研究的深入，查尔酮类化合物有望成为开发新型药物和功能性食品的重要分子基础。

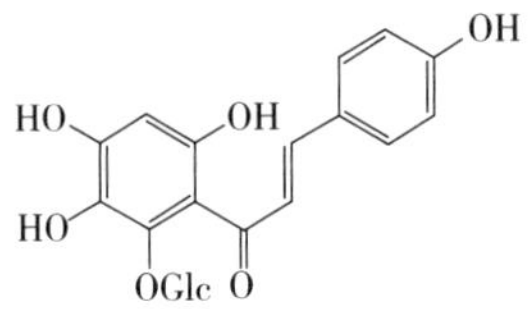

图 2-33 红花苷

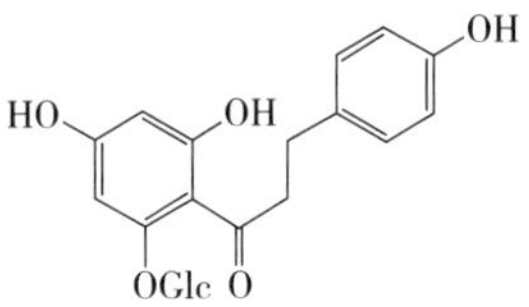

图 2-34 根皮苷

三、黄酮类活性分子的理化性质

1. 性状

黄酮类化合物多为结晶状固体，少数为无定形粉末。通常带有酚羟基（—OH）、甲氧基（$—OCH_3$）或糖基等助色团，不同的取代基及其位置决定了黄酮类化合物的溶解性、抗氧化性和其他生物活性。分子中酚羟基的存在赋予其强抗氧化性，可以清除自由基，保护细胞免受氧化损伤。黄酮类化合物的颜色来源于其共轭体系的光吸收能力，通常呈黄色或橙色，而一些特定亚类如花青素会随 pH 值变化呈现红色、蓝色或紫色。这种鲜艳的颜色使其在食品和化妆品中常被用作天然色素。从化学性质来看，黄酮类化合物在弱酸性或中性环境下稳定，但在强酸、强碱或高温下易发生降解。此外，它们通常溶于乙醇、甲醇等有机溶剂，但在水中的溶解性较低。这些特性使黄酮类化合物不仅在植物中发挥重要的生态功能，还被广泛应用于药物开发、功能性食品和天然护肤品中，展现出极高的应用价值。

2. 旋光性

黄酮类化合物的旋光性主要由其分子结构中的手性中心决定。虽然许多黄酮类化合物的基本结构是平面对称的，不具有旋光性，但一些亚类（如二氢黄酮、二氢黄酮醇等）因 C 环上 C2 和 C3 位置的氢或羟基取代，可能形成手性中心，从而表现出旋光性。此外，当黄酮类化合物与糖基结合形成苷类时，糖基的立体构型也可能引入旋光性。其具体旋光度也受分子内结构和溶剂环境的影响。

3. 溶解性

黄酮类化合物的溶解性主要受其分子结构和取代基的影响。它们通常具有一定的极性,因此在乙醇、甲醇、丙酮等极性有机溶剂中溶解良好,但在水中的溶解性较低。分子中酚羟基的数量和位置显著影响其溶解性:羟基越多,极性越强,水溶性可能略有提升;而甲氧基等疏水性基团的引入则会降低极性。此外,当黄酮类化合物与糖基结合形成苷类时,水溶性通常显著增强,例如黄酮苷类比对应的苷元(不含糖基)溶解性更好。这些溶解性特点不仅影响其在植物中的分布,也对其在食品、药品和化妆品中的加工和应用具有重要意义。

4. 酸碱性

1)酸性

黄酮类化合物的酸性主要来源于分子结构中的酚羟基(—OH)。这些羟基可以在一定条件下释放出氢离子(H^+),表现出弱酸性。A 环和 B 环上的羟基位置不同会影响其酸性强弱。例如, C4′ 位置的羟基比 C5 或 C7 位置的羟基更容易离解,因此具有更显著的酸性。这种弱酸性使黄酮类化合物在中性或碱性条件下较稳定,但在强酸性条件下可能发生分解或重排。

2)碱性

黄酮类化合物分子中 1 位上的氧原子有未共用电子对时,表现出弱碱性,可与 HCl、H_2SO_4 等强酸生成醚盐,该盐遇水即分解。

5. 显色反应

1)还原显色反应

通过化学还原剂还原其分子中的羰基或双键,使分子共轭体系发生改变,从而产生特定的颜色。在酸性条件下,黄酮类化合物与镁粉或锌粉反应,会使 C 环上的羰基和 C2═C3 双键被部分还原,导致吸收波长红移,显现出粉红色、紫红色或紫色等颜色。这种反应常用于鉴定黄酮醇(如槲皮素)或其他含 C2═C3 双键的化合物。此外,锡盐与盐酸的还原作用也可增强显色效果,呈现黄色至橙色。由于显色反应明显且灵敏,这种方法在植物化学成分的鉴定和定性分析中被广泛应用。

2)金属盐类的络合显色反应

黄酮类化合物的金属盐络合显色反应是利用其分子中的酚羟基(—OH)或羰基(C═O)与金属离子(如 Pb^{2+}、Mg^{2+})形成络合物而产生特定颜色的反应。例如,黄酮类化合物与铅盐(如醋酸铅)反应时,分子中的酚羟基和羰基可以与 Pb^{2+}络合,形成稳定的沉淀或络合物,通常产生黄色或橙黄色的颜色。镁盐(如氯化镁)在酸性条件下(通常与浓盐酸共同使用)可以与黄酮类化合物发生显色反应,尤其是含 C2═C3 双键和4位羰基的化合物。镁粉还可作为还原剂，与黄酮类作用后显现粉红色或紫红色的颜色，这种显色用于检测黄酮醇或黄酮苷元。这种反应具有操作简便、显色显著的特点，广泛用于黄酮类化合物的定性分析和结构鉴定。

3）硼酸显色反应

通过硼酸与分子中的邻二羟基（—OH）形成络合物，从而引起颜色变化的反应。硼酸与黄酮分子B环或A环上的邻二羟基结合后，形成稳定的络合环，通常显现黄色或绿色的颜色。这种反应具有较高的特异性，可以快速鉴定黄酮类化合物中是否存在邻二羟基结构。

4）碱性试剂显色反应

利用碱性条件下酚羟基（—OH）去质子化形成酚盐，从而引起颜色变化的反应。在氢氧化钠或氢氧化钾等碱性试剂作用下，黄酮类化合物分子中的酚羟基会导致分子共轭体系的改变，吸收光谱红移，通常显现黄色、橙色或红色。显色的具体颜色和强度与羟基的数量及位置密切相关。

四、黄酮类活性分子的提取和分离

1. 提取方法

1）溶剂萃取法

溶剂萃取法的原理是利用其溶解性差异，通过选择合适的溶剂将目标化合物从植物原料中分离。黄酮类化合物具有一定极性，常用乙醇、甲醇、水或其混合溶剂作为提取剂。萃取过程通过溶剂与原料充分接触，使溶剂选择性溶解目标物质。

通常情况下，将植物原料粉碎以增加接触面积，将适量溶剂加入后采用冷浸、回流或超声波辅助提取方法，待目标化合物溶解后过滤去除固体残渣。滤液经过浓缩或干燥处理后得到粗提物。根据需要，可进一步采用液液萃取或柱层析进行纯化。

2）碱提取酸沉淀法

碱提取酸沉淀法基于黄酮类化合物在碱性条件下形成可溶性酚盐，而在酸性条件下沉淀的特性。操作过程中，将植物原料粉碎后，用稀碱液（如NaOH或KOH）提取，使黄酮类化合物转化为酚盐溶解在碱液中。提取液经过过滤除去固体杂质后，再加入酸（如稀盐酸或醋酸）调节pH值至酸性，使黄酮类化合物重新沉淀。沉淀物经过洗涤和干燥后即可获得粗提物。

2. 分离方法

1）柱色谱法

柱色谱法是分离黄酮类化合物的常用技术，利用不同化合物在固定相和流动相中的分配系数差异进行分离。常用的固定相包括硅胶、聚酰胺、葡聚糖凝胶等，而流动相根据黄酮类化合物的极性选择乙醇、水、氯仿等溶剂或其梯度混合物。其操作原理是将黄酮类提取物加载到固定相柱中，不同组分在固定相上吸附能力不同，在流动相的洗脱作用下以不同速度流出，从而实现分离。分离后可通过收集不同洗脱液段进行进一步分析和纯化。柱色谱法具有分辨率高、适用性广的特点，是提纯黄酮类化合物的重要方法。

（1）硅胶柱色谱：利用硅胶的极性吸附特性分离黄酮类化合物。黄酮类化合物在硅胶柱上按其极性大小分离，极性大的化合物与硅胶作用强，洗脱速度慢。流动相通常使用极性梯度溶剂（如氯仿-甲醇、氯仿-丙酮、石油醚-丙酮）进行洗脱。此方法适用于黄酮类化合物的初步分离和纯化。

（2）聚酰胺柱色谱：通过聚酰胺与黄酮类化合物中酚羟基的氢键作用实现分离。此方法对含多个酚羟基的黄酮类化合物具有较好的选择性。流动相通常使用水-乙醇或水-甲醇梯度洗脱，适合分离苷元、黄酮苷、查尔酮、异黄酮类等。

（3）葡聚糖凝胶柱色谱：对于黄酮类化合物的分离，主要用 Sephadex LH-20 型的凝胶。分离黄酮苷时靠分子筛起主要作用，洗脱时按分子量由大到小的顺序洗出柱体；分离苷元时主要靠吸附作用，因吸附力的强弱不同而分离，凝胶对其吸附程度取决于游离酚羟基的数目。

2）pH 梯度萃取法

该方法适合于酸性强弱不同的黄酮苷元的分离。根据黄酮类苷元酚羟基数目及位置不同，其酸性强弱也不同的性质，将混合物溶于有机溶剂后，依次用 5%$NaHCO_3$、5%Na_2CO_3、0.2%NaOH、4%NaOH 萃取而达到分离的目的。

五、黄酮类活性分子的结构鉴定

目前，黄酮类化合物的结构鉴定主要应用谱学手段，化学方法在其中起到辅助作用。核磁共振谱和质谱已成为黄酮类化合物结构鉴定的重要方法，紫外吸收光谱可用于判断化合物的结构类型和羟基取代情况。

1. 紫外吸收光谱

黄酮类化合物因分子中存在共轭体系，在紫外区有特征吸收峰。一般 A 环的苯甲酰基产生 300~400 nm 的峰带Ⅰ，而 B 环产生 240~280 nm 的峰带Ⅱ。结合不同试剂（如乙酸钠、三氯化铝、甲醇钠），可以确定其羟基位置和结合情况。

2. 核磁共振谱

核磁共振可以通过 ^{1}HNMR 和 ^{13}CNMR 精确解析黄酮类化合物的结构。^{1}HNMR 用于确定芳环上氢原子的位置和环境，而 ^{13}CNMR 可以解析分子骨架的碳原子化学位移，结合二维 NMR（如 HSQC、HMBC）可进一步明确取代基位置和连接方式。

3. 质谱

质谱法是鉴定复杂分子结构的重要方法之一。质谱通过测定分子离子峰（M^+）和碎片离子峰，获得分子量及结构信息。黄酮类化合物在电喷雾质谱（ESI-MS）或气相质谱（GC-MS）中可产生特征碎片，帮助确认分子骨架和取代基位置。

六、黄酮类活性分子的功能及应用

1. 天然抗氧化剂

黄酮类化合物分子结构中的酚羟基（—OH）提供氢原子，可中和自由基并阻断自由基链反应。其 C2 和 C3 之间有双键，有自由的 C3 羟基和酮基，因此具有潜在的抗氧化活性。此外，黄酮类的共轭体系能够稳定自由基，降低其活性，保护细胞膜和生物大分子免受氧化损伤。它们还可以与金属离子螯合，减少金属催化的氧化反应。这种多重抗氧化机制使黄酮类化合物在防止氧化应激和相关疾病中发挥重要作用。

1）杨梅黄素

杨梅黄素（Myricetin）（图 2-35）是一种高效的天然抗氧化剂，其分子结构中含有多个酚羟基，尤其是 B 环上的三羟基（3′，4′，5′位）和 A 环上的羟基，使其能够高效清除自由基并抑制脂质过氧化反应。杨梅黄素通过提供氢原子或电子，阻止自由基链反应的传播，同时其共轭体系可以稳定自由基，降低其活性。以上抗氧化机制使杨梅黄素在减少氧化应激、保护细胞免受氧化损伤和延缓衰老方面表现出色，在食品、保健品和医药领域具有广泛的应用潜力。

2）橙皮苷

橙皮苷（Hesperidin）（图 2-36）是柑橘类水果中的主要抗氧化成分，其分子中的酚羟基和糖基部分赋予其显著的抗氧化性能。橙皮苷能够通过清除自由基、减少活性氧（ROS）的生成和抑制脂质过氧化反应，保护细胞膜和生物大分子免受氧化损伤。研究表明，橙皮苷还能通过调节抗氧化酶（如超氧化物歧化酶 SOD 和过氧化氢酶 CAT）的活性，增强细胞的内源性抗氧化防御能力。因此，橙皮苷在保护心血管健康、减缓氧化应激相关疾病方面表现出显著优势。

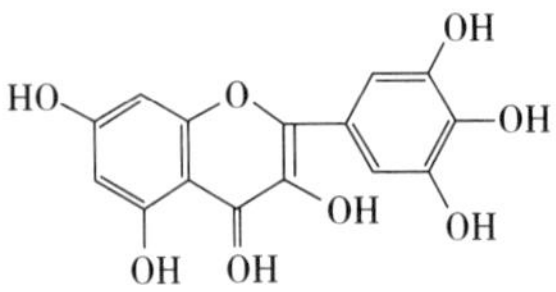

图 2-35 杨梅黄素

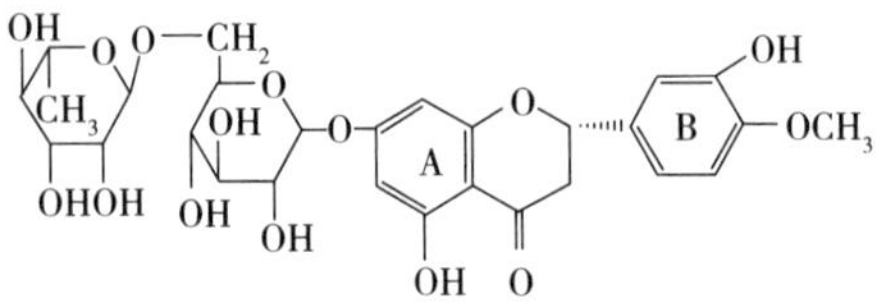

图 2-36 橙皮苷

2. 天然色素

1)可可色素

可可色素是一种天然棕色素,主要来源于可可豆的加工产物,具有优异的色泽稳定性和天然来源的安全性。可可色素的化学性质稳定,耐光性和耐热性较强,在酸性和中性条件下表现出良好的着色效果,因此广泛应用于食品工业中,如巧克力饮料、糕点和乳制品的着色。此外,可可色素还含有一定量的多酚类物质,具有抗氧化作用,可延缓食品氧化变质。作为天然色素,可可色素无毒无害,不含人工添加剂成分,符合健康和绿色食品的消费趋势,同时还可以赋予产品独特的风味。

2)红花黄色素

红花黄色素是从红花的花瓣中提取的一种天然黄色色素,其主要成分为红花苷,具有鲜艳的黄色和较好的稳定性。红花黄色素在酸性至中性环境中稳定,适合用于饮料、糖果、乳制品等食品的着色。此外,其对光和热的耐受性较强,但在强碱性环境下稳定性较差。红花黄色素除了着色性能外,还具有一定的生物活性,如抗氧化、抗炎和保肝作用,使其在食品工业和保健品领域具有双重功能。作为一种天然、安全的色素,红花黄色素满足对食品安全和健康的需求,备受消费者青睐。

3. 作用功效

1)抗肿瘤作用

黄酮类化合物的抗肿瘤作用主要通过多种机制实现,包括抑制肿瘤细胞的增殖、诱导细胞凋亡、抑制血管生成以及抑制肿瘤细胞迁移和侵袭。这些化合物能够通过调控细胞周期关键蛋白(如 Cyclin 和 CDK)、激活凋亡相关通路(如 Caspase 通路)以及抑制癌基因表达和信号传导(如 PI3K/Akt 和 MAPK 通路),从而抑制肿瘤的发生和发展。例如,槲皮素和杨梅黄素在多种癌症模型中显示出显著的抗肿瘤活性,能有效抑制乳腺癌、肺癌和结肠癌的生长。此外,黄酮类化合物通过抗氧化作用减少氧化应激对 DNA 的损伤,也间接发挥抗癌作用。这些多靶点特性使黄酮类化合物成为开发天然抗癌药物的重要候选。

2)抗菌、抗炎作用

黄酮类化合物的抗菌和抗炎作用主要通过抑制微生物生长及炎症介质的产生实现。其抗菌作用表现为抑制细菌细胞壁的形成、破坏细胞膜结构以及干扰微生物代谢过程。木犀草素、黄芩苷等均具有一定的抗菌作用,芦丁、芹菜素和二氢槲皮素已被证明在缓解慢性炎症性疾病(如关节炎和炎症性肠病)中具有良好效果。这些作用使黄酮类化合物在天然抗菌抗炎药物的开发中展现出广泛的应用潜力。

3)治疗心脑血管疾病作用

黄酮类化合物治疗心脑血管疾病的作用主要通过抗氧化、抗炎、调节血管功能和改善血脂水平实现。它们能够清除自由基,减少氧化应激对血管内皮的损伤,保护血管内皮功能;同时,通过抑制炎症介质如TNF-α和IL-6的生成,降低血管炎症反应。此外,黄酮类化合物还可以调节一氧化氮(NO)的生成,促进血管舒张,改善微循环,降低血压。研究发现槲皮素和芦丁表现出降低胆固醇和甘油三酯水平的作用,从而减少动脉粥样硬化的风险;芸香苷、金丝桃苷、葛根素等对缺血性脑损伤有保护作用;沙棘总黄酮、甘草黄酮、苦参总黄酮等具有抗心律失常作用。

第三节 萜类与挥发油

一、萜类与挥发油概述

萜类化合物(Terpenoids)是一类由异戊二烯单元(C_5H_8)聚合而成的天然产物,广泛存在于植物、真菌和部分动物中。其分子结构基于"异戊二烯规则",表现出多样性和复杂性。萜类化合物既是植物挥发性香气、色素、抗氧化剂的重要组成部分,又在防御机制中扮演关键角色。此外,它们广泛应用于医药、食品和工业领域,成为香料、药物及橡胶等产品的重要原料。其独特的结构和多样的生物活性使其成为天然化学研究的重要对象。

根据异戊二烯基本结构单元的数目将萜类化合物分为单萜、倍半萜、二萜、二倍半萜、三萜、四萜和多萜,每种萜类化合物又可分为直链、单环、双环、三环、四环和多环等,其含氧衍生物还可分为醇、醛、酮、酚等。

萜类化合物广泛分布于自然界,以植物为主要来源。植物的精油中含有大量挥发性单萜和倍半萜,例如薰衣草、松树中独特的香气源自这些成分。胡萝卜素、叶黄素等四萜类在植物的光合作用和抗氧化中起到关键作用。真菌中也富含三萜类化合物,例如灵芝中的灵芝酸,具有显著的抗癌和免疫调节功能。海洋生物(如海绵和珊瑚)是另一类特殊的萜类来源,尤其是具有抗菌、抗肿瘤特性的倍半萜化合物。这种广泛分布和多样生物活性使萜类化合物在药物开发、食品添加和化妆品领域中具有巨大应用潜力。

二、萜类活性分子的种类

1. 单萜类化合物

单萜类化合物(Monoterpenes)是一类由两个异戊二烯单元($C_{10}H_{16}$)构成的萜类化合物,是植物挥发油中的主要成分之一。这类化合物具有低分子量和高度挥发性,通常呈现出特有的芳香气味,广泛存在于芳香植物的叶、花和果实中,如薄荷、柑橘和松树等。单萜类化合物因其较高的化学反应活性和良好的生物相容性,常被用作合成药物、杀虫剂及香料的原料，在医药、食品和工业领域中具有重要应用价值。

1）链状单萜

柠檬醛（Citral）具有顺反异构体，反式为香叶醛（Geranial）（图 2-37），顺式为橙花醛（Neral）（图 2-38）。柠檬醛通常是混合物，以反式为主。柠檬醛存在于多种植物挥发油中，以柠檬草油和香茅油的含量较高。柠檬醛具有柠檬香味，常作为原料应用于食品工业。香茅醛（Citronellal）（图 2-39）是一种从香茅油中提取的单萜类醛，具有清新的柠檬和草本香气。它在驱虫剂中应用广泛，如驱蚊喷雾。此外，香茅醛也用于合成香料和医药产品，因其抗菌、抗炎和镇痛作用受到关注。

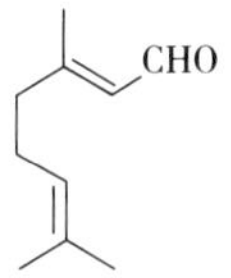

图 2-37 香叶醛

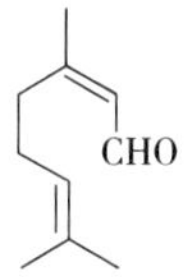

图 2-38 橙花醛

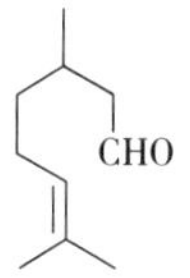

图 2-39 香茅醛

2）单环单萜

单环单萜可看作六元环状化合物的二取代衍生物，如薄荷醇（Menthol）、桉油精（Cineole）、柠檬烯（Limonene）等。薄荷醇是一种单萜类醇，主要以 *L*-薄荷醇的形式存在于薄荷油中。它为白色结晶或无色针状晶体，具有清新的薄荷香气和明显的清凉感。薄荷醇的熔点为 41~44 ℃，沸点为 212 ℃，微溶于水，但易溶于乙醇、乙醚等有机溶剂，展现出良好的溶解性。其清凉感源于与冷感受器（TRPM8）的相互作用，同时还具有抗菌、抗炎和镇痛作用，广泛用于食品、医药和化妆品领域，如口腔护理产品、感冒药和镇痛膏等，是一种重要的天然功能成分。

桉油精是一种天然的单萜醚类化合物，具有清新、樟脑样的香气，沸点为 176° C，易挥发，能溶于乙醇和有机溶剂，但在水中溶解度较低。桉油精广泛存在于桉树油和其他芳香植物精油中，因其良好的挥发性和芳香特性常被用于食品和香料行业。在功能上，桉油精具有显著的抗菌、抗炎和祛痰作用，广泛应用于感冒咳嗽药物中，如止咳糖浆和吸入剂。

3）双环单萜

常见的双环单萜有六种，其中以蒎烷型和莰烷型较稳定，形成的衍生物也较多。樟脑（Camphor）（图 2-40）主要存在于樟树的挥发油中，为白色晶体或半透明块状固体，具有特殊的芳香气味，易挥发。樟脑熔点为 175 ℃，微溶于水，易溶于乙醇和有机溶剂。它具有镇痛、抗菌和局部刺激作用，广泛用于药物（如风湿膏和止痛剂）、日化品（如防虫剂）以及香料和塑料工业，是一种功能多样的天然成分。

冰片（Borneol）（图 2-41）和异冰片（Isoborneol）（图 2-42），又称龙脑和异龙脑，

是单萜类醇化合物的两种立体异构体，冰片为白色结晶，有芳香气味和清凉感，常用于镇痛、抗炎和抗菌药物；异冰片则因分子结构的差异，具有略低的香气强度，但功能相似。两者广泛用于中药、香料和食品添加剂中，其中冰片在传统医药中用于清热解毒和通窍，异冰片多用于合成香料和工业应用。

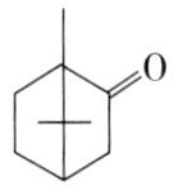

图 2-40 樟脑

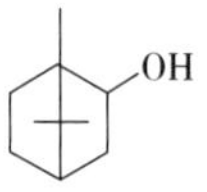

图 2-41 冰片

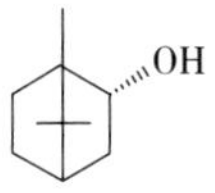

图 2-42 异冰片

4）卓酚酮型单萜

卓酚酮类化合物是一类变形的单萜，其碳架不符合异戊二烯法则，具有芳香化合物性质和酚的通性，酸性介于酚类和羧酸之间；分子中酚羟基易于甲基化，但不易于酰化；分子中的羰基类似于羧基中羰基的性质，但不能和一般羰基试剂反应；能和多种金属离子形成络合物结晶体，并显示不同颜色，可用于鉴别。

5）环烯醚萜

环烯醚萜是一类天然存在的单萜类化合物，通常由 10 个碳原子组成，其核心结构为一个环戊烷和氧杂环己烷融合的环状骨架，具有开链或闭链形式。这类化合物广泛分布于茜草科、唇形科和龙胆科等植物中，通常以苷的形式存在。环烯醚萜具有多种生物活性，如抗炎、抗菌、抗氧化和抗肿瘤等，常见的例子包括獐牙菜苷（Sweroside）（图 2-43）和京尼平苷（Geniposide）（图 2-44），它们是传统中草药的重要成分。此外，环烯醚萜因其化学结构的多样性和生物功能的广泛性，在医药、保健品和天然产品研究领域中具有重要地位。

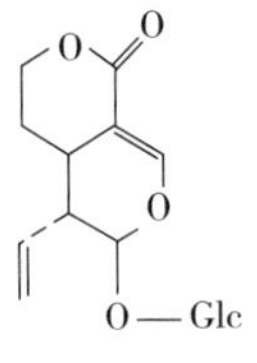

图 2-43 獐牙菜苷

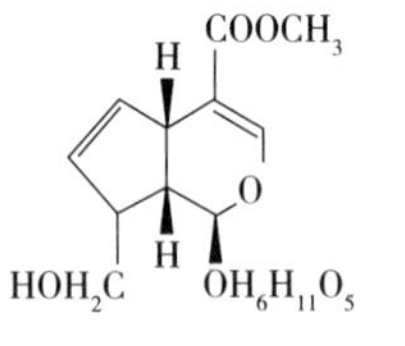

图 2-44 京尼平苷

2. 倍半萜类化合物

1）链状倍半萜

金合欢烯（Farnesene）（图 2-45、图 2-46）广泛存在于植物的精油中，具有抗菌和防御昆虫的功能；金合欢醇（Farnesol）（图 2-47）是其衍生的倍半萜醇类化合物，因其芳香气味和抗菌特性，被广泛用于香料和化妆品中。

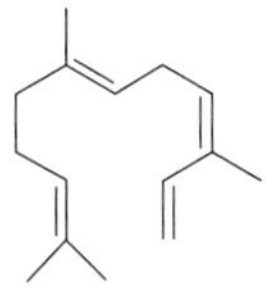

图 2-45　α-金合欢烯

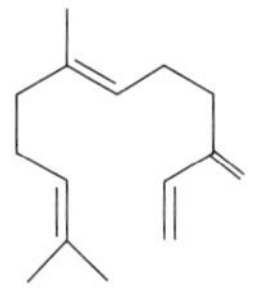

图 2-46　β-金合欢烯

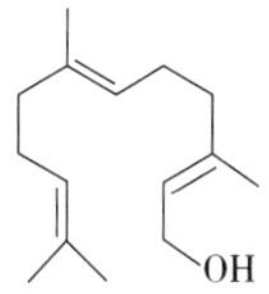

图 2-47　金合欢醇

2）环状倍半萜

青蒿素（Artemisinin）（图 2-48）是疟疾治疗中重要的抗疟药物，其独特的过氧桥结构在与疟原虫血红素反应时产生活性自由基，从而破坏疟原虫细胞。除了抗疟作用外，青蒿素及其衍生物还在抗肿瘤和免疫调节研究中展现出潜力。鹰爪甲素（Pristimerin）（图 2-49）以其三萜醌类结构而闻名，能够通过抑制多种信号通路（如 NF-κB 和 PI3K/Akt 通路）实现抗癌和抗炎效果。它还具有较强的抗氧化性，在防止氧化应激和保护细胞方面发挥作用，正在成为药物开发的重要候选化合物。

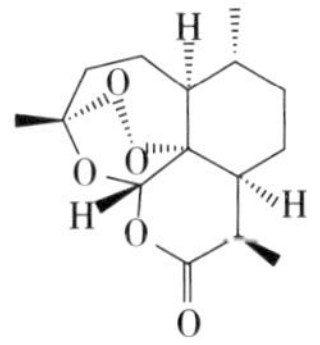

图 2-48　青蒿素

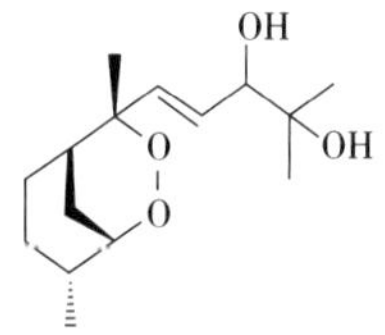

图 2-49　鹰爪甲素

3）薁衍生物

薁衍生物是一类具有五元环和七元环共轭体系的芳香化合物，以其鲜艳的蓝色或紫色为特点，广泛存在于植物精油和海洋生物中。薁及其衍生物因其独特的化学结构和生物活性而受到关注，表现出良好的抗炎、抗氧化和抗过敏作用。例如，洋甘菊薁具有显著的镇静和抗炎效果。薁衍生物还常用于化妆品和药物中，用于舒缓肌肤和治疗敏感性疾病。

3. 二萜类化合物

1）链状二萜

在自然界中存在较少，常见的只有广泛存在于叶绿素中的植物醇（Phytol）（图 2-50），与叶绿素中的卟啉结合形成酯。

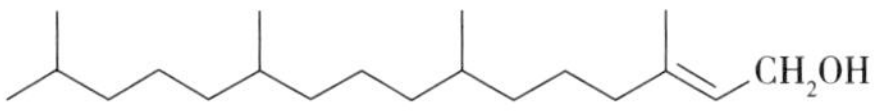

图 2-50　植物醇

2）环状二萜

维生素 A（Vitamin A）（图 2-51）是一种脂溶性维生素，主要包括视黄醇、视黄醛和视黄酸等形式，广泛存在于动物肝脏、乳制品和胡萝卜等食物中。它在维持视力、促进免疫功能和支持皮肤健康方面发挥重要作用，同时也是细胞分化和生长的重要调节因子。

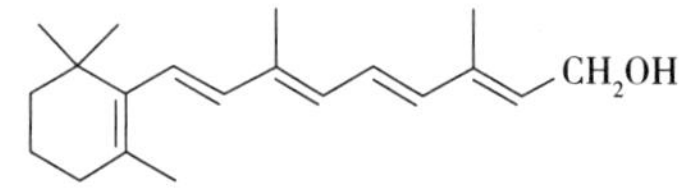

图 2-51 维生素 A

4. 二倍半萜类化合物

二倍半萜类化合物由 5 个异戊二烯组成，含 25 个碳原子化合物。

三、萜类活性分子的理化性质

1. 一般性质

萜类化合物是一类具有丰富多样性的天然有机化合物，常具有强烈的芳香气味，如柠檬烯的柑橘香和薄荷醇的清凉气息。其物理性质因分子量和结构不同而变化，单萜类多为液体，熔点较低，高分子量的三萜或四萜类通常为固体，熔点较高。许多萜类化合物还具有特定的味道，如苦味、甜味或辛辣感，典型例子包括苦参碱的苦味和薄荷醇的凉味。光学特性上，萜类化合物常含有手性中心，表现出旋光性，不同构型如 *L*-薄荷醇和 *D*-薄荷醇在气味和功能上存在差异。这些特性使萜类化合物在食品、香料、医药等领域具有重要应用价值。

2. 溶解性

萜类化合物的溶解性主要由其低极性的碳氢骨架和所含功能基团（如羟基、羰基）决定。大多数萜类化合物具有较强的亲脂性，易溶于有机溶剂如乙醚、乙醇、氯仿和丙酮，但在水中的溶解性较低。低分子量的单萜和倍半萜类因结构简单，挥发性高，溶解性更强；而高分子量的二萜、三萜类因分子尺寸大，在有机溶剂中的溶解性相对较差。含极性基团（如醇类或羧基）的萜类化合物在水中的溶解度略高，但总体亲脂性仍占主导。此外，温度升高可提高部分萜类化合物的溶解度，这一特性广泛应用于提取和制备过程中，如利用脂质基质或有机溶剂进行萜类化合物的配制和加工。

四、萜类活性分子的提取与分离

1. 萜类的提取

1）溶剂提取法

适用于大部分萜的提取，根据需要用乙醚、氯仿、乙酸乙酯、乙醇等不同极性和沸点的溶剂，在室温渗漉或回流提取，蒸去溶剂的浸膏，进一步提取可得到各种萜类化合物。

2）碱提取酸沉淀法

利用具有内酯结构的化合物在热碱液中开环成盐而溶于水，酸化后又闭环，析出原内酯化合物的性质来提取半萜类内酯化合物。

3）吸附法

可用大孔树脂吸附法将含苷的水溶液用水、稀醇、醇依次洗脱，再分别处理，可得到纯的苷类化合物。同时也可用活性炭吸附法，苷类的水溶液通过活性炭吸附柱，用水除去水溶性杂质后，再选择适当的有机溶剂依次洗脱。

2. 萜类的分离

1）结晶法

某些萜类萃取液浓缩到小体积时会有结晶析出，滤除结晶，再加以适量溶剂重结晶，可得到纯的萜类化合物。

2）柱色谱

萜类化合物的柱色谱分离利用不同萜类化合物在固定相和流动相中的吸附和洗脱能力差异进行。常用的固定相包括硅胶、聚酰胺和反相 C18 等，根据萜类化合物的极性选择合适的固定相和流动相。例如，对于低极性的萜类化合物，如单萜和倍半萜，可使用硅胶柱结合非极性溶剂（如石油醚-乙酸乙酯）进行分离；对于极性较高的萜类化合物（如萜醇和萜酸），可使用反相柱结合水-乙醇梯度洗脱。柱色谱法具有分辨率高、适用范围广的特点，是萜类化合物提取和纯化中常用的方法之一。

3）利用特殊官能团

具有内酯结构的萜类化合物可在碱性条件下开环，加酸后又闭合，利用此性质可与非酯类化合物分离，如倍半萜内酯的分离。此外，含有不饱和双键和羰基等的萜类化合物可用加成的方法制备成衍生物加以分离。

五、挥发油

1. 性质

挥发油（Volatile oil）又称精油（Essential oils），是从植物中提取的一类复杂的芳香物质，通常为无色或浅黄色的液体，具有强烈而多样的香气。挥发油密度较低，多数比水轻，部分与水形成乳状液。它们具有较强的挥发性，能迅速散发香味，是植物芳香的主要来源。挥发油的沸点较低，在常温下容易挥发，且不留残渣，能溶于乙醇、乙醚等有机溶剂，但在水中的溶解度较低。

挥发油成分复杂，主要由萜类化合物（如单萜和倍半萜）和芳香化合物（如苯丙烷类）组成。这些成分具有化学活性，能与空气中的氧气反应发生氧化变质，或在光照和热作用下分解，因此挥发油需要避光、密封保存。此外，挥发油中某些成分（如酮类、醛类）可能对金属或塑料有腐蚀性。

挥发油具有广泛的生物活性，如抗菌、抗炎、抗氧化、镇静和驱虫等作用，常用于芳香疗法、化妆品和食品添加剂中。例如，薄荷油中的薄荷醇具有镇痛和清凉作用；茶树油具有显著的抗菌特性。这些特性使挥发油在医药和日用品领域中具有重要的应用价值。

2. 组成

1）萜类化合物

萜类化合物是挥发油的主要成分，通常占比 50%以上。它们由异戊二烯单元构成，分为单萜（如薄荷醇、柠檬烯）、倍半萜（如姜黄酮、法呢烯）和少量二萜类化合物。这些化合物决定了挥发油的香气和功能，例如柠檬烯赋予柑橘香气，薄荷醇带来清凉感，同时具有抗菌和抗炎活性。

2）芳香族化合物

芳香族化合物包括苯丙烷类和芳香醇类，如桂皮醛（桂皮香气）、丁香酚（辛香气味）和苯甲醇（花香）。这类化合物在挥发油中含量较少，但对香气的调节作用显著，常见于肉桂、丁香等植物的挥发油中。

3）脂肪族化合物

脂肪族化合物包括低分子量的脂肪酸、酯类、醛类和醇类，如正己醛、乙酸异戊酯等。这些成分通常为挥发油提供果香或青草香气，在某些果类和草本植物挥发油中占据重要地位。

4）其他类化合物

挥发油中还可能含有少量的杂环化合物、酚类、过氧化物等特殊成分。例如，过氧化物赋予某些挥发油抗氧化活性，硫化物（如大蒜素）则具有独特的辛香和抗菌特性。这些成分虽含量低，但可能对挥发油的功能发挥关键作用。

3. 提取与分离

1）提取

（1）水蒸气蒸馏法是最常用的挥发油提取方法，适用于大多数含挥发油的植物。原理是利用挥发油与水共沸，降低挥发油的蒸发温度，将油从植物组织中分离出来。操作时，将植物原料与水加热，蒸发出的油和水蒸气混合物，通过冷凝器冷却后分离。挥发油因其不溶于水或微溶性特性，通过油水分离器提取纯油。该方法简单、成本低，适合工业规模，但对高温敏感的挥发油可能造成一定的热损伤。

（2）浸取法，利用有机溶剂（如乙醇、乙醚）提取植物中的挥发油。操作时，将植物原料浸泡在溶剂中，使挥发油溶解，再通过蒸发溶剂回收挥发油。这种方法对不耐高温或含量较少的挥发油特别有效，如从花瓣中提取精油。但由于残留溶剂的潜在问题，浸取法多用于实验室或高附加值产品的生产。

（3）冷压法主要用于提取柑橘类果皮中的挥发油。操作时，通过机械挤压果皮，释放挥发油，然后经过离心分离获得纯油。这种方法温度低，不会破坏挥发油的热敏成分，能最大限度保留其香气和活性物质。然而，冷压法仅适用于含油量高且易释放的植物，如柠檬、橙子等。

2）分离

（1）物理方法：主要利用挥发油成分的物理性质差异进行分离，如沸点、极性和溶解度。常用的物理方法包括蒸馏分离和柱层析。蒸馏分离通过常压或减压蒸馏，根据成分的沸点差异提纯单一组分。柱层析利用固定相和流动相对挥发油组分的选择性作用，根据极性差异分离出不同的成分，如用硅胶分离非极性和极性成分。这些方法简单、高效，是挥发油初步分离的核心手段。

（2）化学方法：通过化学反应选择性地分离挥发油中的特定成分。例如，氧化还原反应可将醇类氧化为酮类，或通过还原反应将酮类转化为醇类以实现分离。络合分离则利用金属盐（如 Cu^{2+}、Ag^{+}）与不饱和萜烯形成络合物，选择性分离特定成分。此外，衍生化处理（如酯化或醚化）可使某些成分更易分离和检测。

（3）色谱法：是挥发油成分分离的核心技术之一，分辨率高，适用范围广。以硅胶和氧化铝吸附柱色谱应用最为广泛。一般将分馏馏分溶于石油醚等极性小的溶剂中，通过氧化铝或硅胶柱，依次用石油醚、石油醚-乙酸乙酯等溶剂洗脱，洗脱液分别以薄层色谱进行检查，直到获得单体成分。

第四节　糖和糖苷

一、糖类概述

糖是一类由碳、氢、氧元素组成的有机化合物，广泛存在于自然界中，通常具有甜味。它们是生物体的重要能源，分为单糖、双糖和多糖。单糖如葡萄糖和果糖是最简单的糖，不能进一步水解。双糖由两个单糖分子通过糖苷键连接，如蔗糖和乳糖。多糖则是由多个单糖分子组成，通常没有甜味，如淀粉和纤维素。糖不仅是能量来源，还参与许多生理过程，在抗肿瘤、抗病毒、降血糖、抗衰老等方面发挥着重要作用。

糖苷是由一个糖分子与一个非糖部分通过糖苷键连接而成的化合物。糖苷的非糖部分可以是多种有机基团，如苯环、醇类、氨基等，这使得糖苷在生物体内具有多样的功能。糖苷广泛存在于植物中，具有一定的药理活性。例如，心脏糖苷如洋地黄苷被用于治疗心脏疾病，而一些植物糖苷则有毒性，作为植物防御机制。糖苷的结构和生物活性使其在药理学和天然产物研究中具有重要价值。

二、糖苷的分类

1. 按苷原子不同分类

1）氧苷

根据苷元提供的羟基类型，可分为醇苷、酚苷、酯苷、氰苷等。

醇苷是通过醇羟基与糖端基羟基脱水而成的苷，如红景天苷（Rhodioloside）（图2-52）是一种从红景天中提取的糖苷，具有抗疲劳和抗压作用，常用于改善体力和提高免疫力。毛茛苷（Ranunculin）（图2-53）是从毛茛属植物中提取的糖苷，具有抗炎和抗氧化的特性，常用于传统草药中治疗多种疾病。酚苷是通过酚羟基与糖端基羟基脱水缩合而成的苷，如具有镇静、抗癫痫和改善神经功能作用的天麻苷（Gastrodin）（图2-54）。酯苷是苷元以羧基和糖缩合而成的，其苷键既有缩醛的性质又有酯的性质，易被稀酸或稀碱水解，如山慈菇苷A、瓜子金皂苷乙等。氰苷（图2-55）是指一类含有α-羟氢的苷，具有易溶于水、酸和酶的催化下易水解、不易结晶等性质。如具有抗炎、抗氧化和促进血液循环的野樱苷（Prunasin），以及具有抗菌和止咳效果的苦杏仁苷（Amygdalin）等均属于α-羟氰苷。

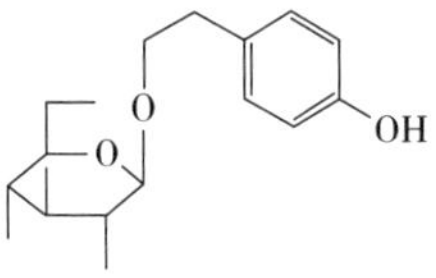

图2-52 红景天苷

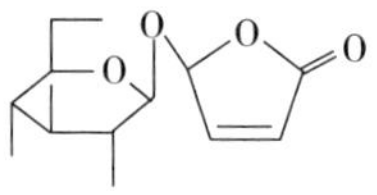

图2-53 毛茛苷

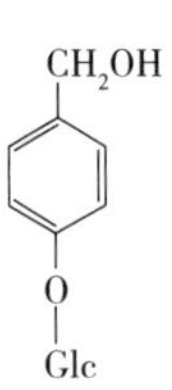

图2-54 天麻苷

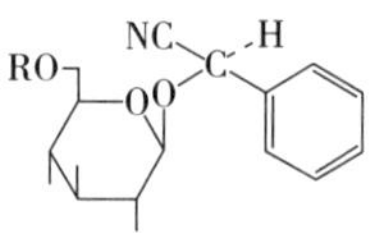

图2-55 氰苷

野樱苷 R=H

苦杏仁苷 R=β-D-Glc

2）氮苷

苷元上氮原子与糖分子上的端基碳相连而成的苷，如腺苷（Adenosine）（图2-56）、鸟苷（Guanosine）（图2-57）、胞苷（Cytidine）（图2-58）、尿苷（Uridine）（图2-59）、巴豆苷（Crotonoside）（图2-60）等。

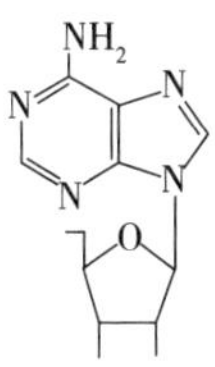

图 2-56　腺苷

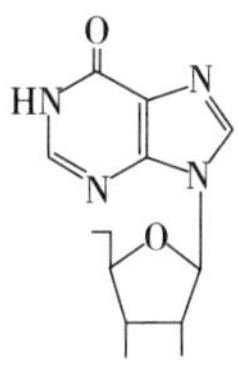

图 2-57　鸟苷

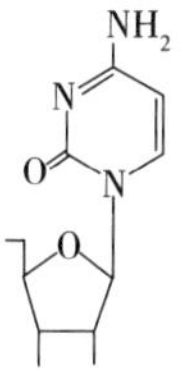

图 2-58　胞苷

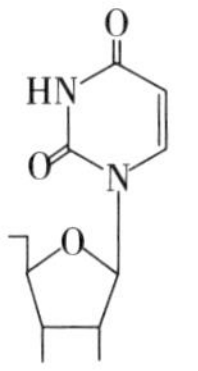

图 2-59　尿苷

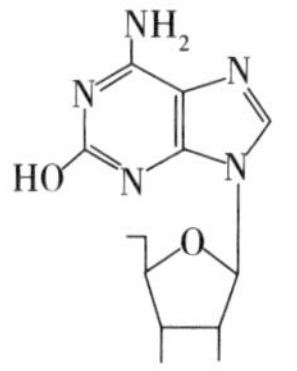

图 2-60　巴豆苷

3）硫苷

由苷元上巯基与糖分子上的端羟基脱水缩合而成，其苷元不稳定，水解后易进一步分解。如萝卜中的萝卜苷（Glucoraphenin）（图 2-61），具有抗菌、抗肿瘤和促进消化的作用，煮萝卜时的特殊气味即与含硫苷元的分解有关。

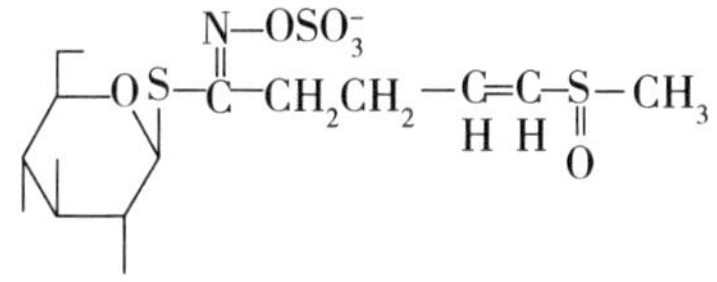

图 2-61　萝卜苷

4）碳苷

由苷元的碳原子与糖分子上的端基碳直接连接而成，常与氧苷共存，具有水溶性小、易于水解的特征。黄酮类、蒽醌类、酚酸类化合物多易形成碳苷类化合物，尤以黄酮碳苷最为常见。如芦荟中的致泻成分之一芦荟苷（Aloin）（图 2-62），芦荟苷 A 和芦荟苷 B 为可相互转化的一对非对映异构体。

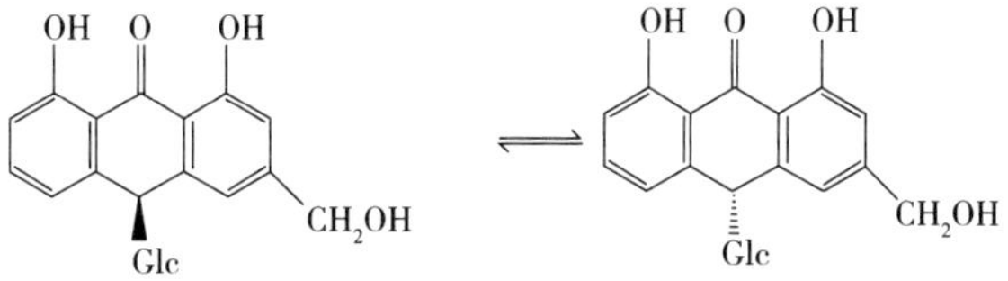

图 2-62　芦荟苷

2. 按生物体内的存在形式分类

在植物体内原本存在的苷称为原生苷，原生苷水解掉一个糖或结构发生改变形成的苷叫作次级苷，如苦杏仁苷在苦杏仁酶诱导下向野樱苷的转变。

3. 按苷元不同分类

根据苷元的结构可分为黄酮苷、氰苷、木脂素苷、蒽醌苷、香豆素苷等，如黄酮苷中的甘草苷、蒽醌苷中的番泻苷 A，以及氰苷中的苦杏仁苷等。

三、糖苷的性质

1. 性状

糖苷是由糖分子和非糖部分通过糖苷键结合而成的化合物。它们在形态上多为结晶或无定形粉末。糖苷的颜色通常呈白色或无色，但也有些糖苷因其非糖部分的特性而呈现不同的颜色，如黄色或红色。味道方面，糖苷大多具有甜味，因为其糖部分是糖类，尤其是葡萄糖、果糖等糖类，能给人带来甜感。然而，某些糖苷可能具有苦味或其他特殊风味，如人参皂苷，这取决于它们的非糖部分。

2. 溶解性

糖苷的溶解性主要取决于其结构中糖部分和非糖部分的性质。糖部分通常具有多个羟基，能够通过氢键与水分子相互作用，因此大多数糖苷在水中具有一定的溶解性，尤其是单糖或低聚糖的糖苷，其水溶性较强，如葡萄糖苷和果糖苷等。然而，糖苷的非糖部分可能具有多样性，如果非糖部分是较大的疏水基团，则糖苷的整体水溶性会下降，更容易溶解于有机溶剂中，如乙醇、甲醇或氯仿等。有些糖苷既具有一定的水溶性，也能在极性较低的有机溶剂中部分溶解，表现出两相溶解的特性。

3. 旋光性

糖苷的旋光性来源于其糖分子的手性结构。由于糖苷中的糖部分通常含有多个手性碳原子，这些手性中心决定了糖苷分子的光学活性，使其能够旋转平面偏振光的方向。因此，糖苷通常表现出旋光性，多数苷类化合物呈左旋，但水解后生成的糖通常是右旋的，因而使混合物呈右旋。因此，比较水解前后旋光性的变化也可以用于鉴定苷类化合物的存在。

4. 苷键的裂解

1)酸催化水解法

苷键在酸性条件下容易发生水解反应，生成糖部分和苷元部分。酸水解主要是通过酸催化使苷键断裂，常见的反应条件是稀酸加热。糖苷发生酸催化水解的机理是：糖苷键原子首先发生质子化，然后苷键断裂生成苷元和糖的碳正离子中间体，在水中碳正离子经溶剂化，再脱去氢离子而形成糖分子。由此可以看出，影响水解难易程度的因素在于苷键原子的质子化是否容易进行，这主要包括两方面的因素：苷原子上的电子云密度以及苷原子的空间环境，可得如下规律。

根据苷键原子的不同，酸水解由易到难排序为：N>O>S>C

呋喃糖苷>吡喃糖苷

酮糖苷>醛糖苷

五碳糖苷>甲基五碳糖苷>六碳糖苷>糖醛酸苷

2-去氧糖苷>2-羟基糖苷>2-氨基糖苷

2）碱催化水解法

苷键对碱的稳定性相对较高，但在强碱条件下，某些糖苷的苷键可能发生断裂，如酯苷、酚苷、氰苷、烯醇苷和β-吸电子基取代的苷可发生碱水解。

3）乙酰解反应法

常用乙酸酐与不同酸（硫酸、高氯酸、Lewis 酸等）的混合液，水解一部分苷键，保留另一部分苷键，然后用薄层或气相色谱鉴定在水解产物中得到的乙酰化单糖和乙酰化低聚糖，可用于确定糖与糖之间的连接位置。

4）酶催化水解法

酶水解条件温和，不会破坏苷元的结构，且酶具有高度特异性，α-苷酶一般只能水解α-苷，β-苷酶只能水解β-苷。如麦芽糖酶水解α-葡萄糖苷键，苦杏仁苷酶水解β-葡萄糖苷键。

5）氧化开裂法（Smith 降解法）

氧化开裂法是一种利用氧化剂对苷键及其周围结构进行氧化作用，从而实现苷键裂解的化学方法。这种方法通过选择性氧化糖部分或苷元的特定位点，使苷键断裂，生成小分子的氧化产物，例如醛、酮或羧酸。Smith 降解法是常用的氧化开裂法，该方法先用高锰酸钾氧化糖苷，使之生成二元醛及甲酸，再用硼氢化钠生成对应的二元醇。生成的二元醇具有简单缩醛结构，在室温下与稀酸作用即可水解成苷元、多元醇和羟基乙醛等产物。

该方法在分析复杂糖苷、天然产物结构以及糖类物质降解过程中具有重要应用。例如，通过控制氧化条件，可以实现糖部分或苷元的选择性裂解，从而获得有关糖苷分子中键合位置和结构特征的信息。此外，氧化开裂法还可用于糖苷改性研究，例如生成具有特殊功能的小分子化合物。

5. 苷的显色反应

糖苷的显色反应是检测其存在和性质的重要化学方法，其中糖部分和苷元部分的反应特点各异。Molish 反应是一种广泛应用的显色反应，用于检测糖苷中是否含有糖部分。反应原理是糖部分在浓硫酸作用下脱水生成糠醛类化合物，这些化合物再与 Molish 试剂（α-萘酚溶液）反应，生成紫红色化合物。在实验操作中，将样品溶液与 Molish 试剂混合后沿管壁加入浓硫酸，若界面处出现紫红色环，则表明样品中含有糖或糖苷。这一反应敏感度高，但由于对所有糖类均有效，特异性较低，常用于糖苷的初筛。

Fehling 反应是检测糖苷中还原性糖的重要显色反应，通过判断糖苷是否能释放出还原性糖（如葡萄糖）来确定其水解特性。反应原理是还原性糖在加热条件下还原 Fehling 试剂中的铜离子（Cu^{2+}）为氧化亚铜（Cu_2O），生成砖红色沉淀。如果糖苷在酸性或酶促水解后发生 Fehling 反应，则表明其含有还原性糖部分；而非还原性糖苷如蔗糖苷不会发生此反应。

四、糖苷的提取和分离

糖苷的提取一般使用极性溶剂（如水、甲醇、乙醇）或其与其他溶剂的混合液。植物糖苷的提取通常先将干燥的植物材料粉碎后浸泡于乙醇或甲醇中，加热或超声处理以促进糖苷溶出。对于水溶性糖苷，直接用水提取即可，而对非极性或较疏水的糖苷，可能需要加入少量非极性有机溶剂（如氯仿）。提取后的溶液通过过滤或离心去除杂质，获得含糖苷的粗提物。

提取液中的糖苷需要进一步分离以除去非糖类杂质。常用的初步分离方法包括液-液萃取和沉淀法。例如，水提物可以用有机溶剂萃取除去脂溶性杂质，而对高极性糖苷则常采用加乙醇沉淀的方法。此外，活性炭吸附法也是常用的初步分离手段，利用糖苷与活性炭的吸附特性去除杂质。

糖苷的纯化通常采用层析技术，如硅胶柱层析、反相高效液相色谱或凝胶过滤层析。根据糖苷分子极性、大小及其他化学特性选择适合的分离方式。例如，极性较强的糖苷适合用反相 HPLC，而分子量大的糖苷可用凝胶过滤层析。此外，离子交换层析对于带电荷的糖苷也是有效的分离手段。

五、糖苷的结构测定

1. 糖的种类和比例的测定

1）纸色谱

纸色谱法是一种经典的分离技术，常用于糖类物质的初步分离和分析。在测定糖苷中的糖种类和比例时，样品溶液被点在含有滤纸的起始点上，通过溶剂系统的作用，糖分子在纸面上按其极性和分子大小分开。通过比较样品与标准糖的保留因子（R_f 值），可以初步确定糖的种类，并通过定量分析推测糖的比例。

2）薄层色谱

薄层色谱法是纸色谱法的改进版，具有更高的分离效率。使用涂有薄层吸附剂（如硅胶）的玻璃板作为固定相，样品在此薄层上分离。糖苷中的糖类物质在经过溶剂流动相的作用下，根据极性和分子大小在板上分离开。通过与标准糖样品比较 R_f 值，可以定性分析糖的种类。同时，通过对色谱斑点的色度分析，也能大致定量糖的含量。

3）高效液相色谱

HPLC 能够提供更高的分辨率和准确度，通过使用不同的色谱柱（如反相色谱柱或亲水作用色谱柱）分离糖苷中的糖分子，在检测器（如折光检测器或紫外检测器）的帮助下，可以精确测定糖的种类和含量。

4）气相色谱-质谱分析联用（GC-MS）

首先将糖苷水解为单糖，并通过衍生化反应转化为易挥发的糖衍生物。衍生化后的样品通过气相色谱柱分离，不同糖类衍生物根据其挥发性和极性差异被分开。分离后的化合物进入质谱仪，通过质谱分析得到糖的分子量和结构信息，从而鉴定糖的种类。通过对各糖衍生物的峰面积进行积分，能够准确测定糖的相对含量。GC-MS 法具有高灵敏度和分辨率，适用于复杂糖苷样品的定性与定量分析。

2. 糖链结构的测定

1）分子量及分子式的测定

糖苷类化合物的分子量和分子式的测定通常依赖于质谱技术。通过质谱分析，糖苷化合物在高能撞击下被分解成碎片离子，质谱仪根据离子碎片的质量-电荷比（*m*/*z*）提供详细的分子信息。通过解析质谱图，可以确定分子离子的质量峰，进而推算出糖苷的分子量。对于复杂的糖苷类化合物，质谱还可以提供碎片离子的信息，有助于进一步推测分子结构。结合其他分析方法，如核磁共振和红外光谱，质谱能够精确地揭示糖苷的分子式和结构特征，从而为糖苷类化合物的结构鉴定提供可靠依据。

2）糖的连接位置的测定

糖苷中苷元和糖、糖与糖之间连接位置的确定通常通过核磁共振（NMR）谱和质谱（MS）技术进行。NMR 谱，尤其是一维和二维 NMR（如 ^{1}HNMR、^{13}CNMR、HSQC 和 HMBC），能提供丰富的结构信息，帮助确定糖苷中糖与苷元之间的连接方式。通过分析糖苷的化学位移、耦合常数及跨峰信息，可以识别糖环与苷元之间的连接类型（如 α 或 β 连接）。同时，糖与糖之间的连接位置也可以通过 NMR 中的 COSY、TOCSY 等试验来确认，进一步揭示糖链结构。质谱（MS）也可用于辅助确定糖苷的结构，通过碎片化模式和母离子的 *m*/*z* 值来推测糖与糖之间的连接位置。结合这些技术，可以精确确定糖苷中苷元和糖、糖与糖之间的连接位置，从而完整地解析其分子结构。

3）苷键构型的确定

使用酶水解进行测定，或利用 NMR 谱法测定。α-糖苷键和 β-糖苷键的差异表现在其邻近氢原子的耦合常数上，α 连接通常显示出较大的耦合常数（7~9 Hz），而 β 连接则表现为较小的耦合常数（3~5 Hz）。此外，二维 NMR 技术可以进一步提供糖环和苷元之间的详细连接信息，有助于准确确认糖苷键的构型。

第五节 其他类型天然产物活性分子

一、醌类

醌类化合物是一类重要的活性成分，广泛存在于海洋生物、植物、微生物和一些药物中。它们通常具有强烈的颜色和抗氧化活性，广泛应用于染料、药物及生物活性物质的研究中。

1. 结构和分类

1）苯醌类化合物

苯醌类化合物可分为邻苯醌和对苯醌两大类，邻苯醌类不稳定，因而天然存在的苯醌类化合物多为对苯醌衍生物。此外，天然苯醌类化合物一般为黄色或橙色晶体，如凤尾草中的 2，6-二甲氧基对苯醌（图 2-63），具有较强的抗菌作用；信筒子醌（图 2-64）具有强烈的抗氧化活性，广泛用于生物活性研究和医药领域。

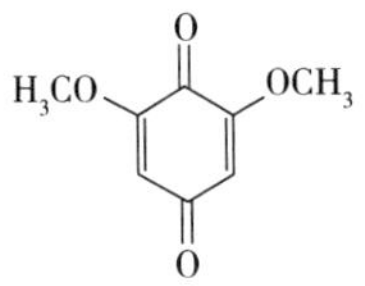

图 2-63 2，6-二甲氧基对苯醌

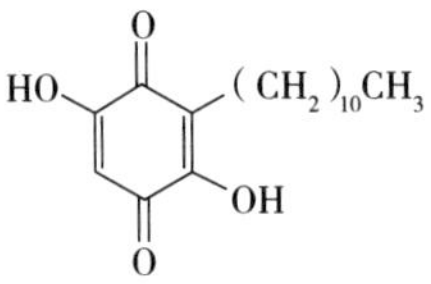

图 2-64 信筒子醌

2）萘醌类化合物

萘醌类化合物从结构上来看多为 1，4-二萘醌（图 2-65）的衍生物，多为橙色或橙红色结晶，具有较为显著的生物活性。如胡桃醌（图 2-66）是一种天然存在的萘醌类化合物，具有抗氧化和抗菌活性，常用于药物和染料的研究；紫草素和异紫草素是中药紫草和软紫草中提取的天然化合物，具有抗炎、抗氧化和抗肿瘤等生物活性，广泛用于传统药物和现代药理研究。

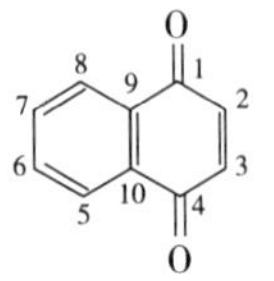

图 2-65 α-（1，4）萘醌

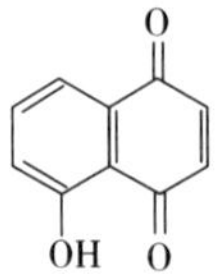

图 2-66 胡桃醌

3）菲醌类化合物

天然菲醌类化合物分为邻菲醌（图 2-67）和对菲醌（图 2-68）两种类型，主要分布在唇形科、兰科、豆科、番荔枝科、杉科等高等植物中，尤其是鼠尾草属、香茶菜属。如丹参中含有多种菲醌衍生物，落羽酮和落羽松二酮也具有菲醌样结构，二者可抑制肿瘤生长。

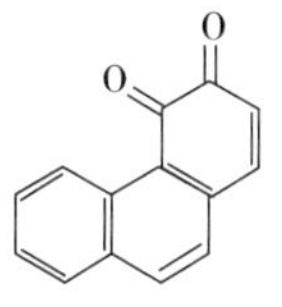

图 2-67　邻菲醌

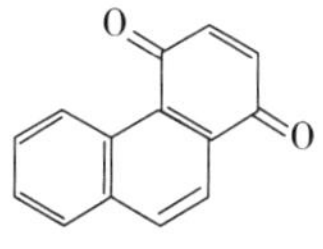

图 2-68　对菲醌

4）蒽醌类化合物

蒽醌类化合物包括蒽醌衍生物及其不同程度的还原产物，如氧化蒽酚、蒽酚、蒽酮、蒽酮二聚体等。

（1）蒽醌衍生物：根据—OH 在蒽醌母核中的位置不同，可将羟基蒽醌衍生物分为大黄素型和茜草素型两大类。大黄素型蒽醌衍生物以大黄素（Emodin）（图 2-69）为代表，通常具有较强的泻下、抗炎和抗菌活性，广泛存在于大黄、何首乌等中药材中；其羟基分布特点使其具备优异的生物活性和药理作用。茜草素型蒽醌衍生物以茜草素（Alizarin）（图 2-70）为代表，主要分布在茜草属植物中，具有良好的染色性能，同时表现出抗肿瘤、抗菌和抗氧化等多种药理活性。

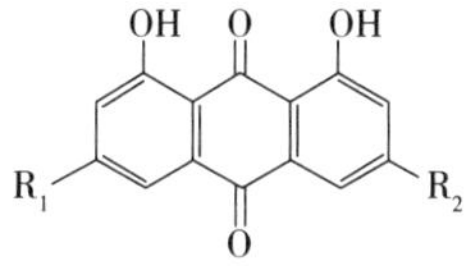

图 2-69　大黄素型

大黄酚　R_1=CH_3　R_2=H

大黄素　R_1=CH_3　R_2=OH

大黄酸　R_1=H　R_2=COOH

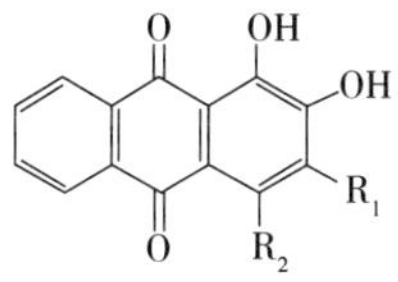

图 2-70　茜草素型

茜草素　R_1=H　R_2=H

羟基茜草素　R_1=H　R_2=OH

伪羟基茜草素　R_1=COOH　R_2=OH

（2）蒽酚衍生物：蒽醌在酸性溶液中被还原，则生成蒽酚及其互变异构体蒽酮。蒽酮及蒽酚类化合物不稳定,可慢慢被氧化成蒽醌类成分。蒽酚类衍生物的 meso-位羟基与糖结合成苷时,性质比较稳定,只有经过水解去糖以后才易被氧化。

(3)二蒽酮类衍生物:二蒽酮类化合物可以看成是两分子的蒽酮相互作用结合而成的化合物,如大黄和番泻叶中致泻的主要有效成分番泻苷 A、B、C、D 等均为二蒽酮类衍生物。番泻苷 A 是两分子的大黄酸蒽酮通过 C10—C10′,相互结合而成的二蒽酮类衍生物,其 C10—C10′,为反式连接。番泻苷 B 是番泻苷 A 的异构体,其 C10—C10′,为顺式连接,番泻苷 C 是一分子大黄酸蒽酮和一分子芦荟大黄酸蒽酮通过 C10—C10′,反式连接而成。番泻苷 D 是番泻苷 C 的异构体,其 C10—C10′,为顺式连接。

2. 理化性质

1)性状

醌类化合物因其共轭结构而呈现多种鲜艳的颜色,常见的有黄色、橙色、红色甚至紫色,这些颜色来源于其分子内的共轭双键和羰基的相互作用。它们在自然界中通常以游离态或糖苷结合的形式存在,广泛分布于植物、真菌和某些微生物中。此外,醌类化合物通常为结晶性固体,易溶于有机溶剂但在水中溶解性较差,具有一定的化学稳定性和反应活性,这使其在染料、药物及生物活性研究中具有重要作用。

2)升华性

游离的醌类化合物具有升华性,分子量较小的苯醌及萘醌类还具有挥发性,这是因为它们的分子结构较小,分子间的范德华力较弱,在加热时可以直接从固态转变为气态而不经过液态。相比之下,大多数高分子量或复杂结构的醌类化合物因分子内外的极性作用较强,挥发性和升华性均较低,这也使其在常温下更稳定,更适合用于染料和药物领域。

3)溶解性

醌类化合物的溶解性具有明显的特性,通常表现为难溶于水但易溶于有机溶剂。由于其分子结构中既含有芳香环这样的非极性部分,又含有羰基等极性基团,因此在极性较低或中等的有机溶剂(如乙醇、乙醚、氯仿、苯等)中溶解性较好。和糖结合成苷后极性增大,易溶于甲醇、乙醇,可溶于热水,但在冷水中极性较低,不溶或难溶于有机溶剂。

4)酸性

分子中含有酚羟基的醌类化合物一般显酸性,在碱性水溶液中成盐溶解,酸化时又析出沉淀。醌类化合物分子中酚羟基的数目及位置不同,其酸性强弱也不同。其酸性强弱顺序为:含羧基>含 2 个以上 β-酚羟基>含 1 个 β-酚羟基>含 2 个 α-酚羟基>含 1 个 α-酚羟基。故可在有机溶剂中分别用 5% $NaHCO_3$、5% Na_2CO_3、1% NaOH、5%

NaOH 水溶液梯度萃取，可分离酸性不同的蒽醌化合物。

5）显色反应

醌类化合物由于分子中含有酚羟基、羰基及共轭体系，可以和一些试剂发生显色反应。

（1）Feigl 反应：醌类化合物的一种经典显色反应，利用其分子中羰基的氧化还原特性，在碱性条件下，醌类化合物与 Feigl 试剂（亚硝酸钠和氨水的混合液）反应，会产生红色或紫色的显色现象。

（2）亚甲基蓝反应：醌类化合物与氧化剂反应时常见的显色反应，当醌类化合物与亚甲基蓝溶液共存时，通过电子转移作用，可以使亚甲基蓝的颜色发生变化，通常表现为显色加深或变浅。该反应常用于检测醌类化合物的氧化还原活性。

（3）碱性条件下的显色反应：在碱性条件下，醌类化合物因其分子内的羰基和芳香环共轭体系受到氢氧根离子（OH^-）的影响，会发生电子重新分布，引起显色变化。例如，大黄素在碱性条件下显深黄色，而茜草素则显现红色。这种反应可用于鉴别不同类型的醌类化合物。

（4）Kesting-Craven 反应：醌类化合物中的羰基可与活性次甲基试剂（如丙二腈或丙二酸二乙酯）反应，生成有色的加成产物。这种反应利用了醌类化合物的亲电特性，显色现象显著，广泛应用于醌类化合物的定性分析。

（5）与金属离子的反应：有 α-酚羟基或邻位二酚羟基结构的蒽醌类化合物，可与 Pb^{2+}、Mg^{2+}等金属离子形成络合物而显色。

3. 提取分离

1）游离醌类化合物的提取分离方法

（1）有机溶剂提取法：游离醌类化合物通常溶解性较低，但在乙醚、氯仿等有机溶剂中具有较好的溶解性。利用这一特性，可通过有机溶剂从植物或其他原料中直接提取醌类化合物，然后通过减压浓缩或蒸发除去溶剂以获得目标产物。

（2）碱提取酸沉淀法：醌类化合物中的酚羟基在碱性条件下会生成可溶性的盐，因此可以用稀碱液提取。随后，通过加入酸调节 pH 值，使醌类化合物以游离形式沉淀，经过过滤和洗涤后可进一步纯化。

（3）水蒸气蒸馏法：对于具有一定挥发性的醌类化合物，可利用水蒸气蒸馏法进行提取。原料在高温下被水蒸气携带，蒸馏出的气体冷凝后即可得到醌类化合物的混合物，适用于挥发性较高的萘醌和菲醌等。

（4）色谱法：色谱法是分离和纯化醌类化合物的常用技术，包括薄层色谱、柱层析和高效液相色谱。利用醌类化合物的极性差异，通过适当的固定相和流动相，可以实现复杂混合物中醌类化合物的高效分离与纯化。

2)醌苷类化合物的提取分离方法

醌苷类化合物的提取分离通常结合其水溶性和易水解的特点,采用酸解结合有机溶剂提取的方法。首先,通过水或稀酸将原料中的醌苷类化合物水解为游离醌和糖,随后用乙醇、乙醚等有机溶剂提取分离游离醌类部分。对于未水解的醌苷,也可以利用其极性较强的特点,采用正相或反相柱层析进行分离。高效液相色谱常用于醌苷类化合物的进一步纯化和定量分析,结合检测器能够高效鉴定其结构和含量。

4. 醌类化合物的生物活性

1)泻下作用

醌类化合物的泻下作用主要来源于其对肠道蠕动和水分吸收的调节功能。醌类化合物(如大黄素和番泻苷)能够刺激肠壁中的平滑肌,加速肠道蠕动,缩短食物残渣在肠道内的停留时间。同时,它们通过抑制肠黏膜对水分和电解质的重吸收,增加肠腔内容物的水分含量,从而软化粪便并促进排便。这种泻下作用多表现为温和持久,广泛用于便秘的治疗,但长期使用可能导致电解质紊乱,因此需合理控制用量和频率。

2)抗炎和抗氧化作用

醌类化合物具有显著的抗炎和抗氧化作用,这主要源于其抑制炎症介质产生和清除自由基的能力。在抗炎方面,醌类化合物(如大黄素、茜草素)通过抑制环氧化酶(COX)和一氧化氮合酶(iNOS)的活性,减少前列腺素和一氧化氮等炎症介质的生成,同时调节 NF-κB 等炎症通路,抑制炎症细胞因子的释放。在抗氧化方面,它们能够通过清除 ROS、增强内源性抗氧化酶活性(如超氧化物歧化酶, SOD),从而减轻氧化应激对细胞的损伤。这些作用使醌类化合物在炎症性疾病和氧化应激相关疾病的防治中具有重要价值。

3)抗肿瘤作用

醌类化合物的抗肿瘤作用主要通过诱导肿瘤细胞凋亡、抑制细胞增殖和调控氧化应激来实现。这类化合物(如大黄素、斑蝥素)能够激活线粒体途径和死亡受体途径,从而促进肿瘤细胞凋亡。此外,醌类化合物通过阻断细胞周期关键蛋白(如 Cyclin D1)的表达,抑制肿瘤细胞的增殖,进一步增强其杀伤作用。其多靶点的抗肿瘤机制使其成为潜在的抗癌药物开发候选物。

二、香豆素和木脂素

1. 香豆素的种类、性质和提取分离

1)香豆素类化合物的种类和结构

香豆素类化合物是一类广泛存在于植物中的天然产物,按其结构特征和取代基的位置可分为简单香豆素类化合物、呋喃香豆素类化合物、吡喃香豆素类化合物等类型。

（1）简单香豆素类化合物是香豆素类化合物中最基础的一类，这类化合物只在苯环上有取代基，取代基包括羟基、甲氧基、亚甲二氧基和异戊烯基等。

（2）呋喃香豆素类化合物在香豆素母核上连接了一个呋喃环，通常存在于伞形科和豆科植物中，以补骨脂内酯（图 2-71）和异补骨脂内酯（图 2-72）为代表。呋喃香豆素因其光敏性和抗癌作用而受到关注，常用于治疗皮肤疾病以及开发抗肿瘤药物。

（3）吡喃香豆素类是由香豆素苯环上异戊烯基常与其邻位酚羟基环合形成 2，2-二甲基-α-吡喃环结构的香豆素类化合物，这类化合物广泛存在于芸香科和伞形科植物中，具有抗菌、抗炎、抗氧化等多种生物活性，同时在治疗心血管疾病和中枢神经系统疾病中也有一定应用价值。

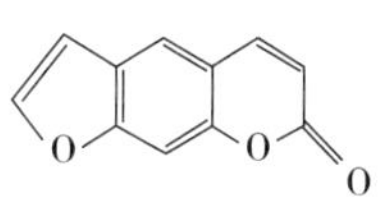

图 2-71　补骨脂内酯

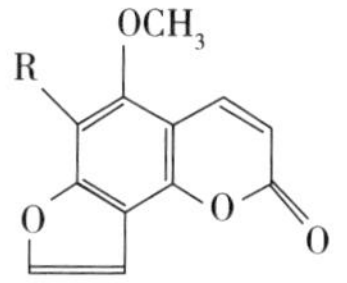

图 2-72　异补骨脂内酯

2）香豆素类化合物的理化性质

（1）物理性质：香豆素类化合物通常为结晶性固体，具有芳香气味，多呈白色或微黄色。其熔点较高，化学性质稳定，不易分解。香豆素类化合物一般难溶于水，但易溶于乙醇、乙醚、氯仿等有机溶剂，这与其分子结构中的芳香环和羰基的极性特性有关。此外，这类化合物因分子中含有共轭体系，具有良好的紫外吸收性能，在紫外光照射下常表现出荧光特性。这些物理性质使香豆素类化合物在化妆品、食品添加剂以及医药等领域中得到了广泛的应用。

（2）化学性质：香豆素的内酯性质使其在碱性条件卜易发生水解反应，生成邻羟基肉桂酸盐。这种反应是由于香豆素的内酯环容易被碱攻击，打开形成羧酸和酚羟基。碱水解反应是香豆素类化合物在结构修饰和合成中的重要特性，也用于香豆素的定量和结构分析。香豆素在酸性条件下相对稳定，但某些强酸可以导致其发生分子间脱水或加成反应，例如生成新的环状衍生物。此外，在一定条件下，强酸可能引起香豆素母核的断裂，生成简单的酚类或芳香酸类化合物。香豆素类化合物因其芳香环和内酯环结构，能够与特定试剂发生显色反应。例如，在碱性条件下与氨水或某些金属离子（如三氯化铁）反应，可能呈现黄色或绿色等特定颜色。这些显色反应常用于香豆素类化合物的快速定性和含量检测。

3）香豆素的提取分离

香豆素的提取，一般先用甲醇或乙醇从植物中提取，浓缩回收溶剂后得浸膏，然后用石油醚、乙醚、丙酮、甲醇等极性递增的溶剂依次萃取浸膏，分成极性不同的部位，有时在溶剂提取物中就可获得结晶或混合结晶。多数需要进一步分离。常用的方法有碱提取酸沉淀法、真空升华或蒸馏法、色谱法等。

2. 木脂素的种类、性质和鉴定

1)木脂素类化合物的种类和结构

木脂素类化合物可分为木脂素和新木脂素两大类。木脂素是指由 C_6—C_3 单元侧链中 β 碳连接生成的木脂素体，而新木脂素是指非 β—β 碳连接的木脂素体。组成木脂素的单体主要包括：桂皮酸、桂皮醇、丙烯苯、烯丙苯。已知木脂素按其基本碳架及缩合情况，可分为以下几种类型。

(1)简单木脂素：基本母核是由两分子 C_6—C_3 单体通过侧链 β—C 原子聚合而成。如愈创木树脂(图 2-73)及珠子草中的叶下株脂素(图 2-74)。

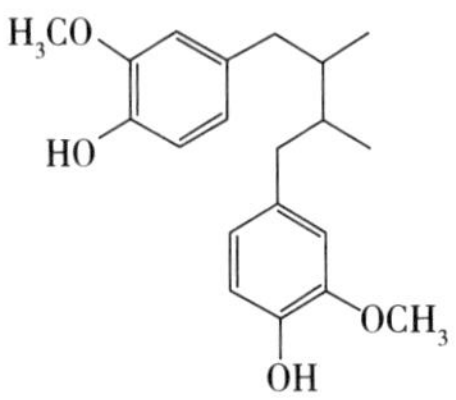

图 2-73 愈创木树脂

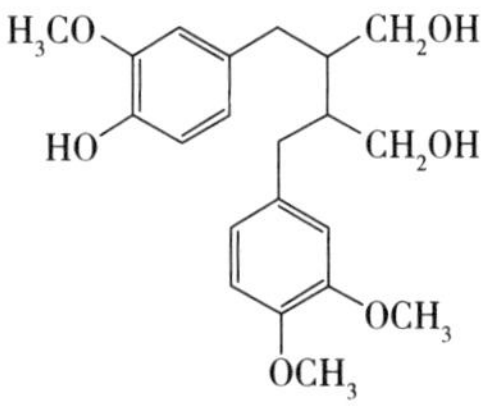

图 2-74 叶下株脂素

(2)单环木脂素：基本结构是两分子 C_6—C_3 单体除侧链 β—C 聚合外，尚存在一个四氢呋喃环。它们通常具有抗氧化、抗炎和抗癌等生物活性，广泛存在于种子、果实、蔬菜和谷物中，尤其是在亚麻种子和芝麻中含量较高。

(3)木脂内酯：基本结构特点是两分子 C_6—C_3 聚合体的侧链部分有饱和五元内酯环。如牛蒡子的主要成分牛蒡子苷元(图 2-75)。

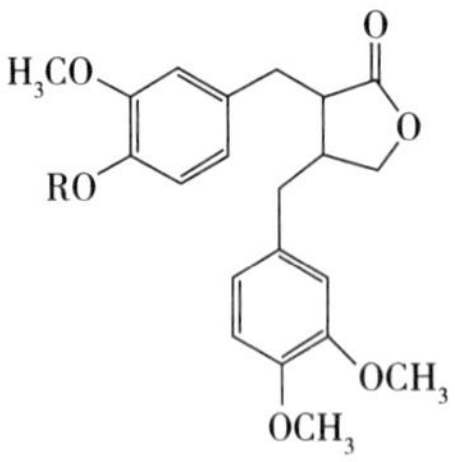

图 2-75 牛蒡子

牛蒡子苷元 R=H；

牛蒡子苷 R=Glc

(4)环木脂素：是简单的木脂素 7-C 和另一分子 C_6—C_3 单体的苯环聚合，有苯代四氢萘、苯代二氢萘和苯代萘三种类型。

(5)环木脂内酯：是木脂素结构中并合有内酯环，按其内酯环合方向可分为上向和下向两种类型，上向的称为 4-苯环萘酞型（图 2-76），下向的称为 1-苯环萘酞型（图 2-77）。

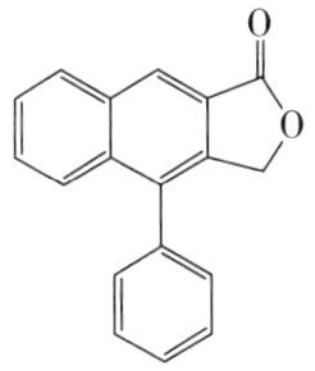

图 2-76　4-苯环萘酞型

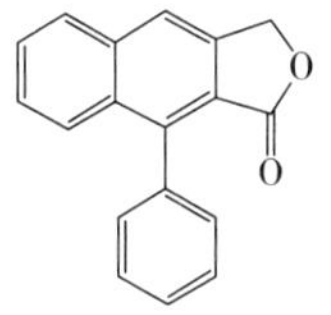

图 2-77　1-苯环萘酞型

（6）双环氧木脂素：两分子 C_6—C_3 单体侧链 β—C 聚合，并在聚合键上形成两个四氢呋喃环。

（7）连苯环辛烯型木脂素：其基本结构特征既具有联苯的结构，又具有环辛烯八元环。

（8）新木脂素：其基本结构特征表现为分子中不存在 β—β 键，而是以别的键和方式偶合而成。一般来说，新木脂素包含各种氧化态的芳基苯并呋喃、双环[3，2，1]辛环、苯并二氧六环以及其他双苯基衍生物等。

2）木脂素的理化性质

木脂素是一类天然的有机化合物，通常呈现结晶或粉末状，色泽从白色至淡黄色不等。它们的物理性状取决于具体的木脂素种类，部分木脂素可能呈现较强的芳香气味。木脂素通常不溶于水，但能在有机溶剂如乙醇、醚、氯仿等中溶解，这使得它们在提取和分离过程中可以通过选择合适的溶剂进行。木脂素一般呈现一定的稳定性，且不易在常温下分解。

在光学活性方面，木脂素具有旋光性，因为它们通常含有不对称碳原子，导致其分子能够偏振光。具体的旋光方向与木脂素的分子结构和立体化学配置密切相关。不同来源的木脂素可能在光学活性上有所差异，因此其结构鉴定可以通过旋光仪等技术来完成。此外，木脂素还具有抗氧化活性，可以吸收紫外线，具有一定的抗紫外线作用，这一性质使其在药理研究中具有潜力。

有一些非特征性试剂可用于薄层色谱显色，例如 5%或 10%磷钼酸乙醇溶液、10%硫酸乙醇溶液、茴香醛硫酸试剂等，喷洒后 100~120 ℃加热数分钟，各类木脂素可表现出不同的颜色。含有亚甲二氧基的木脂素加浓硫酸后，再加没食子酸，可产生蓝绿色，即为 Labat 反应。

3）木脂素的提取分离

木脂素的提取通常采用溶剂提取法，这是最常见的分离方法之一。首先，将含有木脂素的植物材料如亚麻种子、芝麻、葡萄籽等粉碎后，用极性或非极性的有机溶剂（如乙醇、甲醇、氯仿或二氯甲烷)进行浸泡提取。溶剂中的木脂素溶解后,通过过滤、蒸发去除溶剂,得到粗提取物。这个粗提取物通常还需要进一步纯化,以获得高纯度的木脂素。

在进一步分离和纯化木脂素时,常采用柱层析法(如硅胶柱层析或反相层析)和液相色谱法。柱层析通过不同的分子在固相和流动相中间的分配差异,能够将木脂素与其他杂质分开,分离效果良好,且操作简单。液相色谱则是通过流动相的选择和分离柱的特性,进一步提高木脂素的纯度,特别适合高效分离复杂混合物中的木脂素。

近年来,超临界流体萃取(SFE)作为一种新型的绿色提取方法,已被应用于木脂素的提取中。超临界 CO_2 作为溶剂,不仅能提取效率高,而且避免了使用有机溶剂的环境污染问题。这种方法特别适合于木脂素的快速提取和高效分离,且能够较好地保持木脂素的生物活性成分,逐渐成为研究和工业应用中的新趋势。

三、碳环芳香族酸酚性化合物

1. 结构类型

碳环芳香族酸酚性化合物主要分为以下几类:

(1)苯及苯酚类衍生物,如苯环芳香族的醇、醛、酮、酸、醚、酯类化合物,其中有些以苷的形式存在;

(2)苯环二元酚类,如邻苯二酚、间苯二酚及对苯二酚;

(3)间苯三酚类,如仙鹤草中的鹤草酚;

(4)连苯三酚类,如各种单宁类化合物;

(5)萘环衍生物,如柿酚、棉酚等;

(6)二苯烯类及其衍生物,如土大黄苷;

(7)地衣酚类,如扁枝衣酸;

(8)大麻酚类,如四氢大麻酚;

(9)蒽菲类衍生物,如马兜铃酸;七元环类,如柔毛青霉酸;

(10)其他复杂类型,如白芥子苷等。

除了以上几类外,木脂体、萘醌、蒽醌等也属于碳环芳香族酸酚性化合物。

2. 生物活性

碳环芳香族酸酚性化合物是一类广泛存在于植物中的天然产物,具有多种生物活性。简单的酚性化合物如酚酸类(例如没食子酸、咖啡酸等)在植物中通常作为抗氧化剂存在,能够通过清除自由基、抑制脂质过氧化反应、保护细胞免受氧化损伤等机制发挥抗衰老和抗炎作用。由于其结构中的酚羟基,简单酚类化合物具有较强的抗氧化性,已被广泛应用于食品、化妆品和药物中,以防止氧化相关的疾病,如心血管疾病和癌症。

单宁类酚性化合物（如鞣酸和没食子单宁）则是一类多酚化合物，具有较强的抗菌、抗病毒、抗肿瘤等生物活性。它们通过与金属离子或蛋白质结合，形成络合物来抑制病原体的生长和繁殖，广泛应用于草药治疗和传统医学中。单宁类物质能够通过抑制酶的活性，减缓某些癌症细胞的增殖，同时也能够调节免疫系统，增强身体的自然抗病能力。

大麻酚类化合物，如大麻二酚（CBD）和大麻素（THC），是从大麻植物中提取的酚性化合物，因其独特的生物活性而受到广泛关注。大麻酚类化合物通过与体内的内源性大麻素受体（如CB1和CB2受体）结合，调节神经系统、免疫系统和炎症反应。大麻二酚（CBD）被研究证明具有抗焦虑、抗抑郁、抗炎和镇痛等多重疗效，并且具有抗癌潜力。大麻素（THC）则以其镇痛、抗恶心、增加食欲等作用被广泛用于医学治疗，尤其是在癌症化疗中的辅助治疗中。

多聚间苯三酚化合物（如花青素、白藜芦醇等）作为一类复杂的酚类化合物，具有抗氧化、抗炎、抗癌等多种生物活性。它们在植物中的主要作用是保护植物免受紫外线和病原的侵害。多聚酚类化合物能够通过多种机制干预癌细胞的生长和转移，如通过抑制癌细胞的增殖、诱导凋亡以及增强化疗药物的敏感性。此外，这些化合物还被发现能够调节血糖、改善心血管健康，并有助于降低代谢性疾病的风险，逐渐成为现代药物研发中的重要资源。

【思政故事】

邓铁涛：抗击非典的百岁国医

一、非典来袭（2003年2月—2003年3月）

2003年2月11日，广州街头口罩抢购潮中，87岁的邓铁涛从弟子处得知噩耗：某西医院呼吸科一日内倒下9名医护人员。他颤巍巍地展开宣纸，用朱砂写下《上中央书》："中医药学是中华文明的基因载体，恳请让岐黄之术上火线！"这份上书承载着世纪夙愿——1956年乙型脑炎流行时，40岁的邓铁涛就曾以白虎汤加减救治137例重症，使死亡率从30%降至4.7%。此刻，他在请战书中夹寄1956年治愈患儿的合影："四十七载白袍未染尘，今愿再披甲。"

3月2日，国务院召开紧急会议。面对"中医缺乏病毒学依据"的质疑，邓铁涛举起CT片："请看这两例患者舌象，苔如积粉者病入膜原，当用达原饮！"他当场演示中医证候数码化系统，将舌脉特征转化为可视化数据链。这场会议促成中医首次进入国家传染病防治方案。

二、零的突破(2003 年 4 月—2003 年 6 月)

在广州中医药大学附属医院隔离病区，邓铁涛团队面临双重困境：西医同行质疑“中医慢郎中”，患者恐惧苦药难敌病毒。

他创新“舌诊三辨”法如下。

(1)辨苔：白腻者用藿朴夏苓汤透邪。

(2)辨色：绛舌者以清瘟败毒饮凉血。

(3)辨津：燥裂者投增液承气汤存阴。

护士长钟燕红清楚记得：“邓老为让患者接受中药，亲自试尝汤剂调整口感，将传统苦药改成甘淡的五行汤，还配上广式陈皮梅。”

在 73 例确诊患者中，团队采用“中医主导，西医支持”模式：用麻杏石甘汤替代糖皮质激素，以参麦针替代呼吸兴奋剂。至 6 月 20 日，实现“零转院、零死亡、零感染”。世界卫生组织专家 James Maguire 考察后承认：“这里的治疗模式改写了传染病教科书。”

三、非典方舟的建造者(1950—2002 年)

“非典奇迹绝非偶然，是五十年厚积薄发。”邓铁涛的书房里，1956 年手绘的《温病传变图谱》与 2003 年 SARS 病毒模型静静对话。1978 年，他提出“寒温统一论”，将伤寒学派六经辨证与温病学派卫气营血理论整合。在《中医诊断学》教材编审会上，他力排众议加入“舌诊电子化”章节：“要让脉象在示波器上跳舞，舌苔在色谱仪里唱歌。”20 世纪 90 年代，他率队完成 3 800 例岭南湿热证候研究，发现广藿香挥发油可调节肠道菌群。这项成果被制成“邓氏防疫香囊”，2003 年成为医护人员标配。美国国立卫生研究院(NIH)报告显示：佩戴香囊的医护感染率降低 67%。

四、百万遗产的文明密码(2009—2019 年)

2009 年教师节，93 岁的邓铁涛将积蓄 200 万元捐赠设立“邓铁涛奖学金”。在首届颁奖礼上，他展示特殊教材——1947 年手抄的《温病条辨》，书页间夹着晒干的五指柑、鸡蛋花。2018 年冬，102 岁的邓铁涛在广东省中医院开诊。患者发现他白大褂内别有玄机：腰间绑着中药热敷袋保持手温，诊案下放着吸氧机。他笑称：“我是三件套问诊——金手杖探路，老花镜识病，氧气瓶续命。”

2019 年 1 月 10 日，邓铁涛在病床上审定《中医抗疫学》书稿。当念到“非典属春温伏湿证”时，他突然睁眼：“要加注……注意湿毒化燥伤阴……”这成为最后的学术修订。弥留之际，他手指向书柜顶层，弟子取下《黄帝内经》时，发现扉页夹着 2003 年请战书草稿，背面写满“人民”二字。

邓铁涛用“零死亡”奇迹证明：中医不仅是文化遗产，更是活态文明体系。其构建的“五运六气-证候-方药”防疫模式，被纳入国家《中医药发展战略规划纲要》，成为构建人类卫生健康共同体的中国方案。从乙型脑炎到非典再到新冠，邓门三代弟子始终冲锋在前。2020年武汉抗疫中，“邓氏清毒饮”改良方使轻症转重率下降65%，印证了“中医之根在疗效”的临终遗言。如今，“邓铁涛奖学金”已培养273名中医传人，其中37人参与国际抗疫。在伦敦唐人街义诊的博士生李薇说：“每当我们用舌诊仪分析新冠患者舌象时，仪器提示音仿佛是先生的谆谆教诲。”

颜德馨：抗击瘟疫的薪火传人

一、伤寒论里的少年觉醒（1937—1944年）

1937年淞沪会战炮火中，17岁的颜德馨在无锡诵芬堂药铺目睹震撼一幕：日军细菌战引发的霍乱患者挤满后院，师父用生石膏配西瓜翠衣熬制“天生白虎汤”，将死亡率从62%降至18%。师父将《温病条辨》浸入药汁：“吴鞠通写此书时，京都瘟疫死者日以千计。书生执笔如执刀，字字皆是活人性命！”这句话刻进少年心底。1943年常州霍乱流行，21岁的颜德馨在《吴医汇讲》残页写下首篇医案：“七月廿三，治车夫王姓，吐泻肢冷，用蚕矢汤加减，三更汗出而解。”

二、非典前线的舌象战争（2003年3月—2003年6月）

2003年3月27日，83岁的颜德馨接到紧急通知时，上海SARS确诊患者舌象照片正通过传真机嘶嘶吐出——这些影像将颠覆现代医学认知。4月1日晨，他穿上双层防护服进入市传染病医院A3病区。护目镜在湿热中起雾，他竟摘下防护面罩贴近患者面部观察舌苔。“先生不可！”护士惊呼中，这位老人从容说道：“舌苔如地质层，须直面端详。”当日记录显示：17例患者中13人舌苔黄如熟杏，4人苔黑如煤，颠覆了“伤寒白苔”传统认知。4月8日夜，黄浦江游轮会议室火药味弥漫。西医专家质疑：“CT显示肺部炎症，中医还在看舌头？”颜德馨铺开36张舌象照片：“诸君请看，黄苔从舌尖向舌根蔓延的速度，与血氧饱和度下降曲线完全同步！”他当场演示“舌苔色谱分析系统”，将舌象特征量化为7级预警指标。这场会议促成中医首次进入上海SARS诊疗核心方案。

三、透邪解毒法的诞生（2003年4月—2003年5月）

4月19日，重症患者周某出现“白肺”，西医建议气管插管。颜德馨力排众议采用“三透疗法”如下。

（1）透表：蝉蜕、薄荷引邪出卫分。

（2）透气：生石膏、麻黄开闭宣肺。

（3）透络：地龙、全蝎搜剔膜原。

他在清代杨栗山《伤寒瘟疫条辨》“升降散”基础上，加入虎杖、赤芍等现代药理证实具有抗病毒作用的药物。5月6日，患者咳出大量黄稠痰液，胸片显示炎症吸收。这个案例被拍成教学片《白肺重生》，成为世卫组织考察中国抗疫的重要资料。截至6月

24 日，上海中医药介入率达 58.7%，患者平均退热时间缩短 2.1 d，重症转化率降低 37%。美国《新英格兰医学杂志》评论："这种基于舌象动态变化的阶梯疗法，重新定义了传统医学在急性传染病中的角色。"

四、岐黄薪火永续（2004—2017 年）

2004 年春，颜德馨将祖宅"颐德堂"变卖，连同毕生积蓄 386 万元捐设中医药人才奖励基金。在首届颁奖礼上，他展示特殊教具——装在琉璃罩中的 SARS 防护服残片："这上面的汗渍，是我们挺进疫区的战旗。"

2015 年秋，95 岁的颜德馨在华东医院开诊。患者发现他袖中藏有玄机：左手腕系着血压计袖带实时监测，右手把脉三指始终温热——原来他在肘窝贴有暖宝宝保持指温。"病家以命相托，我手不可寒。"这句话被制成铜牌，悬挂于沪上多家医院诊室。

2017 年 4 月 17 日，颜德馨弥留之际反复念叨"《温热论》第十七条……"。长子颜乾麟贴近聆听，发现父亲在背诵："再舌绛而光亮，胃阴亡也……"声音渐微时，突然紧握儿子手腕："薪火……不可断……"监护仪上的心跳曲线，最终定格为燃烧的火焰形态。

颜德馨用"舌象-证候-治法"三级响应模式，证明温病学说不仅能治瘟疫，更能预见瘟疫。其构建的"卫气营血辨证预警体系"，被纳入国家传染病防治指南，实现叶天士学术思想的三百年跨越。从淞沪霍乱到非典疫情，他始终践行"大疫即大考"的医者哲学。在华山医院抗疫纪念碑上，镌刻着他的抗疫宣言："温病家的听诊器是眼睛，武器是思想，战场在生死间。""颜德馨基金"至今培养 327 名青年中医，其中 89 人参与新冠抗疫。获奖者张炜将透邪解毒法用于新冠肺炎治疗，使患者核酸转阴时间缩短 5.2 d。这印证了遗嘱的深意——火种不会熄灭，只会在新的瘟疫中燃得更旺。

第三章　天然产物活性分子药物靶标发现方法

第一节　药物靶标及其分类

药物通过与靶标蛋白共价或非共价结合，改变蛋白质构象，进而发挥功能。药物可能会抑制或激活靶标活性。药物靶标（Drug targets）指的是那些在体内具有药理作用并且能够与药物相互作用的生物大分子。市场上大多数药物的作用靶点主要集中在四种大分子类型：酶（Enzyme）、G 蛋白偶联受体（G-Protein-Coupled Receptor，GPCR）、离子通道（Ion channel）以及转运蛋白（Transporter）。除了这些，其他药物靶点，如核受体（Nuclear receptor）以及生物大分子间的相互作用（例如蛋白-蛋白、蛋白-核酸）也逐渐受到关注。药物靶点的生化特性和功能对于药物的成功研发具有决定性意义，这些大分子不仅作为药物研发的目标，还经常被用作体外筛选的工具，以发现潜在的治疗药物。目前，制药行业在研靶点仅占所有潜在靶点的一小部分，更多未知的药物靶点等待开发和探索。

一、酶

酶是一类天然存在的蛋白质催化剂，它们在生命过程中发挥着至关重要的作用，协助完成必要的化学反应。自 1877 年酶的概念被提出以来，人们逐步发现其本质是蛋白质。从那时起，在众多生理过程中，成千上万种酶被确认为关键的调节因子，涉及信号转导、肌肉收缩、细胞大小调节、病毒感染、荧光发光等多个方面。迄今为止，科学家们根据酶的功能将它们分为六大类：氧化还原酶、转移酶、水解酶、裂解酶、异构酶和连接酶。鉴于酶的多功能性和其在生物过程中的核心作用，它们经常成为药物研发过程中的关键靶点。

从结构上看，酶是由一系列氨基酸构成的，这些氨基酸通过静电作用、疏水作用等相互作用力进行折叠和螺旋，形成了酶特有的三维结构。酶发挥其活性所需的氨基酸数量具有显著的差异性。例如，4-草酰巴豆酸互变异构酶（4-oxalocrotonate tautomerase）是已知最小的酶之一，仅由 62 个氨基酸构成；相对地，脂肪酸合酶（Fatty acid synthase）则是已知最大的酶之一，其结构由超过 2 500 个氨基酸组成。

尽管酶的体积可能庞大，但在自然条件下，它们表现出高度的特异性。通常，酶所催化的底物范围非常狭窄，它们仅催化单一类型的反应。而且，酶的活性位点仅占整个酶的一小部分。酶的其他部分作为必要的骨架结构，为活性位点提供支持。活性位点可以被视作由位点附近的氨基酸残基形成的裂缝或空腔。构成活性位点"墙壁"的氨基酸决定了酶的特异性，而这些"墙壁"所需的相互作用力与形成蛋白质整体形状的相互作用力是相同的。活性位点的"墙壁"提供了空间上的限制，从而决定了能够与之生理上契合的底物。多样的氨基酸侧链可以与底物进行积极的相互作用。例如，芳香侧链（如苯丙氨酸）可以形成 π-堆积作用和 π-阳离子相互作用，同时疏水相互作用可以在非极性氨基酸侧链和底物分子的非极性区域之间发生。活性位点的氨基酸侧链（如精氨酸、天冬氨酸等）或蛋白骨架的酰胺基团也可以与底物形成氢键。如果化合物不能满足与活性位点结合的严格条件，它们就无法成为酶的底物。

天然小分子可作为抑制剂与特定酶结合，有效抑制其活性，进而缓解或治疗相关疾病。依据酶抑制剂的作用机制，它们通常被划分为几类：竞争性抑制剂（Competitive inhibitor）、不可逆抑制剂（Irreversible inhibitor）和变构抑制剂（Allosteric inhibitor）。竞争性抑制剂的化合物能够占据酶的活性位点或其一部分，阻止底物进入，这种抑制作用是可逆的，因为抑制剂与酶之间未形成共价键。抑制剂与蛋白活性位点的相互作用力与蛋白在自然状态下的作用力相同。在这种情况下，一系列积极的相互作用使得药物能够可逆地占据酶的活性位点，从而阻断正常底物与酶的结合。

变构抑制剂会与酶的活性位点以外的区域结合，从而发挥作用。尽管酶的活性位点并未被占据，但变构抑制剂的存在阻止了底物的进入。当变构抑制剂与变构结合位点（这是一个与酶活性位点不同的结合区域）结合时，它会诱导酶的整体构型发生改变，导致结合位点无法与正常的底物进行相互作用。与竞争性抑制剂和变构抑制剂不同的是，不可逆抑制剂通过与目标酶的活性位点形成共价键，阻断底物的进入路径从而导致酶失活。不可逆抑制剂对酶的抑制作用最强烈也最彻底，因此制药公司更倾向于开发竞争性和变构抑制剂，而不是不可逆抑制剂。

二、G 蛋白偶联受体

细胞间的跨膜通信对于细胞功能及机体功能的协调至关重要。人体细胞必须与邻近细胞进行通信，以了解其所处的环境，并且在许多情况下，也会向身体远端的细胞传递信息。细胞信号转导通常需要迅速反应。尽管酶在促进化学转化方面表现出色，但它们并不适合细胞信号转导的任务。

G 蛋白偶联受体（GPCR）在信号转导中扮演着关键角色。这一类膜结合蛋白家族为细胞提供维持正常功能所需的信息，是通信网络的核心部分。GPCR 作为人体膜结合蛋白中最大的一类，在维持正常生理活动中发挥着至关重要的作用。因此，GPCR 蛋白家族无疑将继续作为新药研究的重要靶点而被广泛研究。

在结构上，所有 GPCR 都具有许多共同特征。首先，它们都是膜结合蛋白，与 G 蛋白的相互作用受到配体存在与否的控制。GPCR 的跨膜部分由七个跨膜区段（TM-1 至 TM-7）组成，其二级结构主要是 α 螺旋。这些区段通过三个胞内环和三个胞外环相互连接。尽管不同 GPCR 的跨膜区域存在差异，但整个 GPCR 家族仍显示出高度的同源性。

信号转导需要具备产生信号的结构和传递信息的载体。GPCR 是接收胞外信号的受体，但在没有可传递信号的信号分子存在的情况下，它们几乎无法发挥作用。将信号从 GPCR 传递到细胞其他部位的信号分子通常被称为“第二信使”（Second messenger），并且可以通过激活下游效应器显著放大信号。第二信使系统主要包括两类：一类是环腺苷酸系统（cyclic Adenosine MonoPhosphate，cAMP），以 cAMP（3’，5’-cAMP）作为第二信使；另一类是磷脂酰肌醇信使系统，利用肌醇-1，4，5-三磷酸（Inositol-1，4，5-triphosphate，IP_3）和二酰基甘油（Diacylglycerol，DAG）介导细胞信号转导。

GPCR 是一个复杂的系统，它们并非孤立存在，跨细胞膜的信息交流通常也不是简单的线性事件。通常，细胞表达多种 GPCR 以对环境变化作出不同形式的响应，这些 GPCR 之间存在重叠效应，可以影响彼此的活性。总体而言，GPCR 在细胞内汇总形成信息流的综合体。GPCR 的活化或失活所产生的生物学响应取决于其在细胞上的位置以及受 GPCR 活性影响的下游蛋白。

尽管 GPCR 系统非常复杂，但大多数与 GPCR 相互作用的药物可以分为三类：激动剂（Agonist）、拮抗剂（Antagonist）和反向激动剂（Inverse agonist）。简而言之，激动剂模拟给定 GPCR 的天然配体并诱导产生相同的细胞响应。通常，根据激动剂对 GPCR 的结合亲和力和相对于天然配体的效力来评估激动剂的活性。由内源性配体引起的饱和水平的细胞响应被认为是 100%效力，能产生该水平响应的潜在候选药物被认为是完全激动剂（Full agonist），而产生低于内源性配体响应的化合物则被称为部分激动剂（Partial agonist）。在某些情况下，部分激动剂可以有效地与天然配体竞争，降低 GPCR 对信号诱导的响应。

此外，拮抗剂也可以与 GPCR 结合，但不引起细胞响应。在没有激动剂或内源性配体的情况下，拮抗剂对细胞活性没有影响。然而，拮抗剂的存在可以阻止 GPCR 介导的细胞响应，因为拮抗剂的结合阻止了天然配体或激动剂与 GPCR 的结合，从而阻止了信号转导所必需的构象变化。拮抗剂可以是直接阻断天然配体结合位点的模拟物,也可以是引起构象变化的变构位点结合剂,通过阻断GPCR-配体复合物的形成来阻断信号级联反应。

反向激动剂也可以阻断内源性配体或激动剂的活性,从而表现为拮抗剂,但在某些情况下,它们能够产生与内源性配体介导的相反药理学效应。然而,这种逆转作用仅在GPCR具有自发活性时才可能发生,即在没有内源性配体的情况下,GPCR仍然具有固有的或基础水平的信号转导活性。基础信号转导是GPCR在没有配体的情况下自发转变为活性构象的结果。虽然GPCR通常被认为不是“开”就是“关”的开关,但事实并非如此,GPCR实际上是存在于构象平衡混合物中的。当不存在激活性配体时,不支持信号转导的构象占优势,但并非所有GPCR都以非活性构象存在。无论是否存在天然配体,至少有一小部分GPCR以激活的构象存在,显示出基础水平的信号转导活性。天然配体可以大大提高这种平衡,增加活性构象,使信号转导超出其基础水平。此外,反向激动剂与内源性配体结合相同的位点,但稳定了讨论中的GPCR的非活性构象,这抑制了GPCR的基础活性,即使在没有内源性配体的情况下也能阻断通常存在的基础信号。

三、离子通道蛋白

尽管生物体通常被视为通过化学反应来运行的复杂机器,但它们也包含许多关键功能,这些功能无须化学途径即可实现。在许多情况下,这些关键功能的实现依赖于电脉冲或电压梯度的产生。作为一类跨膜蛋白组件的离子通道(Ion channel),在调节离子跨膜流动的过程中扮演着至关重要的角色。神经冲动传导、肌肉的收缩以及心血管功能——特别是心率和心律——都依赖于离子通道网络以协调的方式开启和关闭,以产生精确平衡的离子流。免疫应答中的T细胞活化、激素的分泌(例如胰岛素)、细胞的增殖(如淋巴细胞、癌细胞),甚至细胞体积的调节,都受到各种离子通道的影响。这些离子通道蛋白通过抵消Na^+偶联转运体(例如葡萄糖转运体、氨基酸转运体)和Ca^+信号的影响,在防止细胞去极化方面发挥着关键作用。目前,已经发现许多调节离子通道活性的重要药物和致命毒素,它们能够阻断离子通道。不正常的离子通道功能与多种疾病相关联,例如囊性纤维化、癫痫等。

迄今为止,科学家们已经识别出超过300种离子通道。尽管这些通道各自独特的结构决定了它们只能执行特定的生理功能,但它们之间也存在一些共同的特征。与G蛋白偶联受体(GPCR)类似,离子通道由一系列跨膜结构域组成,这些结构域通过细胞外环和细胞内环相连,形成完整的膜蛋白。大多数离子通道由多个蛋白单元构成,只有当这些兼容的蛋白单元聚集在一起时,才能形成具有活性的通道。尽管亚基结构的一致性不是必需的，但其变化可能会导致功能上的微妙差异。在许多情况下，通道的孔隙一次只能允许一个离子通过，并且不同离子类型具有特异性。这种离子类型的特异性是由通道蛋白的结构决定的。例如，许多钠通道无法促进钾离子的跨膜运动，反之亦然，即使钠离子比钾离子小，也存在不适用于钠离子的钾通道。目前，已经确定了支持钠离子、钙离子、钾离子、氯离子和氢离子通过的离子通道。

离子通道的另一个关键特性是其激活机制，通常被称为“门控机制”（Gating mechanism）。在没有外部刺激的情况下，离子通道通常保持关闭状态。外部刺激会引起蛋白构象的改变，导致离子通道的“门”打开，允许离子通过生物膜。当刺激被移除后，通道会恢复关闭状态，阻止离子的通过。通道的门控特性取决于是否存在配体、环境 pH 值、温度或膜电压的变化。机械敏感型（Mechanosensitive）和光敏感型（Light sensitive）离子通道也已被发现。配体门控通道（Ligand-gated ion channel）和电压门控通道（Voltage-gated ion channel）是研究最为广泛的类型，对它们作用机制的理解可以作为理解其他门控机制的基础。

配体门控通道的作用机制相对简单。在没有配体结合的情况下，通道处于关闭状态。配体与受体结合后，会引起构象变化，促使通道打开，并允许适当的离子通过。然而，通道的开放是短暂的，与配体结合的通道会重新排列，形成一种阻止离子流动且对激动剂不敏感的构型。配体移除后，通道会经历延迟重排，恢复到可以被激活的关闭状态。配体门控通道可以被合成配体激活，或被阻滞剂（与配体结合位点结合但不导致通道开放的化合物）阻断，也可以被直接阻断。

电压门控离子通道与配体门控离子通道不同，它们没有天然配体，而是随着电流在生物系统中移动产生的膜电位变化而打开和关闭。电压感知域使得这些通道对膜电位的变化非常敏感，非常适合于神经冲动通过轴突、肌肉收缩和心脏功能的传播。离子通道的打开和随后的关闭都会产生动作电位，即细胞膜电位的快速上升和下降。由于电压门控离子通道没有天然配体，因此通过激动剂或阻滞剂替换天然配体来调节其活性是不可行的。但是，可以通过其他方式控制它们的活动。直接阻断开放通道可能是抑制通道活动最直接的方法。另一种调节电压门控离子通道活性的方法取决于化合物与蛋白之间的相互作用，而不是与孔隙的作用。离子通道的“活性位点”通常被认为是离子移动的孔道，因此这种方法被认为是变构调节的一种形式。电压门控离子通道的开放、超极化和复极化都伴随着构象变化，因此干扰这些变化的化合物将对通道的功能活性产生影响。例如，稳定闭合状态构象的化合物将阻止通道激活，从而阻滞其活性。与此类似，稳定通道失活超极化状态的化合物将阻止超极化后的复极，从而阻止进一步的通道活动。相反，稳定电压门控离子通道开放构象的化合物将增加离子通道活性。

四、转运蛋白

众所周知，物质能够穿越细胞膜是细胞生存的基础。营养物质必须进入细胞，而代谢产物则需排出细胞，以清除有害物质。此外，细胞间通过信使分子如5-羟色胺、去甲肾上腺素、多巴胺和谷氨酸盐进行交流，这些分子根据细胞所处环境和功能需求决定是进入还是离开细胞。即使在细胞内部，不同大小的分子也可能穿过细胞间隙。同时，生物膜已进化出严格控制物质进入细胞的能力，以保护细胞免受外界环境的影响。虽然一些小分子能通过自由扩散穿过脂质双分子层，但这种简单扩散不足以维持细胞功能。在某些情况下，胞吞和胞吐作用也对细胞功能至关重要。然而，膜转运蛋白主导的跨膜运输是大多数小分子穿越生物屏障的主要方式。这些关键的膜蛋白在多种生物学功能中扮演着重要角色，包括神经冲动传递、代谢和肌肉收缩。不适当的转运体活性会产生相反效果，因此调节转运体活性是治疗精神疾病的重要临床方法。

大多数转运体包含12个跨膜区域，无须多亚基组装。例如，去甲肾上腺素转运体（Norepinephrine Transporter, NET）、葡萄糖转运体（Glucose transporter）和ABC转运体（ATP-Binding Cassette transporter, ABC-transporter），这些属于主要促进因子超家族成员（Major Facilitator Superfamily, MFS）的转运体都具有这一结构特征。P糖蛋白（P-glycoprotein, P-gp）外排泵是ABC转运体家族中的一个特别重要的亚类，因为它是最常见的保护细胞免受有毒物质和异物影响的“分子泵”。与大多数转运体不同，P-gp能与多种化合物相互作用，是药物研发的关键焦点。如果潜在的候选药物是P-gp的底物，P-gp会迅速将其外排，这可能导致药物无法达到预期的靶点。此外，P-gp也是导致癌症多药耐药的主要原因，类似的转运体在细菌中也会引起耐药性。在这两种情况下，P-gp表达的上调增强了细胞排除正常有效药物的能力，导致药物疗效降低。

尽管不同膜蛋白的大小和形状各异，它们的基本功能相同，即转运物质跨越细胞膜，否则相关物质无法进入细胞质。从某种意义上讲，它们的作用类似于离子通道，但也存在一些关键差异。转运体上的结合位点位于细胞膜的一侧，而离子通道则形成一个通道使物质通过。物质与转运体结合后引起构象变化，从而将物质从膜的一侧运输到另一侧。转运体包括三种基本运输类型：单向运输、同向运输和对向运输。单向运输是指移动一个化合物通过细胞膜。相对地，同向运输和对向运输可以调节两个或多个分子的转移。同向运输，也称为协同转运，是指以相同方向转移两个或多个分子通过细胞膜；而对向运输，也称为交换运输或反向运输，是指以相反方向转移两个或多个分子。

转运体还可以根据运输方式（被动或主动）进行分类。在被动运输过程中，协助扩散较为常见。转运体与物质分子结合后引起构象变化，使物质分子从高浓度区域转移到低浓度区域。这一过程是熵驱动的，因此不需要消耗细胞能量（如 ATP 水解成 ADP）。例如，葡萄糖通过被动扩散中的单向运输方式进入红细胞。红细胞葡萄糖转运体（也称为 GLUT 1~5）使葡萄糖在细胞膜上的转移速率比简单扩散增加了 50 000 倍。因为葡萄糖进入红细胞的过程中是顺着浓度梯度移动，所以不需要外界提供能量。

鉴于其重要功能，转运体已成为并且可能继续成为药物发现的重要靶点。例如，抑制转运体功能已成为改变多种生物活性的有效手段。转运体的抑制可以通过底物类似物与底物结合位点结合来阻止跨膜转运，从而“堵塞管道”。或者，底物类似物优先于底物转运也可以降低底物的转运速率。此外，还可以通过与转运体上的变构位点结合来阻止转运体产生转运天然底物所需的构象变化，从而达到抑制转运体活性的目的。

无论采用变构还是别构机制，最终结果都是干扰底物分子的跨膜运动。然而，其对生物系统的影响是正面还是负面，更多取决于靶向转运体改变底物分子移动对下游产生的影响。例如，作用于 5-羟色胺转运体的药物已被成功用于治疗多种精神紊乱，如注意缺陷多动障碍、强迫症、精神分裂症和抑郁症。选择性 5-羟色胺再摄取抑制剂，如氟西汀、西酞普兰和舍曲林，可抑制 5-羟色胺转运体介导的突触前神经末梢细胞对 5-羟色胺的再摄取。这反过来会增加突触间隙中的 5-羟色胺浓度，作用于突触后细胞的 5-羟色胺受体，最终导致 5-羟色胺受体表达的下调。

五、核受体

细胞功能的发挥要求协调的信息流能够穿过质膜，如此细胞才能保持对环境的“警觉”，并为生存作出必要的改变。核受体是这种信息流的关键组成部分。与 GPCR 相似，核受体被结合在大分子结构上特定配体结合域（Ligand-Binding Domain，LBD）的配体激活。然而，与膜结合的 GPCR 不同，核受体是可与 DNA 直接相互作用并改变基因表达的可溶性蛋白。目前，已鉴定出 48 种核受体，可分为内分泌核受体（Endocrine nuclear receptor）、孤儿核受体（Orphan nuclear receptor）和“被领养的”核受体（Adopted nuclear receptor）。内分泌核受体包括 12 种不同的类型，其配体和功能都已被研究清楚。这一家族包括一些众所周知的受体，如雌激素受体（Estrogen receptor）、雄激素受体（Androgen receptor）和糖皮质激素受体（Glucocorticoid Receptor，GR）。另外，孤儿核受体是根据与已知核受体的结构相似性来确定的，但其天然配体核生物学功能仍是未知的。此类受体包括睾丸受体 2（Testicular receptor 2）、神经元衍生孤儿受体 1（Neuron-derived orphan receptor）、感光细胞特异性核受体（Photoreceptor cell-specific nuclear receptor），以及另外 7 个成员。剩下的 26 个核受体都被归为“被领养的”核受体。这些生物分子最初被认为是孤儿受体，但对其天然配体进行鉴定研究后将其重新分类为“被领养的”核受体。目前尚不清楚抑制的天然配体是否可以调节这类核受体的功能。"被领养的"核受体家族成员包括肝脏 X 受体(Liver X receptor)、孕烷 X 受体(Pregnane X receptor)和过氧化物酶体增殖物激活受体(Peroxisome proliferator-activated receptor)。

相较于其他类型的生物分子,可作为潜在药物靶点的核受体数量较少,但有许多重要的药物会影响核受体介导的生理过程。其中一些在现在核受体概念发展起来之前就已被作为有效的疗法。例如, GR 激动剂地塞米松于 1958 年作为抗炎药物进入临床。同样,选择性雌激素受体调节剂他莫昔芬最初于 1962 年被制备,并于 1977 年被批准用于转移性乳腺癌的治疗,但当时雌激素受体具体作用机制尚不清楚。

尽管核受体被分为内分泌、孤儿和"被领养的"核受体三种类型,但在结构上却又许多共同特征。这些可溶性受体大多数包含两个关键作用区域,即 LBD 和 DNA 结合域(DNA-binding domain),并通过一个铰链区连接。DBD 通常包含两个锌指基序和三个 α 螺旋,是核受体中保守程度最高的区域,通常由大约 70 个氨基酸组成。顾名思义,该区域与 DNA 的相互作用发生在一个被称为激素反应元件(Hormone Response Element, HRE)的区域。DBD 三个螺旋中的一个与 HRE 的大凹槽区域对接,而第二个螺旋和之前的环形成结构域/结构域相互作用。在大多数(但非所有)核受体中, DBD 前含有一个大小不定(可多达 500 个氨基酸)的无序 N 端结构域,该结构域包含一个被称为活性功能-1(Activity Function-1, AF-1)结构域的区域。核受体的这个区域能够以配体非依赖的方式诱导转录激活。

DBD 通过一个大小可变的铰链区与核受体的另一个主要部分——LBD 相连,在某些情况下,该铰链区包含能够与 DNA 小凹槽结合的序列。LBD 本身通常包含 12 个 α 螺旋,围绕在由三个螺旋形成的中心熟睡配体结合的口袋周围。这一口袋最大可达到 1 500 Å,但其大小和形状是高度诱导的。LBD 中的最后一个 α 螺旋包括一个被称为活性功能-2(Activity Function-2, AF-2)结构域的区域。和 AF-1 结构域一样, AF-2 结构域也能诱导转录激活,但这种活性具有配体依赖性。LBD 是设计改变核受体作用药物的主要靶点。

核受体发挥生物学作用的途径主要有两种。在第一种途径中,配体(激素或人工合成配体)进入细胞,与连接在分子伴侣(如热激蛋白)上的核受体结合。配体与受体结合引起构象变化,进而引起核受体-配体复合物从分子伴侣上解离。随后,核受体-配体复合物形成更大的二聚体复合物进入细胞核中。一旦入核,二聚体核受体-配体复合物与 RNA 聚合酶和共激活蛋白相结合,这个更大的复合物结合到目标 DNA 上的一个 HRE 上。最后合成 mRNA,并将其从细胞核运送到细胞质。mRNA 与核糖体相遇后启动蛋白的合成,从而影响细胞功能。

在第二种途径中,核受体与目标 DNA 相关联,但其招募 RNA 聚合酶和共激活蛋白的能力被共阻遏蛋白抑制。当配体进入细胞后，直接穿过细胞质进入细胞核，与结合在 DNA 上的核受体-共阻遏蛋白复合物相遇。配体与受体结合引起构象变化，导致共阻遏物从核受体上解离。这种与第一种途径相同的构象变化也允许核受体-配体复合物将 RNA 聚合酶和共激活蛋白招募至目标 DNA 的 HRE 区域。随后，mRNA 被合成、运送至细胞质，合成核糖体蛋白，从而改变细胞功能。

虽然核受体途径非常复杂，但作用于这些途径的治疗药物可大致分为两类：激动剂和拮抗剂。与 GPCR 一样，激动剂通过与核受体结合模拟天然配体来产生相同的生物化学反应。饱和浓度的天然配体对核受体的反应被认为是最大响应。通常以与核受体结合的能力和引发生化反应的能力来评估潜在的候选药物。能引起与天然配体所用相同细胞反应的化合物属于完全激动剂，而引起的反应低于天然配体的化合物被称为部分激动剂。

相反，拮抗剂可以与核受体结合，但不会引起相应的生化反应。与 GPCR 拮抗剂类似，在没有天然配体的情况下，核受体拮抗剂对活细胞活性没有影响。然而，当存在天然配体时，拮抗剂的存在可阻碍天然配体对核受体通路的激活。拮抗剂与天然配体竞争核受体结合位点，从而阻碍了相关生化途径的激活。

第二节 靶点发现技术

天然产物长期以来一直是新药研发的关键资源。在过去的 30 年里，61%的抗癌药物和 49%的抗感染药物均源自天然小分子及其衍生物。这些天然来源的药物往往能够针对多个靶点，通过多种药理作用机制协同作用，显著改善患者的健康状况。与同类药物相比，它们通常具有更低的耐药性和毒性，更适合患者的长期治疗。随着合成化学和高通量筛选技术的进步，越来越多具有生物活性的小分子化合物被发现。对这些小分子靶点的研究有助于揭示天然小分子在治疗疾病中的作用机制，从而更全面地发挥它们作为药物的潜力。

目前，针对小分子靶点的鉴定方法主要分为两大类：一类是基于标记技术的鉴定方法，另一类是基于非标记技术的鉴定方法。

一、基于标记法鉴定小分子作用靶点

（一）亲和色谱技术

亲和色谱（Affinity Chromatography，AC）是一种利用生物分子，尤其是生物大分子与亲和色谱固定相表面配位体之间存在的特异性亲和吸附作用，来选择性分离生物分子的方法。通过亲和色谱,仅需简单步骤即可从粗提物中获得高纯度的活性物质。亲和色谱技术是目前药物、蛋白质等生物分子分离纯化的重要手段之一,已成功应用于单克隆抗体、细胞分裂素、纤溶蛋白和人类生长因子的分离。

1. 亲和色谱方法分类

自20世纪50年代以来,亲和色谱作为液相色谱的一个重要分支取得了显著进展。特别是在生物大分子的分离纯化领域,亲和色谱的作用尤为显著,它通过利用生物分子之间的特异性相互作用实现生物分子的分离。这种特异性相互作用具有高度的选择性,例如抗原与抗体的特异性结合、酶与底物的结合、激素与特定受体的结合等。理论上,只要在固相载体上键合某种生物特异性配体,便可构建一种亲和色谱,用于分离纯化相应的生物大分子。因此,根据亲和色谱固定相配位体的不同,可将其分为以下几种类型:生物特效亲和色谱法、染料配位亲和色谱法、定位金属离子亲和色谱法、包合配合物亲和色谱法、电荷转移亲和色谱法、共价亲和色谱法、分子印迹亲和色谱法等。

1)生物特效亲和色谱法

生物特效亲和色谱利用生物活性分子间存在的可逆、特异的生物识别亲和作用,进行生物分子的分离和纯化。生物特效配位体在生物分子分离纯化中扮演着至关重要的角色,主要应用于生物活性物质的分离,如蛋白质、多肽、核苷酸、抗原、病毒、细胞碎片等。

生物特效配位体包括生物分子、底物及抑制剂等,如核苷、核苷酸、寡聚核苷酸、RNA、DNA、蛋白质、氨基酸、多肽、酶、辅酶、外源凝集素、糖类、抗原和抗体等。还可以是与生物活性分子发生作用的化学药物,如阿普洛尔、四氢大麻酚及乙炔基甾体等。

2)染料配位亲和色谱法

染料配位亲和色谱利用生物分子与三嗪或三苯甲烷染料间的特殊相互作用,进行生物分子的分离和纯化。

以琼脂糖或硅胶为亲和固定相载体,将染料配基通过共价键固定在其上,构成亲和色谱固定相,用于分离核苷酸、核酸与核酸键合的蛋白质、生物酶(激酶、酯酶或肽酶等)。染料配基与蛋白质的结合容量大,且价格低廉,不易被物理或化学因素所降解,是一种较为理想的特异性配基。其中主要使用的染料配基为三嗪活性染料,生物酶的天然底物与此类染料分子结构相似,因此其可以与酶或蛋白质结合。其中三嗪环、蒽醌环及苯环的立体排布对它们与酶分子间的相互作用影响很大。

蒽醌一氯三嗪活性染料(Cibacron Blue F3G-A)是最早用于亲和色谱的染料配基,它依赖分子环中大环系统的疏水作用对多种酶和蛋白质具有特效亲和作用。

3)定位金属离子亲和色谱法

定位金属离子亲和色谱是先将间隔臂与不同类型的亲和色谱载体偶联,再将具有螯合作用的有机官能团或有机螯合剂键合在其上，再与 Fe^{2+}、Co^{2+}、Ni^{2+}、Cu^{2+}、Zn^{2+}等金属离子结合，生成稳定的螯合物，利用螯合物中定位的金属离子与溶液中的生物分子的界面相互作用，即特效亲和作用来实现生物分子的分离与纯化。

多种过渡态金属离子可以作为配基，与蛋白质或多肽上的氨基酸残基（组氨酸的咪唑基、色氨酸的吲哚基）发生特殊的螯合作用，达到亲和吸附的目的。与传统的亲和色谱相比，固定化金属离子亲和色谱具有许多优点，如配基稳定性高，不易脱落；可在高盐浓度下操作，从而省去了脱盐的预处理步骤，而且可以减少非特异性吸附等。

4）包合配合物亲和色谱法

包合配合物亲和色谱是利用生物分子与环糊精、冠醚、环芳烃及其衍生物之间的特异性包合作用，进行生物分子的分离和纯化，主要用于分离手性氨基酸、脂蛋白、多肽、纤维细胞生长因子、凝固因子、生物酶及多种手性药物。

5）电荷转移亲和色谱法

电荷转移亲和色谱法是利用生物分子卟啉、酞菁及其衍生物之间的电子给予和电子接收基团间的特殊静电吸引亲和作用，进行生物分子的分离和纯化，主要用于分离氨基酸、多肽、蛋白质及核苷酸等生物大分子。

6）共价亲和色谱法

共价亲和色谱是利用含二硫桥键（—S—S—）配位体与含巯基的生物活性分子的共价键结合作用，来分离纯化含硫多肽和蛋白质等生物大分子。在较温和的反应条件下，该共价键结合作用是可逆的。常用的共价配位体为谷胱甘肽、N-乙酰化半胱氨酸、巯丙基衍生物、5-巯基-2-硝基苯甲酸和有机汞衍生物。

7）分子印迹亲和色谱法

分子印迹亲和色谱是利用生物分子与分子印迹聚合物的特异性分子间识别作用，实现高选择性、高效率的手性分离，主要用于分离氨基酸、蛋白质、核苷酸及辅酶等。

理想的印迹分子聚合物应具备以下特性：

（1）为了保证印迹分子空穴的空间构型和互补的官能团的定位，聚合物应具有一定的刚性；

（2）为了尽快使印迹分子与其空穴的亲和作用达到平衡，聚合物应具有一定的柔韧性；

（3）为了提高印迹分子的识别效率，印迹分子空穴中所含的亲和作用位点数量要适当；

（4）聚合物应具有一定的机械强度、热稳定性和化学稳定性（对流动相表现出化学惰性），以便能在高效液相色谱条件下使用。

2. 亲和色谱法在天然产物小分子筛选中的应用

1)酶为亲和配体的色谱

关于酶的介绍已在本章第一节中详细说明。随着生物医学技术的飞速发展,特别是固定化酶技术的成熟,以酶作为配位体的亲和色谱技术已被广泛应用于多种酶(包括 α-糖苷酶、酪氨酸酶、胰蛋白酶、胆碱酯酶和血管紧张素转化酶等)抑制剂的筛选工作。

研究人员采用 α-葡萄糖苷酶(AGH)作为配位体,将其固定在 CNBr 活化的琼脂糖凝胶上,随后用伯胺封闭剩余的活性氰酸酯基团,制备出固定化 AGH 亲和材料。接着,他们将该材料与绿茶提取物孵育,并结合 UHPLC-MS 技术,构建了一个集"成分分离-活性筛选-结构鉴定"于一体的 AGH 抑制剂筛选平台。通过这一平台,研究人员成功从绿茶中筛选出三个强效的 AGH 抑制剂(EGCG、GCG、ECG),同时确认了绿茶中含量较高的三个化合物并非 AGH 抑制剂。Ng 等研究人员以 N-乙酰基葡萄糖转移酶为配位体,利用前沿亲和色谱法和液质联用技术,从数个糖化合物库中筛选出 15 个 N-乙酰基葡萄糖转移酶抑制剂,成功建立了高通量筛选该酶抑制剂的方法。

2)受体亲和色谱

随着药物作用靶点的逐步揭示,越来越多的研究人员尝试使用受体作为亲和色谱的固定相配位体,建立亲和色谱筛选模型。这一方法使得中药提取物中能够与受体特异性结合的成分得以在色谱柱中保留,而不能与受体结合的成分则随洗脱剂流出,从而快速有效地筛选出中药中的活性物质。目前,用于中药有效成分筛选的模型包括肾上腺素受体亲和色谱模型和烟碱受体亲和色谱模型等。

3)细胞膜色谱

细胞膜色谱技术将细胞膜作为配位体固定在特定的载体材料上,使用含有待分离药物的缓冲溶液作为流动相,通过液相色谱方法研究活性成分与细胞膜受体之间的相互作用,动态模拟药物在体内的作用过程。此外,该技术可以与液质联用技术结合,实现中药活性成分的在线分离与鉴定。细胞膜色谱技术为中药活性成分筛选提供了新的思路。由于不同组织部位的细胞膜上受体、离子通道蛋白及酶的种类存在差异,因此可以根据不同的药理活性选择相应的细胞膜作为亲和色谱的固定相配位体进行研究。目前主要的细胞膜色谱模型包括胰岛 β 细胞膜、血管细胞膜、红细胞膜、心肌细胞膜等。

4)分子印迹亲和色谱

分子印迹色谱中使用的分子印迹聚合物(MIP)具有较高的稳定性,并且与高效液相色谱的兼容性更好。其流动相不必局限于缓冲盐溶液,与紫外、质谱(MS)等检测器的匹配度更高,能够承受更高的流速,从而显著缩短了分离时间。MIP 主要基于目标分子的构型差异进行筛选,因此具有很高的特异性,能够高效地富集结构类似物,尽管其与药理活性的相关性较差。以目标活性成分类似物为模板分子，制备 MIP，并结合液质联用技术，可以实现对中药中目标活性成分的快速分离和鉴定。

亲和色谱法之所以备受青睐，是因为它提供了生物活性物质纯化的最有效途径。该方法通过选择性地吸附和分离生物分子，能够实现极高的纯化效率。在纯化过程中，蛋白质不仅得到浓缩，而且与亲和配基结合后稳定性增强，从而显著提高了活性物质的回收率。此外，亲和色谱法能够简化纯化步骤，缩短所需时间，对于那些不稳定的蛋白质纯化尤为有益。然而，该方法也存在一些局限性，例如除了特异性吸附外，由于分子间的非特异性作用力，可能会错误地吸附一些非目标蛋白质。洗脱过程中配体的不可避免脱落也可能影响分离体系的纯净度。此外，载体成本较高，机械强度较低，配基的制备过程复杂，且在配基与载体的耦联过程中可能需要激烈的条件。

（二）小分子探针“钩钓”技术

小分子探针，亦称为化学探针，指的是能够与特定靶蛋白发生相互作用并产生特异性结合，同时可通过特殊方法检测的一类小分子物质。从结构上看，它由三个部分组成：与目标蛋白特异性结合的反应基团、调节反应的连接基团，以及一个用于鉴别靶标蛋白的标签（标记基团）。目标化合物构成了探针的反应基团，在合成探针之前，必须先研究目标化合物的构效关系，以确定化合物结构中的必需基团和非必需基团。目标化合物通过非必需基团与连接基团相连，随后再与标记基团结合。

在探针结构中，连接基团扮演着至关重要的角色，它必须具备两个关键功能：①能够固定功能基团，并使其能够与靶蛋白进行特异性结合；②必须有足够的空间位置来维持其立体结构，从而保持分子活性，并提高标记效率。连接基团通常是较长的链状结构，烷烃类作为疏水性的连接子，有利于其穿透细胞膜，但同时可能引起非特异性蛋白结合到探针上，这将增加靶标蛋白分离的复杂性。使用酒石酸作为连接子可以解决这一问题，显著降低非特异性结合的比例。反应基团是小分子化合物的特定部分，其主要作用是在探针分子进入靶蛋白活性部位后，通过特异性结合使探针分子与靶蛋白活性部位进行共价结合，为下一步靶蛋白的分离纯化与鉴别奠定基础。

在试验过程中，为了能够快速鉴别或分离纯化靶蛋白，人们引入了一种化学结构，称为报告基团（标签基团 Tag）。常用的报告基团包括荧光基团、亲和基团等。亲和基团（如生物素）与荧光基团的联合使用被广泛应用于靶标蛋白的分离纯化及检测，生物素标签有助于靶蛋白的富集，而荧光团可以促进凝胶上靶蛋白的检测，两者结合显著提高了靶标鉴别的效率。

基于化学小分子探针的蛋白质组学探测靶标蛋白的试验技术主要有两大类：一类是蛋白质活性表达谱技术（Activity-Based Protein Profiling，ABPP），该技术利用具有结构和活性特异性的化学小分子探针，探索蛋白质的结构和功能，以期阐明复杂蛋白质中某些酶家族的功能；另一类是以化合物为中心的化学蛋白质组学技术（Compound-Centric Chemical Proteomics，CCCP），该技术通过将有生物活性的小分子化合物结合到与其生物相容的惰性载体上来研究蛋白质的功能。基于ABPP技术设计的具有酶活性的化学小分子探针已成功对多个中药的酶家族功能进行了研究，如蛋白激酶、半胱氨酸蛋白酶、精氨酸蛋白酶、金属水解酶等。基于CCCP技术，以活性小分子药物为核心，采用蛋白质亲和层析方法，可以大规模、有效地钓取细胞或组织提取物中有活性小分子作用的蛋白，抑或是发现活性小分子新的作用靶点。

近年来，随着亲和树脂技术、凝胶电泳以及质谱技术的不断进步，借助小分子探针技术探测靶标蛋白的方法也得到了飞速发展，并且在药物发现中的作用日益凸显。小分子探针探测靶蛋白的主要原理是利用小分子与靶标蛋白的紧密结合作用，通过在小分子上连接生物素、荧光素、同位素、光亲和基团、固相载体以及其他可被检测到的分子等，从而对结合的靶标蛋白进行有效标记或分离，进一步通过凝胶电泳和质谱等手段确认靶标蛋白及其变化。

1. 生物素化探针技术

这是一种在靶标鉴定试验中广泛采用的方法。生物素，亦称作维生素B7，能够与抗生物素蛋白以及链霉抗生物素蛋白紧密结合，其亲和力之强，解离常数可达到$10^{-15}M^{-1}$。因此，当含有抗生物素蛋白的树脂与生物素化探针共同孵育时，会形成一种极为稳定的非共价亲和力，便于分离。生物素化探针的一个显著优势在于它能够穿透细胞膜，在活细胞或器官的自然环境中与靶标蛋白进行相互作用。生物素标记小分子探针探测靶蛋白的试验流程可以分为两种：一种是先从人体或试验动物中提取组织或细胞样本，在体外使用生物素标记的小分子探针进行孵育，从而获得包含小分子探针与靶标蛋白复合物的蛋白混合液；另一种是直接用生物素标记的小分子探针处理活细胞或动物，然后直接提取细胞和组织蛋白（包含生物素标记的小分子探针与靶标蛋白复合物）。通过这两种方式获得的蛋白混合液，可以进一步利用链霉亲和素磁珠或琼脂糖磁珠吸附生物素标记的小分子-靶标蛋白复合物，再用洗脱液进行洗脱，从而得到标记的靶标蛋白。之后，可以利用SDS-PAGE或质谱技术来鉴定靶标蛋白及其与活性小分子的相互作用位点。

2. 放射性标记或荧光标记探针

一些文献指出，在“无标记基团”的试验条件下，研究者们通过蛋白质组学技术，在探针的一端引入叠氮基团，随后利用亚铜离子催化的环加成反应，成功地将放射性标记基团引入，从而规避了某些不良反应。

Wei等采用二苯基酮作为光敏基团，在356 nm紫外光的照射下，迅速生成自由基，并与靶标蛋白的羟基、氨基等基团发生反应，结合后在蛋白分子 20~80 kDa 范围内共鉴定出 44 个潜在的靶标蛋白。Gao 等在研究青蒿素抗疟疾机制时，使用重氮嘧啶作为光反应基团构建了青蒿素光亲和探针，并通过 356 nm 紫外光激活重氮嘧啶，产生碳自由基，进一步鉴定出 77 个蛋白作为青蒿素的潜在靶标。这种方法有效克服了化学修饰的难题，但探针的特异性不足，容易与非靶点蛋白发生非特异性结合，同时光亲和基团的合成过程较为复杂。目前，尚未发现一个普遍适用的最佳光敏基团，用于确认大多数靶蛋白。因此，光敏基团的合理设计和对靶蛋白的有效标记对于光亲和探针成功识别目标蛋白至关重要。

3. 光亲和探针

理想的亲和探针应当能够在常规光谱技术下轻松鉴别，并且能够在活细胞内与目标蛋白进行有效互动。放射性标记探针与这一理想最为接近，然而，该方法并不适用于非共价结合或结合力较弱的情况。为克服这一难题，科学家们在化合物中引入了光敏基团。在无紫外线照射的条件下，光敏基团保持稳定，未激活的探针能够与目标蛋白特异性结合。而在特定波长的光照射下，光敏基团会产生活性反应组分，与氨基酸残基发生反应，形成共价结合。在靶标鉴别中，最常用的三种光敏基团是：芳基叠氮化合物、苯甲酮以及双吖吡啶。

光亲和探针通常由用于靶向结合和富集的点击化学探针骨架和光亲和基团组成，用于稳定探针与目标之间的结合。与活性蛋白质组孵育后，光亲和探针产生高活性自由基中间体，在特定波长的光照射下与目标蛋白共价结合，随后进行点击化学反应和目标富集。常用的光亲和基团包括二苯甲酮、芳基叠氮化物和重氮嘧啶，其中，二苯甲酮因其稳定性高和合成简便而应用最为广泛。近年来，重氮嘧啶基光亲和探针因其体积小、效率高而受到广泛关注。不幸的是，光亲和基团可能与某些非特异性蛋白内在结合（例如，重氮嘧啶与电压依赖性阴离子通道），这可能会对结果的准确性造成影响。

4. 点击化学探针

随着生物正交化学反应技术的不断进步，尤其是点击反应的兴起，生物素化探针的局限性已经显著减少。实际上，在天然产物结构中引入正交反应基团，已成为近十年来最普遍采用的目标识别策略之一。通过这些正交反应基团，探针能够与互补体进行生物正交点击反应（例如叠氮化物与炔、张力烯烃与四嗪、四嗪与环丙烷等，反之亦然），进而将探针与亲和标签（如生物素-叠氮化物、生物素-环丙烷等）或荧光标签（如罗丹明-叠氮化物、FITC-叠氮化物等）连接，用于后续的富集和目标识别。由于这些正交反应基团相对较小的尺寸，它们对天然产物固有的药理活性影响微乎其微，或者根本没有影响。此外，探针在进行点击反应和富集之前，可以轻松地到达细胞质并原位结合目标蛋白。

点击化学探针的一个应用实例是 Ferroptocide,这是一种源自二萜类天然产物截短侧耳素的小分子化学衍生物,能够迅速且强烈地诱导癌细胞发生铁死亡。在生物学评估中, Llabani 等人合成了一种 Ferroptocide 的点击化学探针,用于识别 HCT 116 细胞中的蛋白靶点。他们先用 20 μM 的 Ferroptocide 或 DMSO 预处理细胞 60 min,然后用 20 μM 的 Ferroptocide 探针孵育细胞 30 min;接着进行点击反应,与叠氮生物素结合,并与链霉亲和素磁珠进行富集。通过珠上胰蛋白酶消化与 LC/LC-MS/MS 分析的结合,研究人员鉴定了 300 多个潜在靶标。在随后的 CRISPR 敲除研究中,作者发现 Ferroptocide 是一种硫氧还蛋白的抑制剂,硫氧还蛋白是细胞抗氧化系统中的关键成分,并且在小鼠乳腺癌模型中积极调节免疫系统。

(三)基于 SILAC 标记识别技术

稳定同位素标记(Stable Isotope Labels, SIL)是一种利用非放射性的稳定同位素对代谢途径或体内发生的生化反应进行标记的方法。通过与非放射性的普通同位素标记的组分进行比较分析,可以确定相对含量的变化。SILAC 技术,即稳定同位素标记与亲和纯化技术,涉及将正常培养的细胞置于含有轻、重同位素型必需氨基酸的培养基中进行培养。经过若干代细胞传代后,细胞内的蛋白质被稳定同位素标记。随后,将这些蛋白质等量混合,并通过分离和质谱鉴定进行分析。在一级质谱图中,通过比较两个同位素型肽段的面积,可以实现相对定量。

稳定同位素标记的步骤如下。

1. 选择同位素

研究人员首先需要选择适当的稳定同位素,如氮、碳或氧等。这些同位素的选择通常基于研究的具体需求和目标。

2. 培养细胞或生物体

在试验中,研究人员会将细胞或生物体置于含有稳定同位素的培养基中进行培养。例如,使用含有重氮氨基酸的培养基培养细胞,使得细胞在合成蛋白质时自然吸收这些同位素。

3. 提取样品

经过一段时间的培养后,提取细胞或生物体中的样品,以供后续分析。这些样品通常包括蛋白质、核酸和代谢物等。

4. 分析方法

提取的样品将通过质谱等分析技术进行分析。质谱技术通过测量分子质量来区分标记和未标记的分子,从而实现对生物反应过程的定量分析。

该技术相较于传统的 Pull down 和 Co-IP 方法,具有更高的灵敏度和更强的特异性。然而,由于试验过程中需要多次传代,细胞培养周期较长,因此成本较高。

(四)噬菌体展示技术

噬菌体展示技术是一种将多肽或蛋白质的编码基因或目的基因片段克隆入噬菌体外壳蛋白结构基因的适当位置的方法。在确保阅读框正确且不影响其他外壳蛋白正常功能的前提下,外源多肽或蛋白与外壳蛋白融合表达,使得融合蛋白随着子代噬菌体的重新组装而展示在噬菌体表面。展示的多肽或蛋白能够保持相对独立的空间结构和生物活性,这有利于靶分子的识别和结合。将肽库与固相上的靶蛋白分子孵育一段时间后,未结合的游离噬菌体被洗去,然后通过竞争受体或酸洗脱下与靶分子结合吸附的噬菌体。洗脱的噬菌体感染宿主细胞后,经过繁殖扩增,进行下一轮洗脱。经过3~5轮的“吸附-洗脱-扩增”循环后,与靶分子特异结合的噬菌体得到高度富集。所得的噬菌体制剂可用于进一步富集具有期望结合特性的目标噬菌体。

噬菌体展示技术的优势在于能够模拟表位的筛选,实现高通量筛选目标靶点,并且易于纯化。然而,其不足之处在于所构建的肽库容量通常只能达到10^9,构建大片段的肽库较为困难。此外,需要解决肽库的多样性问题,因为少数多肽由于疏水性过强或影响外膜蛋白的折叠,而无法展示在噬菌体表面。作为一种新兴技术,噬菌体展示技术还存在许多类似的具体问题。但是,这些暂时的缺点并不能掩盖其巨大的应用潜力。

二、基于非标记法鉴定小分子作用靶点

(一)药物亲和反应靶标稳定性分析(DARTS)

DARTS(Drug Affinity Responsive Target Stability)技术最初由Lomenick等人于2009年提出。该技术基于药物与靶标蛋白之间的相互作用原理。其核心理念在于,药物与靶标蛋白结合后,靶标蛋白的稳定性会受到影响。这种影响表现为靶标蛋白对蛋白酶的敏感性降低,因为药物结合导致靶标蛋白构象改变,从而不易被蛋白酶降解。通过监测靶标蛋白在药物存在下的稳定性变化,DARTS技术能够识别出药物的潜在靶标。

1.DARTS的步骤

1)样本准备

从细胞或组织中提取总蛋白,制备待测样品。

2)药物处理

将小分子药物加入蛋白样品中,孵育一段时间以确保药物与靶标蛋白充分结合。

3)蛋白酶消化

添加特定蛋白酶处理样品,消化未结合的蛋白质。

4)分析

利用 SDS-PAGE 电泳或 Western blot 等技术分析蛋白质的完整性,比较处理前后靶标蛋白的稳定性变化。

2.DARTS 的优点

1)快速高效

作为一种相对快速且简便的方法,DARTS 能在短时间内识别小分子药物的潜在靶标,这对于药物开发过程至关重要。

2)广泛适用性

该方法无须对药物进行任何修饰,且不依赖于药物的作用机制,因此具有广泛的适用范围,适用于多种小分子药物的研究。

3)细胞或组织水平的应用

DARTS 能够直接从细胞或组织中揭示药物-靶标相互作用,提供更接近生物体内真实情况的数据。

3.DARTS 的应用

1)药物发现

DARTS 广泛应用于药物筛选和靶标确认,帮助研究人员识别新药物的作用靶标,从而加速药物开发进程。

2)机制研究

该技术也可用于研究药物的作用机制,探索药物如何与靶标蛋白相互作用,以及这种相互作用对细胞生物学过程的影响。

3)疾病模型

在各种疾病模型中,DARTS 可用于探索药物对特定靶标的影响,帮助理解疾病机制和药物作用。

4.DARTS 的局限性

尽管 DARTS 技术具有诸多优点,但也存在一定的局限性。

1)靶标选择性

DARTS 可能无法准确区分药物对多个靶标的特异性作用,这可能导致识别出的靶标不够专一。

2)试验条件依赖性

试验结果可能受到试验条件(如药物浓度、孵育时间和蛋白质来源等)的影响,因此需要严格控制试验变量。

3)无法提供定量信息

DARTS 主要用于识别靶标,而不提供靶标与药物结合的定量数据,这在某些情况下可能限制了其应用范围。

5.DARTS 的未来发展

随着生物技术和分析技术的不断进步，DARTS 有望与其他技术相结合，形成更为综合的药物靶标识别平台。例如，结合质谱技术，可以提高靶标识别的灵敏度和准确性。此外，DARTS 与高通量筛选技术的结合可能进一步提升药物发现的效率。

（二）蛋白质热稳定性分析（CETSA）

CETSA（Cellular Thermal Shift Assay）是一种试验技术，用于评估细胞内药物与靶蛋白结合的效率。其工作原理基于靶蛋白与药物分子结合后通常会变得更加稳定。具体来说，随着温度的升高，未结合药物的蛋白会降解；然而，当蛋白与药物结合后，在相同温度下，未降解蛋白的量会增加，导致复合蛋白的热熔曲线向右移动。通过这一原理，结合质谱技术，可以同时检测全蛋白质组在多个温度下的热变性状态，并绘制出完整的熔化曲线。这种方法被称为热蛋白质组学（Thermal Proteome Profiling，TPP），它能够确定每种蛋白质的热位移变化。TPP 技术既适用于细胞提取物，也适用于完整的活细胞研究，结合这两种信息，可以区分靶蛋白直接与配体结合引起的热位移和由下游信号通路变化引起的蛋白质热位移。在活细胞中热稳定性受到影响，但在细胞提取物中未受影响的蛋白质可能是药物的间接靶点。由于质谱技术具有高通量分析能力，TPP 方法适用于筛选一系列潜在药物或其他小分子的靶蛋白及其相互作用蛋白与下游信号通路的研究。

该技术还能够检测配体与靶蛋白之间的相互作用，且无须额外步骤即可利用完整细胞，是一种基于 Western blotting 和抗体对靶蛋白高选择性的方法。它适用于多种类型的蛋白质，但对于更大、更复杂的可溶性蛋白和膜蛋白的适用性尚需进一步研究。此外，该技术需要高浓度的药物，在新靶点发现过程中可能面临通量不足的问题，因此它更常被用于靶点的验证和确定。

（三）氧化速率蛋白稳定性分析（SPROX）

SPROX 技术基于配体诱导蛋白质稳定性增强的原理。通过测量靶蛋白中甲硫氨酸（Met）的氧化水平，该技术利用配体引起的热力学变化来识别靶蛋白。其核心策略包括：首先将蛋白质样品与药物或对照溶剂共同孵育，在递增浓度的化学变性剂（如盐酸胍）存在下，加入氧化剂（如过氧化氢）氧化甲硫氨酸形成甲硫氨酸亚砜（Met-O）或甲硫氨酸砜（Met-O2）。接着终止氧化反应，通过胰酶消化成肽段，然后进行 LC-MS/MS 定量分析，以确定变性剂浓度依赖的甲硫氨酸氧化速率。在图表中，以未氧化和氧化的含 Met 肽段的量为纵坐标，变性剂浓度为横坐标，药物结合蛋白的未氧化和氧化含 Met 肽段的转变中点会向右移动。

然而，SPROX 技术的主要局限在于其依赖于检测和定量甲硫氨酸肽段的氧化率来反映蛋白质的热力学稳定性，而甲硫氨酸在蛋白质中的出现频率相对较低(约 2.5%)。由于该技术仅能检测含有甲硫氨酸的蛋白质与小分子的相互作用，且并非所有甲硫氨酸残基都表现出不同的氧化速率，因此不能完全确认蛋白质与配体之间的相互作用。

第三节 AI 赋能计算机辅助药物设计——基于靶点的药物设计新技术

药物靶点鉴定构成了研究药物作用机制的核心，对药理学研究具有至关重要的意义。发现和验证药物靶点已成为新药开发的焦点。传统上，通过试验手段鉴定分子靶点需要在分子、细胞、动物层面以及借助基因组学、蛋白质组学等众多生物学技术，过程耗时且成本高昂。然而，随着化学信息学和生物信息学技术的进步，基于计算的靶点预测方法逐渐兴起。其核心策略是运用已知药物和配体分子的结构、靶点序列及晶体结构、生物活性等数据，对未知分子进行理论上的预测。由于这种方法速度快、效率高、成本低，它已经吸引了众多药物研究者的关注。

基于计算的靶点预测已经成为化学信息学和生物信息学领域的一个重要研究方向。根据预测算法的不同，主要可以分为以下几类：基于反向对接的靶点预测、基于分子相似度的靶点预测、基于药效团方法的靶点预测以及基于机器学习的靶点预测方法。中药的化学成分复杂且作用机制尚不明确，一直是中药现代化进程中的一个难题。因此，基于计算的靶点预测方法被广泛应用于中药分子的靶点预测中。

一、分子对接方法

分子对接的概念源自配体与受体结合的锁钥模型。其核心原理是将配体小分子置于受体的特定激活位点，依据几何形状和能量互补原则评估配体与受体的结合情况，并通过构象搜索确定两者间最佳的结合模式。由于配体和受体分子的构象并非固定不变，而是处于动态变化之中，因此在相互识别过程中会涉及三维构象的调整，通过构象变化实现配体与受体的更佳匹配。在分子对接过程中，关键在于打分函数的设计，即如何评估结合模式的优劣。据统计，目前开发的打分函数已超过 100 种，打分函数的多样性和丰富性极大地提升了计算的可能性和准确性。

分子对接技术在中药靶点鉴定中的应用主要体现在反向对接技术上。传统的分子对接是针对单一靶点与多个小分子进行对接，并预测和排序分子结合模式，以筛选出有效分子。而反向对接则是针对特定小分子与多个靶点组成的靶点库进行对接，然后根据对接打分对靶点列表进行排序，从而预测小分子的靶点。反向对接过程中，必要的步骤与正向对接相似，包括准备数据集、寻找配体姿势以及对复杂结构进行评分和排序。然而，高计算成本和蛋白间评分偏倚等问题使得反向对接过程相当复杂。

1. 靶标结构数据库

实现反向对接的前提条件是拥有含有潜在配体结合区域信息的靶标结构集合。构建一个精确的靶标结构数据库是提升反向对接方法准确性和适用性的关键步骤。目前，已经开发出多种用于反向对接的靶标数据库；此外，为每种蛋白质精确定义结合位点，对于提高计算效率和对接结果的准确性同样至关重要。受体的结合位点或结合口袋指的是受体的特定区域，它与配体结合形成相互作用。预先定义的结合口袋有助于反向对接，因为它减少了在配体和受体之间寻找合适对接区域的时间。在许多先前的研究中，结合口袋通常由至少一个重原子与配体重原子距离范围内的残基来限定。获取结合口袋主要有两种方法：一种是从蛋白质数据库（PDB）的复杂结构中检索结合口袋，另一种是使用结合口袋搜索程序。自动定义结合位点的过程是理想的，因为在反向对接过程中需要评估大量的靶标。

2. 反向对接工具

在反向对接过程中，所采用的分子对接程序与传统对接技术类似。目前，已经研发出多种广受欢迎的对接软件，如 GOLD、DOCK、AutoDock 和 Glide 等。这些软件经过优化，使得整个对接过程在计算上更为高效和精确。相较于传统对接方法，反向对接在计算上要求更为严格，因为它需要处理大量的蛋白质靶点。对接分数的噪声可能会在靶点验证过程中导致假阳性结果。特别地，在反向对接中，对接分数对靶点的依赖性比正向对接更为显著。

二、分子相似性计算方法

分子相似性是化学信息学领域研究的一个核心课题，它涉及如何量化评估两个分子之间的相似度。这一计算方法基于一个基本前提：结构相似的分子可能会展现出相似的生物活性。尽管这一前提看似简单，分子相似性计算在化学信息学和药物化学领域却拥有极其广泛的应用范围。实际上，几乎所有基于分子设计或验证新活性化合物的方法都聚焦于“分子相似性”的研究。在分析药效团或进行定量构效关系（QSAR）研究时，研究者们特别关注分子决定簇的“局部”相似性。

与之相比，当前对分子相似性分析的理解源自“相似性原理”（SPP），并采用“全局”或“局部”的分子视角。这些视角的适用性直接决定了表征生物活性分子的构效关系（SAR）的特性，并且对于基于配体的虚拟筛选的成功至关重要，这与所采用的方法无关。因此，对分子相似性概念的基本考量，可能与创新计算方法的设计同等重要。

1. 分子相似性与构效关系

相似性原理指出，总体相似的分子应具有相似的生物活性。虽然这个概念是直观的，并且得到许多研究的支持，但药物化学家也知道，活性分子中的微小化学变化可使其几乎或完全无活性或显著增加其活性。这种情况为先导化合物的优化工作奠定了基础。显然，这种明显不一致的原因必须包括基础构效关系的根本差异。

分子相似性分析的先驱之一 Gerry Maggiora 根据 QSAR 模型准确性的局限性评论了 SAR 的不同性质。他将分子“活性景观”描述为类似于平缓的丘陵或崎岖的峡谷，“活性悬崖”的存在可能会导致 QSAR 建模中的错误。在平缓的丘陵或连续的 SAR 存在下，分子结构的微小变化将对活性产生小的影响，并且“生物活性半径”将被类似的越来越多样化的结构填充。

2. 分子相似性与靶点-配体相互作用

我们可以进一步探讨分子相似性的原理，超越以小分子为中心的传统观点。合成分子的特异性生物活性主要源于与大分子靶标明确界定的相互作用，因此在小分子的结构活性关系（SAR）研究中，应充分考虑特定蛋白质-配体相互作用的知识。通过结构生物学和基于结构的设计方法，我们了解到蛋白质-配体的相互作用是由多种化学性质、高度的形状互补性以及其他熵效应共同决定的特定相互作用。例如，单一的相互作用，如氢键，可以显著影响化合物的选择性或效力。

蛋白质-配体复合物的结构并非完全受静态分子工程规则的约束。许多配体结合位点在一定程度上具有结构的灵活性，即使是相似的配体也可能在结合构象或取向上存在差异。此外，结构上不同的配体也可能结合于具有适应性的结合位点。以 HIV 逆转录酶抑制剂为例，其结构差异可以通过它们不同的结合模式得到合理解释。原则上，不同结构片段与靶标位点的特异性结合体现了连续的结构活性关系（SAR）。

3. 分子相似性的应用

1）靶标预测

在药物发现过程中，化合物的计算靶标预测扮演着至关重要的角色。化学相似性系综方法作为一种前景光明的技术，已经在众多药物研究中取得了成功应用。随着生物活性数据的公共获取性日益增强，利用统计学或机器学习技术构建出的靶标预测模型也变得更为可靠。

基于这样一个假设：具有相似结构的分子通常会对靶标产生类似的反应。因此，改进化学相似性系综方法所面临的挑战与“传统”基于配体的药物发现方法是相同的。能够区分这些化合物的指纹图谱，对于提升化学相似性系综方法模型的性能至关重要。

2）基于配体 3D 形状的结合姿势预测

分子对接技术通过采样和评估配体的多种构象与取向，预测其在靶标结合位点的最佳姿势。姿势预测的失败通常归因于采样不充分或评分函数的错误。为了提升姿势预测的准确性,研究人员开发了一种基于形状相似度的姿态预测方法。该方法首先选取与已知晶体结构的配体具有最高三维形状相似性的配体构象,并将其放置于蛋白质的结合位点中。随后,通过重新构建侧链并运用蒙特卡罗算法进行能量最小化,以优化该姿势。

3)基于 3D 化学相似性,挖掘靶标和药物数据的关联

研究人员提出了一种综合方法,该方法基于 3D 化学相似性、靶点信息以及不良反应数据,旨在生成药物靶点-副作用预测模型,并构建一个简易的杠杆系统,以优化药物靶点和不良反应的识别过程。首先,他们从 ChEMBL 数据库中提取了大量靶点数据,并基于这些数据构建了多个药物靶点识别模型。随后,研究团队开发了一个靶点-不良反应预测模型,该模型整合了 ChEMBL 中的靶点数据和 SIDER 数据库提供的表型信息。这两个模块被连接起来,形成了一个综合预测模型,用于建立关于新药物-靶点不良反应的假设。此外,研究还表明,利用含有表型数据的药物靶点对于提升药物靶点识别的准确性具有显著价值。

4)分子相似性应用于虚拟筛选

随着计算技术的飞速进步,虚拟筛选技术在药物发现领域得到了广泛的应用。虚拟筛选是一种利用计算机技术对大型小分子数据库进行生物活性分子筛选的方法。它能够显著减少研究人员需要测试的候选分子数量,同时尽可能地避免了对数百或数千种化合物进行试验测试。

筛选过程可以采用多种方法或它们的组合,主要分为基于结构的方法和基于配体的方法。这些方法在不同程度上都运用了分子相似性的相关理论,例如药效团分析、骨架跃迁以及定量构效关系(QSAR)等。

分子相似性的计算涉及以下几个步骤。

(1)分子结构的表达,包括分子描述符、分子指纹和三维形状等。常见的分子描述符包括分子量、油水分配系数、重原子数量、氢键供体和受体数目以及可旋转键数目等,这些描述符通常用数值向量来表示。分子形状的比较是通过分子在三维空间中的叠合情况来计算的。分子表达形式还可以是生物活性谱,药物分子表达也可以基于表型数据,如不良反应等。

(2)权重方法,用于确定分子表达中各特征的重要性。目前这方面的研究较少,主要集中在分子指纹的权重方法上,包括片段出现的频数等。

(3)相似度系数,用于评价分子相似性的大小,常用的相似度系数包括 Tanimoto、Cosine、Tversky 系数等,其中应用最广泛的是 Tanimoto 系数,该系数是两个分子中分子片段交集数目与并集数目的比值。

三、药效团方法

在研究配体与靶点结合的过程中，研究人员发现，尽管具有生物活性的分子化学结构各异，它们通常共享某些关键特征。基于此，药效团概念应运而生，它指的是小分子与蛋白靶点结合时所展现的特定结构特征及其空间排列。药效团是指化合物分子中对活性起决定性作用的结构特征及其空间布局。通常，药效团特征包括：氢键受体、氢键供体、疏水中心、正电荷中心、负电荷中心以及芳香环。一个完整的药效团模型不仅包含这些特征元素，还涵盖了特征元素之间的空间约束条件，例如特征间的距离和角度。药效团搜索主要通过已知活性化合物生成构象，构建三维药效团模型，然后利用该模型在数据库中筛选与之空间匹配的化合物。药效团模型可以通过配体小分子生成，也可以通过蛋白-配体晶体复合物生成。因此，可以基于靶点的晶体结构构建靶点药效团模型数据库，并通过药效团生成算法创建药效团模型，再将该模型与靶点药效团模型数据库进行比对，筛选出匹配的药效团模型及其对应的靶点信息，从而实现对预测分子的靶点预测。

药效团方法在靶点预测的应用主要体现在以下几个方面。

1. 构效关系研究

药效团模型有助于揭示药物分子的关键药效特征，建立明确的构效关系（Structure activity relationship），进而预测药物的活性和选择性。

2. 骨架跃迁

利用药效团方法对化合物库进行虚拟筛选，有助于发现对靶点具有活性的新骨架化合物。

3. 靶点预测

药效团模型能够预测化合物的药理作用谱，通过使用药效团模型，在药物开发早期预测潜在的不良反应，降低药物研发失败的风险。

4. 虚拟筛选

基于药效团的虚拟筛选是一种高效且快速的手段，能够从化合物库中筛选出符合药效团特征的候选药物分子，提高药物发现的效率，降低研发成本。

5. 药物设计和改造

药效团模型可作为药物设计的指导原则，帮助科学家设计具有特定药效特征的新药分子，或用于指导已上市药物的结构改造，以提升疗效、减少副作用或改善药代动力学特性。

6. 药物靶标预测工具

存在多种基于药效团方法的在线工具，如 PharmMapper 和 ChemMapper，它们通过药效团匹配和三维相似性比较来预测小分子的潜在靶点。

7. 结合药效团模型和分子对接技术

此方法能够预测药物潜在的靶标，为药物机制研究提供重要线索。

药效团方法在靶点预测领域扮演着至关重要的角色，它不仅提升了药物发现的效率，还为药物设计和改造提供了科学依据。通过药效团模型，研究人员能够更深入地理解药物与靶点之间的相互作用，从而促进新药的发现和开发。

四、机器学习方法

机器学习是一门融合了概率论、统计学等多个学科的交叉学科，构成了人工智能的核心。其本质在于利用数学模型对现有数据进行训练和学习，模拟人类的学习过程，以揭示潜在的规律，并据此指导未来的决策。近年来，以深度学习为代表的人工智能技术迅猛发展，并在医药领域扮演了关键角色，特别是在生物医药领域，人工智能的应用已成为当前研究的焦点。在化学信息学领域，建立机器学习模型的典型流程如下。

1. 数据预处理阶段

对于化合物数据，通常涉及化合物的化学结构及其对应的生物活性数据。根据生物活性数据的不同，可以将模型分为分类和回归两种。分类模型通常依据生物活性的阈值将数据集划分为阳性和阴性两部分。

2. 分子描述符的计算与选择

分子描述符的计算是将分子具体化的表达方式，将分子转化为适合模型训练的向量格式。选择合适的描述符对于构建准确且有效的预测模型至关重要。

3. 机器学习模型的训练阶段

化学信息学中常用的机器学习方法包括贝叶斯学习、支持向量机、最近邻算法、决策树等。

4. 模型的验证与评估

分类模型通常使用准确率、召回率、精确度、F1 分数、马修斯相关系数以及 ROC 曲线下面积等指标进行评估。对于回归模型，则通常通过决定系数（R^2）、均方误差（MSE）、均方根误差（RMSE）和平均绝对误差（MAE）来进行评估。

基于机器学习的靶点预测方法主要有两种。一种是单任务模型，即为每个靶点构建一个独立的机器学习模型，然后利用靶点库中的所有模型对预测分子进行逐一预测，筛选出预测结果为阳性的靶点。在分类模型中，可以根据预测概率进行排序；在回归模型中，则根据预测的活性值进行排序。第二种是多任务模型，它将所有靶点的配体数据整合起来进行训练学习，直接预测出预测分子对每个靶点的概率或活性值。

【思政故事】

黄鸣龙:荒野中的有机化学先驱

一、湄江边的化学圣殿(1940—1941年)

1940年秋,黄鸣龙随中央研究院化学所西迁至重庆北碚。在文庙残破的庑廊下,他望着满地碎瓦苦笑:"孔夫子的门庭,要改作有机化学的道场了。"这座供奉着"万世师表"的庙宇,即将见证现代科学文明的火种重生。

他用供桌拼接实验台,将香炉改造为加热装置,将文昌帝君神龛改为药品柜。最珍贵的设备是从上海抢运来的德国产显微熔点仪,为防潮用桐油纸包裹三层,藏于孔子塑像腹中。学生李方训回忆:"先生每日先对圣人像三鞠躬,才取出仪器——他说这是古今文明的交接礼。"

日军轰炸遵义期间,黄鸣龙率弟子连夜将135箱文献转移至湄江对岸。涉水时突遇山洪,他紧抱《美国化学会志》合订本高喊:"人可湿,书不可湿!"最终用身体筑成"人桥"传递书箱,自己却因寒湿诱发严重关节炎。这场文献保卫战保存了中国有机化学的启蒙火种。

二、十七次轰炸中的还原反应(1941—1944年)

面对沃尔夫-凯惜纳还原法产率低、步骤繁的缺陷,黄鸣龙在《周易》中找到灵感:"穷则变,变则通。这个反应需要'革'卦的革新精神。"因缺耐压设备,他借鉴苗族酿酒工艺,将反应容器改为厚壁竹筒。为保持高温,在江滩搭建"日光反射炉",用300面破镜聚焦阳光加热。1942年3月首试成功时,学生欢呼中突遇空袭警报——这成为往后三年实验的常态。

1943年5月4日,第9次实验即将完成时,日军27架次轰炸机掠过湄潭。黄鸣龙扑在反应装置上高喊:"要炸先炸我!"冲击波震碎庙宇窗棂,他却欣喜发现硝烟中的产物纯度意外提升。当晚在实验记录中写道:"爆炸震动加速了分子碰撞——战火淬炼科学。"

经历17次轰炸中断、23次方案调整,1944年6月终于实现"一锅法"还原工艺。产率从40%跃至95%,反应时间从3天缩短至3 h。美国《有机化学杂志》收到论文时惊叹:"在竹筒和空袭中完成的杰作,这是中国版的居里夫妇传奇。"

三、穿越铁幕的知识火炬(1945—1952年)

1945年,哈佛大学以3 000美元月薪邀其赴美。黄鸣龙在回信中夹寄湄江野菊:"贵校温室虽暖,不及中国荒野的菊花耐寒。"1949年,国际纯粹与应用化学联合会将黄鸣龙改良法写入《有机化学命名原则》。苏联代表质疑:"为何用中国人命名?"英国化学家巴顿拍案而起:"难道牛津的实验室比中国战地更配诞生伟大发现?"1952年,黄鸣龙舍弃麻省理工学院的终身教职，将积蓄换成127箱仪器海运回国。海关扣押时他据理力争："这些不是商品，是中国有机化学的脊梁！"货轮抵沪当日，他在甲板上向欢呼人群展开元素周期表挂图："我的元素周期表里，最珍贵的元素叫中国！"

四、甾体药物的中国之路（1953—1979年）

面对西方对甾体激素的封锁，黄鸣龙在《本草纲目》中寻找突破口："古人能用皂角苷治病，我们必能从中提取甾体母核。"他率队深入云南武定，发现彝族毕摩用黄山药治疗风湿。在火塘边与老祭司彻夜长谈后，确定以黄山药皂苷为原料。1958年建成首个"山间车间"，用石磨粉碎、陶缸发酵，年产皂素达300 kg，成本仅为进口的1/20。1965年，其团队完成可的松全合成。为验证疗效，他以身试药导致严重水肿，却坚持记录："关节痛感减轻67%，尿蛋白增加2 g——说明糖皮质激素起效，但需改进肾脏代谢。"这种献身精神催生出中国首个自主知识产权甾体药物"醋酸泼尼松"。

五、最后的分子式（1979—2019年精神传承）

1979年春，黄鸣龙逝世。去世前他仍在坚持工作，于病榻上审定《中国药典》甾体药物篇。2019年，中国科学院上海有机所重建"湄潭实验室"。年轻研究员用黄鸣龙还原法合成抗癌新药时，在气相色谱仪上发现异常峰形——竟是当年文庙实验残留的松香成分。所长张新刚感慨："这是先辈在分子世界的叮咛：勿忘来时路。"

黄鸣龙证明，科学创新不需要奢华实验室，需要的是文明传承的定力。其还原法被列入哈佛大学"逆境创新"经典案例，启示当代科研：真正的原始创新往往诞生于文明求存的张力之中。从湄江竹筒到云南山寨，他开创了"科学本土化"范式。2015年屠呦呦获诺奖时特别致谢："黄鸣龙先生的甾体研究，为青蒿素提纯提供了方法论启示。"

第四章　天然产物活性分子药物靶标验证方法

作为药物研发领域新型化合物的重要来源，天然产物在现代药物研制进程里占据着举足轻重的地位。目前，相当一部分临床药物直接或间接来源于天然药物。随着现代药物研发的深入，天然产物的研究逐渐成为生物医药领域的重要方向。天然产物不仅在传统医学中具有悠久的应用历史，而且在现代药物开发中展现出独特的优势和潜力。近年来，众多研究成果纷纷表明，天然产物活性分子能够通过多种机制与生物靶标相互作用，进而发挥其药理活性。因此，针对天然产物活性分子的药物靶标验证，成为药物探索与开发流程中至关重要的环节。

天然产物是指来源于植物、动物、微生物等生物体的具有生物活性的化合物。这些化合物呈现出丰富多样的结构和生物活性，包括抗肿瘤、抗感染、抗炎、抗氧化等方面。研究发现，许多现代药物的关键活性成分来源于天然产物，如青霉素、紫杉醇和奎宁等。这些天然产物因其独特的化学结构而展现出相应的药理活性，并通过多种机制作用于细胞，如酶抑制、受体激动或拮抗、信号转导途径的调节等。因此，深入了解天然产物的活性分子与其靶标的相互作用机制，对开发新药具有重要意义。

药物靶标是指人体中与给定药物发生直接相互作用的生物分子，通常是蛋白质、酶或核酸等。药物通过与靶标特异性结合，对其功能进行调节和干预，从而发挥治疗作用。

靶标验证是药物研发过程中的关键步骤，旨在精确确定天然产物中活性分子在生物体内的作用靶点。药物靶点的准确鉴定及相关研究在药物研究领域具有重要的理论意义和实用价值。天然活性小分子新靶点的发现也将为相关疾病的治疗开辟广阔的研究空间。靶标验证可以帮助研究者确认天然产物活性分子发挥药理活性的内在分子机制，为后续的药物开发提供理论基础。有效的靶标验证方法能够提高药物研发的成功率，并缩短研发周期。靶标验证的方法多种多样，主要包括生物化学方法、细胞生物学方法和动物模型等。目前的鉴定方法既可以独立使用，也可以互补使用，它们的组合使用可能更有利于天然产物靶标的鉴定。

第一节　直接验证方法介绍

一、等温滴定量热法

等温滴定量热法（Isothermal Titration Calorimetry，简称 ITC）是一种研究生物热力学与生物动力学的重要方法，它通过高灵敏度、高自动化的微量量热仪连续、准确地监测和记录一个变化过程的量热曲线，原位、在线和无损伤的同时提供热力学和动力学信息。其应用范围包括蛋白质、小分子和核酸三者两两之间的相互作用以及生物分子与细胞的相互作用，为分子间相互作用的完整热力学表征提供了一条直接途径。

1. 原理

ITC 仪器包含参照池和样品池，将一种反应物配制成澄清溶液放在一个温控样品池中，通过一个热电偶回路与参照池偶联，另一种反应物作为配体置于注射器中（图 4-1）。样品池和参照池通过绝热装置隔开，但保持环境条件相同。

在恒温条件下，注射器中的配体溶液以一定速度滴定到样品池中，并进行充分搅拌。每次滴定会产生一个热量脉冲，热量的释放或吸收与发生的结合量成正比。仪器测量样品池和参照池的热量变化，显示为一个吸热或放热的峰。当样品池中发生结合时，热敏装置会检测样品池之间的温差，并将反馈给加热器，加热器会补偿这种差异并使样品池恢复到相等的温度。当细胞中的蛋白质被添加的配体饱和时，热信号减弱，直到只观察到稀释的背景热。通过对每一次滴定时的热量积分并对浓度进行归一化处理，再选择合适的拟合结合模型，获取结合相关的参数。

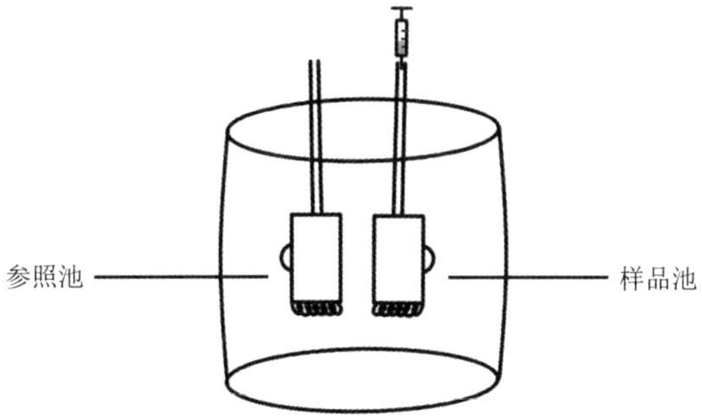

图 4-1　ITC 原理示意图

2. 基本操作流程

1)样品准备

根据实验需求,准备好需要进行滴定的样品和滴定剂。样品和滴定剂的纯度和浓度需要根据实验要求进行精确控制。

2)仪器准备

打开等温滴定量热仪,进行仪器预热和校准。根据实验要求,设置好仪器的参数,如温度、搅拌速度、滴定速度等。

3)滴定实验

将样品加入样品池中,将滴定剂加入滴定管中。启动滴定程序,滴定剂会按照设定的速度滴加到样品池中,同时仪器实时监测和记录样品池与参比池之间的温度差或热功率变化,并将其转换为热效应数据。

4)数据采集和分析

滴定实验完成后,仪器会自动保存采集和记录的实验数据。可以使用仪器自带的软件或其他数据分析软件对实验数据进行处理和分析,得到样品和滴定剂之间的相互作用参数,如结合常数、结合焓、结合熵等。不同类型的相互作用可能需要选择不同的模型进行拟合,实验过程中各种可能引入误差的因素,如仪器噪声、样本浓度误差、温度波动等,也需要运用适当的方法进行分析和校正,以提取准确的相互作用参数。

5)实验结束

实验结束后,关闭仪器,清洗样品池和滴定管,将仪器恢复到初始状态。

ITC 对样品纯度要求严格,且必须精确测定样本的浓度。无论是蛋白质还是小分子化合物等样本,都需要较高的纯度,以避免杂质对实验结果产生干扰。但不需要固定、修饰或标记(如荧光标记、放射性标记等)蛋白质,这避免了额外的处理过程可能对样品结构和活性所产生的干扰。ITC 虽然操作复杂,但其得到的结果精确度高,对于研究低亲和力结合事件(如一些瞬时蛋白-蛋白相互作用、小分子-蛋白质相互作用等)具有独特的优势。在药物研发早期阶段,筛选与靶点具有低亲和力但可能具有潜在活性的先导化合物时,ITC 的高灵敏度能够提供关键的结合力信息,帮助发现那些可能被其他技术遗漏的潜在药物分子。除了热力学参数外, ITC 还可以原位、在线、无损伤地提供动力学信息,有助于更全面深入地了解分子间相互作用的过程。

在测定结合力方面,ITC 以其直接、准确、灵敏、广泛适用和能够动态监测结合过程等独特优势,成为研究生物分子相互作用的重要技术手段之一,为生命科学基础研究和药物研发等领域提供了关键的实验数据和理论支持。

二、生物膜干涉技术

生物膜干涉技术（Bio-Layer Interferometry，简称 BLI）是一种无标记的、实时监测的光学检测技术，可实时监控整个分子间的结合过程，并计算出分子之间的亲和力、结合速率、解离速率等重要数据。现已广泛应用于蛋白结构靶点分析、药物研发与筛选、中药提取物及天然产物分析等生命科学研究领域。

1. 原理

BLI 技术基于光干涉的原理，在其配套使用的生物传感器探头顶端表面，包覆有一层具生物分子相容性的光纤膜层。当可见光通过传感器的光纤膜时，会在膜层里的两个表面分别发生反射，所产生的两束反射光线进一步发生干涉现象，形成原始干涉图谱（图 4-2）。

首先将一种生物分子固定在传感器末端形成一层生物膜，当有配体通过不同的作用力偶联到膜层上时，传感器末端生物膜层厚度发生一定变化。光通过传感器的生物膜层后发生透射和反射所形成的干涉光波会产生相对位移，形成新的干涉图谱。相较于之前的图谱，新图谱产生的位移即反映了膜层厚度的变化。

最后根据分子结合前后图谱的变化对待检测分子进行分析，BLI 仪器可监测相对位移变化，并将其转化为系统特有参数和图谱呈现，包括结合常数（K_a）、解离常数（K_d）以及起始结合速率等，通过拟合计算分析还能够得到亲和力（K_D）和浓度信息。

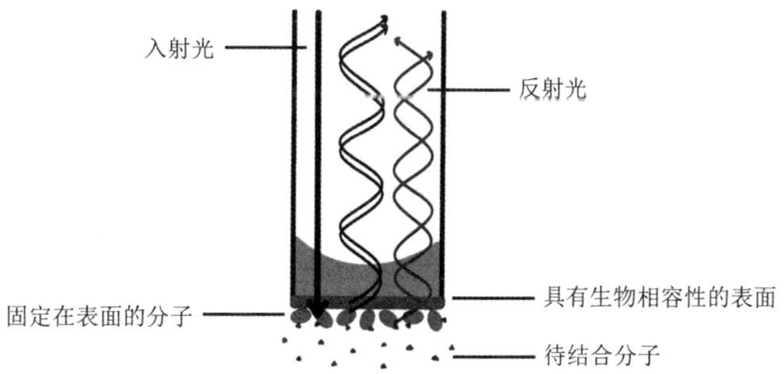

图 4-2　BLI 原理示意图

2. 基本操作流程

1）样品准备

根据研究目的，准备好相关的生物分子样品，如蛋白质、核酸等，并进行必要的纯化和浓度测定等预处理。对于蛋白质样品，要确保其具有足够的纯度和活性；对于核酸样品，可能需要进行生物素标记等操作以便后续检测。

2)选择合适的传感器

根据样品的性质和实验需求,挑选适合的传感器类型,如蛋白 A/G 传感器、链霉亲和素传感器等。不同的传感器对不同的生物分子具有特异性的结合能力,例如蛋白 A/G 传感器适用于大多数抗体和 Fc 融合蛋白的检测。

3)传感器的预处理

将传感器放置到仪器的传感器架上,然后进行预处理。通常是将传感器浸泡在特定的缓冲液中,以平衡传感器表面的性质,确保其处于最佳的工作状态。

4)样品加载

将处理好的样品和对照样品分别加入 96 孔板的相应孔中,注意要准确加入适量的样品体积,并避免产生气泡。一般来说,每个样品需要设置多个浓度梯度或重复孔,以确保实验结果的准确性和可靠性。

5)将传感器浸入样品

将装有传感器的传感器架放入 96 孔板中,使传感器末端浸入样品溶液中,确保传感器与样品充分接触,以便生物分子能够在传感器表面发生结合反应。

6)仪器参数设置

通过仪器控制软件设置实验参数,如检测温度、震荡速度、结合时间、解离时间等。这些参数的设置会影响实验结果的准确性和可靠性,需要根据具体的实验要求和样品特性进行优化调整。

7)实时监测与数据记录

启动仪器开始检测,仪器会实时监测传感器表面生物分子结合和解离过程中干涉光谱的位移变化,并将数据以曲线或数值的形式记录下来,得到实时的反应监测图谱,包括结合曲线、解离曲线等。

8)数据分析与结果解读

实验结束后,利用仪器配套的分析软件对采集到的数据进行处理和分析。软件可以自动拟合曲线,计算出各种热力学和动力学参数,如结合常数、解离常数、亲和力、化学计量数等。根据计算得到的参数,对生物分子间的相互作用进行定性和定量分析,评估相互作用的强度、特异性、速率等特性,并结合实验目的和相关背景知识,对结果进行讨论和解释,得出科学合理的结论。

BLI 技术无须对生物分子进行荧光、放射性等标记,能够保持生物分子的原始状态和活性,避免了标记过程可能对分子结构和功能造成的影响,可真实反映生物分子间的相互作用情况,从而保证了实验数据的准确可靠。BLI 适用的样品范围广,可用于检测蛋白质、核酸、多糖、脂类、小分子药物、抗体、病毒、细菌及细胞等多种生物分子之间的相互作用,涵盖了生命科学研究的多个领域。其探针能够在多种溶液环境中稳定工作,甚至可以耐受一定浓度的有机溶剂如二甲亚砜等,这对于一些需要在特定溶液条件下进行的实验非常有利。此外,实时高通量的检测和简便快速的实验流程能即时观察到实验过程中的变化,便于及时调整实验方案,大大提高了实验效率。无须复杂的样品及缓冲液预处理,减少了实验操作的复杂性和误差来源,也没有复杂的流路系统、泵和进样系统,降低了对实验人员技术水平及设备维护的要求,易于上手和掌握。

三、表面等离子共振

表面等离子共振(Surface Plasmon Resonance,简称 SPR)是指光在棱镜与金属膜表面上发生全反射现象时,形成消逝波进入光疏介质中,而在介质中又存在一定的等离子波,在基于能量守恒的前提下两种波段相遇时可能会发生的共振现象。该技术可以检测抗原与抗体、DNA 与蛋白、DNA 与 DNA 之间的相互作用,已广泛应用于生命科学、医学诊断、食品安全及环境检测等领域。

1. 原理

SPR 生物传感器的光源为偏振光,传感芯片表面镀有一层金膜,实验时,先将一种生物分子(靶分子)固定在金膜表面,然后将与之相互作用的分子溶于溶液(或混合液)流过芯片表面。在金膜芯片上的蛋白和流路中的分子结合有解离的过程中,共振角(即 SPR 角)就会随之发生变化,检测器检测到这种变化,根据此变化曲线作图分析,可得出分子间的结合常数 K_a、解离常数 K_d 或亲和力常数 K_D。

2. 基本操作流程

1)配体偶联

将待固定的配体(如蛋白质、核酸等生物分子)溶解在适宜的缓冲液中,通过仪器的进样系统将配体溶液缓慢注入芯片表面的通道中,配体分子会基于芯片表面的化学基团与芯片发生共价或非共价结合,在芯片表面形成一层均匀的配体层。此过程需要精确控制配体浓度、进样流速和时间等参数,以确保固定的配体量和活性符合实验要求,同时可利用仪器自带的检测功能实时监测固定过程,确保固定效果。

2)样品准备与进样

制备含有分析物(与配体相互作用的分子)的样品溶液,同样需溶解在合适的缓冲液中,并保证其纯度和浓度准确已知。将样品溶液注入芯片通道,使其流经固定有配体的芯片表面区域,在一定流速下,分析物与配体发生特异性相互作用并结合,这会引起芯片表面折射率的变化, SPR 仪器能够实时监测并记录这种变化,以传感图的形式呈现,传感图反映了随着时间推移响应信号(通常为共振单位 RU)的变化情况,结合阶段响应信号逐渐上升。

3）解离阶段

停止样品溶液的进样，改通缓冲液，此时已结合的分析物会逐渐从配体上解离下来，仪器继续监测响应信号，解离阶段响应信号逐渐下降。

4）芯片再生

对芯片进行清洗和再生处理，以便进行下一轮实验或不同样品的检测。

5）数据处理与分析

利用仪器配套的专业软件对整个过程采集到的传感图数据进行分析。通过特定的数学模型拟合结合和解离阶段的数据曲线，计算出如结合常数（K_a）、解离常数（K_d）、亲和常数（K_D）等动力学和热力学参数，从而定量地描述分析物与配体之间相互作用的强度、速率等特性，进而深入探究分子间相互作用机制和相关生物过程。

SPR 技术同样无须对生物分子进行荧光、放射性等标记，保持了生物分子的原始状态和活性。SPR 技术的仪器通常有较复杂的光学系统和微流控系统，可精确控制样品的流动和反应条件，兼具高灵敏度与宽动态范围，能够检测到微小的折射率变化，从而可以检测到非常低浓度的分子以及微弱的相互作用，有助于临床中疾病的早期诊断。SPR 技术的检测范围包括从皮摩尔到纳摩尔级别，能够适应不同浓度范围的分析需求，为研究不同条件下分子间的相互作用提供了更广阔的浓度检测范围。SPR 技术通常能够提供稳定且可重复的检测结果，具有更好的数据重复性和可靠性。

四、细胞热转移实验 CETSA

细胞热转移实验（Cellular Thermal Shift Assay，简称 CETSA）是一种通过检测蛋白质热稳定性变化，分析细胞内药物与靶蛋白结合情况的实验。CETSA 实验的样品可以是细胞，也可以是组织样本，检测方法主要有免疫印迹法（Western blot）和基于质谱（MS）的方法。

1. 原理

蛋白质的热稳定性会因与小分子化合物（比如药物分子）结合等相互作用而发生改变。在正常状态下，当对细胞进行逐步升温处理时，蛋白质会随着温度升高逐渐发生变性、聚集进而沉淀，不同蛋白质有着各自相对固定的变性温度范围。然而当蛋白质和特定小分子相互作用后，其结构稳定性得到增强，变性所需的温度就会相应提高，热熔曲线会发生右移。通过检测不同温度下细胞内蛋白质的含量变化情况，就能推断目标蛋白是否与小分子发生了相互作用，进而确定潜在的药物靶点或者分析蛋白质在细胞内的功能状态变化。

2. 基本操作流程

1）细胞培养与处理

选择符合实验需求的细胞系，培养足量细胞。设置加药组和对照组，用相应的药物或小分子化合物对细胞进行处理一定时间，确保小分子与细胞内可能的靶点蛋白充分相互作用。

2）样本制备与梯度升温

充分裂解细胞后，对细胞进行梯度升温处理。从 37 ℃左右开始，以一定的温度间隔（常见为 2~5 ℃）逐步升高温度，最高温度通常设定在大部分细胞内蛋白质开始大量变性的温度附近（一般为 60~70 ℃）。在每个设定温度点处理一定时间后，快速冷却以终止热变性过程，获得的细胞裂解液用于后续的蛋白质分析。实验过程中需注意保持各温度加热时间的一致性。

3）蛋白质检测

利用合适的蛋白质检测技术对细胞裂解液中的蛋白质进行分析，常用的方法有免疫印迹法（Western blot），通过特异性的抗体来识别并检测目标蛋白质的含量变化；也可以采用基于质谱（MS）的方法，能够更全面地分析众多蛋白质的含量以及其变化情况，从而更全面地了解细胞内蛋白质受小分子影响后的热稳定性改变情况。

CETSA 可以使用细胞或组织样本进行检测，对于一些难以分离纯化的蛋白质或蛋白复合物，无须进行复杂的提取和纯化步骤，直接在细胞裂解液中即可进行检测。在完整的细胞环境中进行检测，最大程度地还原了蛋白质在体内真实的存在状态和相互作用情况，相较于传统的体外实验方法（如在纯化蛋白质基础上进行的结合实验等），更接近生理环境，所得到的结果更具说服力，能有效避免因体外环境与体内环境差异而导致的结果偏差。实验流程相对简单，操作简便，成本相对较低，易于实现。

五、微量热泳动 MST

微量热涌动（Micro Scale Thermophoresis，MST）技术是一种基于检测在温度梯度中的生物分子电泳迁移率的变化而检测生物分子间结合、解离过程，获取分子间相互作用的模式和动力学常数等方面信息的技术。MST 技术对配体或受体蛋白质分子进行荧光标记，并在微小温度梯度下观察其扩散速度的变化。一旦发生蛋白质间相互作用，结合会导致荧光标记分子的物理化学性质发生改变，从而影响其在温差驱动下的迁移速度，即热泳动。通过对结合前后热泳动速率的对比，可获取相互作用的亲和力。

1. 原理

溶液中的分子会因温度梯度而产生定向移动，这就是热泳动现象。在微量热泳动技术中，当对含有生物分子的微小样品区域施加一个微观的温度梯度时，不同分子由于自身的理化特性差异（比如大小、电荷、水化层等），会以不同的速度在溶液中移动，这种移动速度的差异就成为检测分子间相互作用的关键依据。

当两种生物分子存在相互作用并结合形成复合物时，复合物的整体理化性质与单独的分子相比会发生改变，进而导致其在温度梯度下的热泳动行为也出现变化。例如，原本单独的小分子在热泳动时移动速度较快，但当其与一个较大的蛋白质分子结合后，形成的复合物移动速度就会变慢。通过检测这种热泳动行为的变化，就能判断分子间是否存在相互作用，并进一步分析相互作用的相关特性。

2. 基本操作流程

1）样品准备

准备好相互作用的两种生物分子样品，如蛋白质、核酸、小分子等，并确保其具有较高纯度和合适浓度，尽量减少杂质干扰，可通过紫外分光光度法等精确测定浓度。通常对其中一种分子进行荧光标记，标记方法要尽可能减少对分子结构和功能的影响。

2）仪器参数设置

根据样品生物分子的性质和实验需求设置合适的温度、激光功率、检测时间等参数。温度一般在室温到生理温度（如 37 ℃）范围内选择；激光功率需通过预实验或者参考以往类似经验来确定，以产生可检测的热泳动差异且不破坏样品为宜；检测时间从几秒到几十秒不等，要能完整捕捉分子热泳动变化过程。

3）样品加载与检测

将制备好的样品小心加载到毛细管中，注意避免产生气泡，然后将毛细管放入微量热泳动测量仪的检测位置，启动仪器进行检测，仪器会实时监测分子在温度梯度下的移动轨迹，并将其转化为电信号或者数字信号进行记录。

4）数据处理与分析

将仪器输出的数据传输到配套软件中，通过特定数学模型进行曲线拟合，计算出结合常数、解离常数、化学计量比等参数，以定量描述分子间相互作用的强度、亲和力和结合特性等情况。

MST 技术仅需要极少量的样品即可进行实验，同时具备高灵敏度，能够检测到非常微弱的分子间相互作用。即使是亲和力较低或者结合短暂的分子相互作用也有可能被检测出来。且无须对样品进行高度纯化，可直接在细胞裂解液、血清、脂质体等复杂生物溶液中研究分子间相互作用，对于难以纯化的膜蛋白等生物分子的研究尤为便利。不仅可以得到分子间的亲和力（K_D），还能研究结合能量学，如自由能（ΔG）、焓（ΔH）和熵（ΔS）等，确定生物分子结合位点的数目、化学计量学参数等，为深入理解分子间相互作用的本质提供全面的信息。

MST 仪器结构相对简单，不需要日常的校准、平衡和冲洗等复杂维护操作，也无须使用昂贵的耗材，运行成本低。且实验流程简单，易于操作，不需要烦琐的样品预处理和复杂的仪器设置，能够快速获得实验结果。

但荧光标记分子的过程可能会对生物分子的结构或功能产生一定影响，即使尽量选择温和的标记试剂，仍难以完全排除这种潜在风险，从而有可能导致检测到的分子间相互作用与实际情况存在偏差。标记的效率和特异性也可能不够理想，导致荧光信号不均匀或出现非特异性标记，影响数据的准确性。

在复杂体系中，待检测分子与其他物质形成复合体或者与其他分子存在竞争结合关系，可能会影响数据的准确性，难以准确测定目标分子间的特异性相互作用。蛋白的翻译后修饰如磷酸化、糖基化等会改变蛋白的性质和结构。在不同的实验体系中，这些修饰也可能会导致蛋白的热泳动行为发生变化，使得检测的数据产生漂移，影响结果的可比性和可靠性。

六、免疫共沉淀 Co-IP

免疫共沉淀（Co-Immunoprecipitation，Co-IP）是以抗体和抗原之间的专一性作用为基础的用于研究蛋白质与蛋白质之间相互作用的经典方法，广泛应用于生物化学和分子生物学领域，在一定条件下也可用于探索蛋白与小分子之间的相互作用。

1. 原理

当细胞在非变性条件下被裂解时，完整细胞内存在的许多蛋白质-蛋白质间的相互作用被保留了下来。利用针对其中一种目标蛋白质（抗原）的特异性抗体进行免疫沉淀，那么与之相互作用的另一种蛋白也会被一起沉淀下来。

在抗体与目标蛋白结合形成免疫复合物后，再通过一些手段（如表面固定有 Protein A 或 Protein G 等蛋白的琼脂糖珠或磁珠等载体，Protein A 或 Protein G 等蛋白能与抗体的 Fc 段特异性结合），使得这种免疫复合物能够被沉淀下来。由于相互作用的蛋白质之间结合紧密，与目标蛋白相互作用的其他蛋白也会随着这个免疫复合物一同被沉淀，这样就可以捕获到与目标蛋白存在相互作用的其他蛋白质分子，进而确定它们之间的相互作用关系。这种方法是在生理状态下，保持蛋白质的天然构象和相互作用环境。

2. 基本操作流程

1）细胞裂解与预处理

首先收集细胞，用预冷的细胞裂解缓冲液重悬细胞，在冰上放置一定时间（通常 15~30 min），使细胞充分裂解。在此期间可适当进行涡旋、超声等操作来帮助细胞裂解，但要注意避免过度处理导致蛋白质变性。裂解完成后，将样本在 4 ℃条件下高速离心（如 12 000~15 000 r/min），收集上清液，即为含有各种蛋白质的细胞裂解液。

如果是组织样本，则需先将组织剪碎，研磨成匀浆状，再用细胞裂解缓冲液进行裂解，后续同样进行离心操作获取细胞裂解液。

2）抗体与细胞裂解液孵育

将适量的特异性抗体加入细胞裂解液中，使抗体与可能存在的目标蛋白充分结合。一般在 4 ℃下缓慢摇动孵育 2~4 h，低温条件有助于减少非特异性结合以及蛋白质降解等情况发生。

3）免疫复合物沉淀

将偶联有 Protein A 或 Protein G 的琼脂糖珠或磁珠预先用洗涤缓冲液平衡好，加入孵育后的体系中，继续在 4 ℃下缓慢摇动孵育 1~2 h，使抗体-免疫复合物能够结合到固相载体上。然后通过离心（对于琼脂糖珠）或利用磁架（对于磁珠）收集带有免疫复合物的固相载体，弃去上清液，完成免疫复合物的沉淀操作。

4）洗涤免疫复合物

为去除非特异性结合在固相载体上的杂质蛋白，需用洗涤缓冲液对沉淀下来的免疫复合物进行多次洗涤（通常为 3~5 次），每次洗涤后都通过离心或磁架收集固相载体，弃去洗涤液，以提高后续检测结果的准确性。

5）蛋白质洗脱与检测

最后使用洗脱缓冲液将结合在固相载体上的目标蛋白以及与之相互作用的蛋白洗脱下来，并收集洗脱液。洗脱下来的蛋白质可以通过蛋白免疫印迹法（Western blot）进行检测，观察条带情况，判断是否存在相互作用以及相互作用的蛋白质种类；也可以采用基于质谱（Mass Spectrometry）的方法，对洗脱下来的蛋白质进行更全面、深入的鉴定分析。

Co-IP 实验在生理条件下进行，能够反映蛋白质在体内真实的相互作用情况。在抗体特异性良好的情况下，能够较为精准地捕获到与目标蛋白相互作用的蛋白，有助于准确鉴定相互作用的蛋白质。对于已知存在的蛋白质复合物，通过 Co-IP 技术可以验证复合物中各成员蛋白之间的相互作用关系，进一步确认复合物的组成成分以及它们之间结合的紧密程度等特性，为理解这些蛋白质复合物在细胞功能发挥中的作用提供依据。

但如果抗体的特异性不佳或者亲和力不够，会导致出现大量非特异性结合的杂质蛋白，影响结果判断，或者无法有效捕获到目标蛋白及其相互作用蛋白。细胞裂解过程中蛋白质的构象变化、相互作用被破坏，或者实验操作过程中的一些因素（如洗涤过度导致弱相互作用的蛋白丢失等），也会导致最终检测不到蛋白之间的相互作用，出现假阴性结果。因此，通常采用温和的裂解条件，以避免破坏蛋白质之间的相互作用。例如，使用非离子型去污剂裂解细胞，同时添加蛋白酶抑制剂和磷酸酶抑制剂，确保蛋白质不被降解或去磷酸化。

Co-IP 实验只能检测某个特定时间点下蛋白质之间的相互作用情况，难以体现蛋白质相互作用在细胞生理过程中的动态变化过程，对于一些受时间、环境等因素影响的动态相互作用研究存在局限性。

七、Pulldown

Pulldown 通常是将一种已知的蛋白（诱饵蛋白）固定在固相载体（如琼脂糖珠或磁珠）上，然后将含有目标蛋白（猎物蛋白）的细胞裂解液与诱饵蛋白孵育。如果猎物蛋白与诱饵蛋白相互作用，就会结合在固相载体上，通过洗涤等操作去除未结合的蛋白，最后将结合在固相载体上的猎物蛋白洗脱下来进行检测。

1. 原理

Pulldown 技术通常基于对目标蛋白或其相互作用蛋白添加亲和标签（如谷胱甘肽-S-转移酶 GST、组氨酸标签 His-tag 等）。

以 GST 标签为例，将目标蛋白与 GST 进行融合表达，利用 GST 能与谷胱甘肽（GSH）特异性结合的特性，把融合蛋白固定在带有 GSH 的固相载体（常见为琼脂糖珠）上，形成“GST-目标蛋白-琼脂糖珠”复合物。然后将其与含有其他可能相互作用蛋白的样品（如细胞裂解液）进行孵育，若样品中存在与目标蛋白相互作用的蛋白，它们就会结合到固定化的目标蛋白上，之后通过洗涤等操作去除未结合的杂质蛋白，最终通过洗脱的方式把结合的相互作用蛋白收集下来进行分析，以此确定与目标蛋白存在相互作用的蛋白。

His-tag 则是利用其可与金属离子（如镍离子等）特异性结合的特点，通过镍琼脂糖珠等固相载体来固定带 His-tag 的目标蛋白进行类似的相互作用蛋白筛选操作。不同的亲和标签在选择上要根据目标蛋白的特性、后续检测方法以及实验条件等来综合考虑，例如 GST 标签的融合蛋白表达量相对较高且较稳定，而 His-tag 的优势在于操作相对简便、成本较低等。

2. 基本操作流程

1）构建重组表达载体

根据目标蛋白的序列和选择的亲和标签类型，通过基因克隆技术构建含有目标蛋白与亲和标签编码序列的重组表达载体，并且对构建好的载体进行测序验证其准确性。

2）转化宿主及蛋白表达

将重组表达载体转化到合适的宿主（如大肠杆菌）中，通过在含有相应抗生素的培养基上筛选获得阳性转化的单克隆，然后接种到液体培养基中，使用 IPTG（异丙基-β-D-硫代半乳糖苷）等物质诱导融合蛋白大量表达。

3）融合蛋白纯化

培养结束后收集、裂解细胞，释放出融合蛋白并进行纯化，裂解过程中可采用涡旋、超声等辅助操作帮助细胞充分裂解，但要注意避免过度处理导致蛋白变性。将纯化的蛋白与预先用洗涤缓冲液平衡好的亲和标签对应的固相载体（如谷胱甘肽琼脂糖珠或镍琼脂糖珠）进行结合，在摇床上缓慢摇动孵育 1~2 h，使融合蛋白固定到固相载体上，之后通过离心或磁分离收集带有融合蛋白的固相载体，弃去未结合的上清液，再用洗涤缓冲液对其进行多次洗涤（一般为 3~5 次），去除杂蛋白，得到纯化的融合蛋白固定在固相载体上的复合物。

4）孵育结合

将含有纯化的融合蛋白-固相载体复合物与待检测的样品（如细胞裂解液）进行孵育，在 4 ℃下缓慢摇动孵育 2~4 h，使样品中可能与目标蛋白相互作用的蛋白结合到固定化的目标蛋白上，低温条件有助于减少非特异性结合。

5）洗涤去除杂质

孵育结束后，用洗涤缓冲液对复合物进行多次洗涤（同样 3~5 次），每次洗涤后通过离心或磁分离收集固相载体，去除未特异性结合的蛋白，提高后续检测的准确性。

6）洗脱与检测

最后使用相应的洗脱试剂（如还原型谷胱甘肽溶液或咪唑溶液等）将结合在固相载体上的目标蛋白及其相互作用蛋白洗脱下来，收集洗脱液。洗脱下来的蛋白质可以通过蛋白免疫印迹法（Western blot）进行检测，观察蛋白条带情况来判断是否存在相互作用以及相互作用的蛋白种类；也可以采用基于质谱（Mass Spectrometry）的分析方法，对洗脱下来的蛋白质进行更全面、深入的鉴定分析。

Pulldown 技术可以对相互作用进行体外验证，不受细胞内其他因素（如其他竞争性结合蛋白）的干扰，实验条件相对更容易控制。并且可以通过构建不同标签的诱饵蛋白，对于已知的两个蛋白质之间的相互作用进行体外验证，直观地证明它们之间是否存在直接结合关系。或通过构建不同片段的诱饵蛋白，对目标蛋白的相互作用区域进行定位和分析，有助于深入了解蛋白质相互作用的结构基础。

因为是体外实验，无法完全模拟细胞内的生理环境，所以结果可能与细胞内实际的相互作用情况存在差异。只能证明蛋白之间存在相互作用的可能性，但不能确定这种相互作用在细胞内的真实功能和意义，需要结合其他实验进一步验证。此外，在构建诱饵蛋白和固定过程中，可能会改变诱饵蛋白的构象，从而影响其与猎物蛋白的相互作用，也有可能产生假阳性或假阴性结果。

天然产物活性分子靶标各个直接验证方法的适用范围比较见表 4-1。

表 4-1　天然产物活性分子靶标各个直接验证方法的适用范围比较

检测方式	可检测的样品种类	操作难易程度	检测结果	精确度	价格
ITC	蛋白质、小分子、核酸等	复杂	相互作用的亲和力、结合动力学参数、热力学参数等	高	较高
BLI	蛋白质、核酸、多糖、脂类、小分子药物、抗体、病毒、 细菌及细胞等	中等	相互作用的亲和力、结合动力学参数等	较高	中等
SPR	抗原与抗体、DNA 与蛋白、DNA 与 DNA 等	中等	相互作用的亲和力、结合动力学参数、热力学参数等	高	较高
CETSA	细胞、蛋白质等	简单	蛋白质的热稳定性变化	中等	低
MST	蛋白质、小分子、核酸等	简单	相互作用的亲和力、自由能（ΔG）、焓（ΔH）和熵（ΔS）等静态参数	较高	低
Co-IP	细胞裂解物、蛋白质等	中等	是否形成蛋白质相互作用复合物	中等	低
Pulldown	细胞裂解物、蛋白质等	简单	是否形成蛋白质相互作用复合物	中等	低

第二节　直接互作结果的实验验证

分子-蛋白直接互作验证之后，需要配合功能实验结果，从而验证互作是否有效，即与分子的结合实实在在地影响了蛋白功能。如果二者只是结合而没有出现相应的表型，例如靶基因下游蛋白或基因表达并没有受到影响，或者信号通路并没有开启或者关闭，那么这样的互作是无效的。反之，如果分子与蛋白的结合影响了靶蛋白活性，甚至其与下游蛋白的互作，那么这样的结合被认为是有效的。总的来说，如下检测可以配合直接互作证据，验证天然产物分子的作用效果。

一、细胞表型

通过特定的处理方式在体外构建细胞模型，模拟疾病状态或者特定的生理环境改变，然后观察细胞在形态、功能等方面呈现出的特征变化，即细胞表型变化。对于天然产物活性分子药物靶标验证而言，若其作用于特定靶标能对细胞产生影响，那么在造模后的细胞中，添加天然产物活性分子后观察到的细胞表型改变，可作为间接推断其作用靶标的依据之一。

1. 细胞模型建立

若要研究抗肿瘤天然产物活性分子，可选用相应癌细胞系（如人乳腺癌细胞系 MCF-7，肝癌细胞系 HepG2 等）。炎症和氧化应激细胞模型可使用脂多糖（LPS）、过氧化氢（H_2O_2）等方法进行诱导。LPS 会激活细胞内 TLR4 等炎症相关信号通路，促使细胞释放肿瘤坏死因子-α（TNF-α）、白细胞介素-6（IL-6）、白细胞介素-1β（IL-1β）等多种炎症因子，表现出炎症细胞的特征。H_2O_2 会引发细胞内的氧化还原失衡，产生大量活性氧（Reactive Oxygen Species，ROS），诱导炎症反应发生。

后续可通过 DCFH-DA 荧光探针检测细胞内 ROS 水平、炎症因子表达水平以及抗氧化酶活性变化（如超氧化物歧化酶、谷胱甘肽过氧化物酶等）等方法来判断炎症细胞模型是否成功构建。

2. 添加适量天然产物及观察

将天然产物活性分子以合适的浓度添加到造模后的细胞培养体系中，依据具体实验设计培养一定时间（数小时到数天不等）。后续从细胞形态、细胞增殖（MTT 法、CCK-8 法）和凋亡（Annexin V-FITC/PI 双染流式细胞术）水平、迁移和侵袭能力（利用 Transwell 小室等实验）、炎症因子分泌水平（ELISA 和 qPCR）、活性氧（ROS）水平、抗氧化酶活性及表达量等方面进行检测。

在炎症或氧化应激时，细胞形态可能变得不规则、肿胀或萎缩、贴壁不牢等（图 4-3）。若细胞模型恢复，细胞形态应逐渐恢复到正常的规则、饱满且贴壁良好的状态。功能方面，若天然产物活性分子使细胞这些表型往正常或预期方向改变，相应检测指标的水平也应向对照组接近，提示其可能作用于与这些细胞表型相关的靶标蛋白或信号通路。

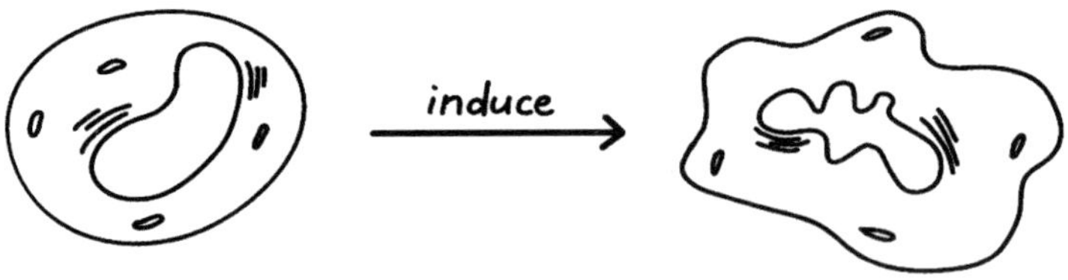

图 4-3　体外构建细胞模型示意图

二、动物表型

根据天然产物活性分子预期作用的疾病或生理过程来选择合适的动物模型。例如，研究抗炎活性分子可选择类风湿关节炎模型；对于神经保护活性分子，可采用脑缺血再灌注损伤小鼠模型等。

在动物体内通过诱导疾病模拟人类疾病状态或特定生理、病理状况，然后给予天然产物活性分子进行干预，观察动物整体在生理特征、行为表现、脏器形态与功能等方面出现的变化，也就是动物表型变化。这些变化有助于间接验证天然产物活性分子的药物靶标，因为靶标被作用后往往会引起一系列连锁反应，最终在动物整体层面有所体现。

1. 动物模型构建

可通过给动物注射或喂食特定的化学物质，使用物理方法结扎血管，或利用细菌、病毒等病原体感染动物来诱导疾病（图 4-4）。不同的动物种属和品系对疾病的易感性、生理反应和基因背景存在差异。例如，在研究自身免疫性疾病时，小鼠中的某些品系（如 NOD 小鼠）容易自发产生自身免疫性糖尿病，而其他品系则不容易；在研究心血管疾病时，小型猪的心血管系统在解剖和生理功能上与人类更为相似，相比小鼠更适合一些心血管疾病机制和治疗方法的研究。同时还应注意规范操作以保证模型的可靠性和可重复性并严格遵循动物伦理原则。

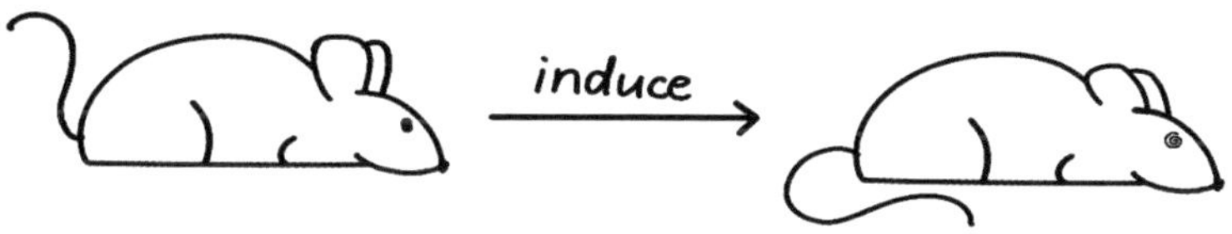

图 4-4 构建动物模型示意图

2. 给药及观察

将天然产物活性分子以合适的给药方式（如灌胃、腹腔注射等）给予动物模型，根据疾病模型及研究目的在给药后的不同时间点对动物进行观察。

生理特征方面，可监测体重、血糖、血脂等指标变化；行为表现上，观察动物的活动能力、进食量、饮水量等；脏器方面，通过解剖动物获取肝脏、肾脏、胰腺等脏器，观察其形态变化（如大小、颜色、质地等），还可进行组织病理学检测（制作病理切片，用苏木精-伊红染色等方法观察细胞结构和组织形态变化）以及检测脏器的功能指标（如检测肝脏的谷丙转氨酶、谷草转氨酶水平反映肝功能等）。若天然产物活性分子能改善动物模型的异常表型（如降低糖尿病小鼠血糖、改善其肝脏脂肪变性等），则暗示其作用靶标与这些表型相关的生理、病理机制存在联系。

三、下游信号通路

细胞内的信号通路是由一系列蛋白质、酶、小分子等组成的复杂网络，它们相互传递信息，调控细胞的各种生理功能，如增殖、分化、凋亡等。天然产物活性分子作用于特定靶标后，往往会影响一系列下游信号通路，导致通路中关键蛋白的活性、表达水平以及蛋白之间相互作用等发生改变。通过检测这些下游信号通路的变化,可以间接推断天然产物活性分子的作用靶标及其作用机制。

1. 蛋白质表达水平检测

常用蛋白免疫印迹法(Western blot),收集经天然产物活性分子处理后的细胞或组织样本,提取蛋白质,通过电泳、转膜后,用针对下游信号通路中关键蛋白的特异性抗体进行孵育、显色,观察蛋白条带的灰度变化,判断其表达水平是升高还是降低,从而了解天然产物对该信号通路的影响。

2. 蛋白磷酸化状态检测

很多信号通路中的蛋白活性受磷酸化修饰调控,可采用同样的 Western blot 方法和针对磷酸化位点的特异性抗体,来确定天然产物是否影响蛋白的磷酸化,进而推断对信号通路的激活或抑制作用。

3. 实时荧光定量 PCR 验证

选择通路中一些关键的基因,通过实时荧光定量 PCR 进行验证。进一步确定这些基因的表达变化是否与天然产物活性分子的处理相关,从而为其作用靶点的验证提供更有力的证据。

4. 构建信号通路报告基因载体

针对特定的下游信号通路,构建含有该通路响应元件驱动的报告基因(如荧光素酶基因)载体。将构建好的报告基因载体转染到细胞中,使其稳定表达报告基因,然后用天然产物活性分子处理细胞,通过检测荧光素酶的活性来反映该信号通路的激活状态。若荧光素酶活性发生改变,说明天然产物活性分子可能作用于该信号通路上游的靶点,从而影响了通路的传导。

5. 检测内源性报告基因表达

某些细胞内源性基因的表达也可作为信号通路激活的标志。通过检测天然产物活性分子处理后细胞内这些内源性报告基因的表达水平,间接验证其对相关信号通路的影响,进而验证其作用靶点。

6. 免疫荧光检测

用天然产物活性分子处理后固定、通透细胞,封闭非特异性结合位点后,加入针对靶标的特异性一抗孵育,充分洗涤后再孵育荧光标记二抗。同时用 DAPI 标记细胞核位置。最后在荧光显微镜下观察,对比处理组与对照组靶标蛋白的荧光强度、分布变化等情况。若荧光特征有差异,意味着天然产物活性分子可能作用于该信号通路上游,致使靶标蛋白在表达量、定位等方面发生改变,从而间接验证其对下游信号通路靶标的作用。

四、KO 细胞（基因敲除细胞）

通过基因编辑技术（如 CRISPR/Cas9 系统等），将细胞内特定的基因进行敲除，使细胞缺失该基因编码的蛋白质，构建成 KO 细胞。在天然产物活性分子药物靶标验证中，利用 KO 细胞可以对比正常细胞，观察天然产物在缺失特定靶标基因的细胞中的作用效果变化，若其原本在正常细胞中产生的表型改变等效应在 KO 细胞中消失或减弱，那么很大程度上说明该基因编码的蛋白就是天然产物活性分子的作用靶标之一。

1. 基因编辑

设计针对目标靶标基因的向导 RNA（gRNA），与 Cas9 蛋白等组成复合物转染到目标细胞中（如 HEK293 细胞等），通过 Cas9 蛋白对靶标基因进行切割，细胞自身的修复机制在修复过程中容易引入突变，从而实现基因敲除，筛选出成功敲除目标基因的细胞株，即 KO 细胞（图 4-5）。

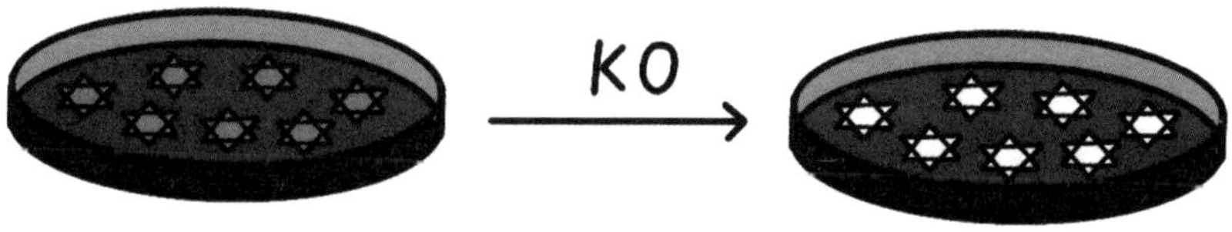

图 4-5　构建基因敲除细胞示意图

2. 对比实验

将天然产物活性分子分别添加到正常细胞和 KO 细胞的培养体系中，以相同的条件培养并观察细胞表型变化（如细胞增殖、凋亡等情况）以及检测下游信号通路的变化（同上述下游信号通路检测方法）。如果在正常细胞中活性分子所产生的影响在对应的 KO 细胞中不再出现，那就提示着被敲除的基因所编码蛋白与天然产物活性分子在细胞中的作用机制密切相关，很可能就是其药物靶标。

五、KO 小鼠（基因敲除小鼠）

运用基因编辑技术在小鼠的受精卵或胚胎干细胞阶段对特定基因进行敲除，培育出全身所有细胞都缺失该基因的小鼠，即 KO 小鼠。在天然产物活性分子药物靶标验证中，KO 小鼠可模拟体内完全缺失特定靶标蛋白的情况，通过给 KO 小鼠和野生型小鼠同时给予天然产物活性分子，对比观察它们在动物表型、疾病易感性等方面的差异，以此来间接确定天然产物活性分子的药物靶标及其在体内的作用机制。

1. 小鼠繁育及基因敲除

将设计好的针对目标基因的基因编辑工具（如携带 CRISPR/Cas9 系统相关组件的

载体等)通过显微注射等方式导入小鼠受精卵中,然后将受精卵移植到代孕母鼠体内,使其发育成胚胎并最终诞生基因敲除小鼠,经过筛选和繁育(一般要通过基因测序、PCR 等方法验证基因敲除情况,并通过多代繁育保证小鼠品系的稳定性)得到纯合的 KO 小鼠品系(图 4-6)。

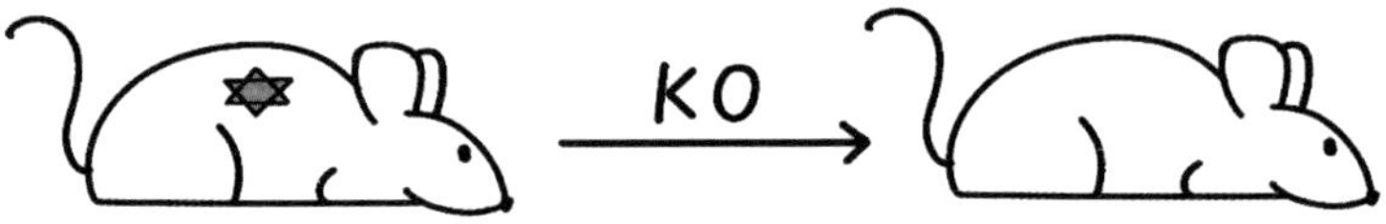

图 4-6 构建基因敲除小鼠示意图

2. 体内实验及对比分析

将天然产物活性分子以合适的给药方式给予 KO 小鼠和同背景的野生型小鼠,持续一段时间后,对比分析两组小鼠在体重、行为、脏器功能、疾病相关指标等动物表型方面的变化(检测方法同上述动物表型观察部分)。若天然产物活性分子能缓解或治愈野生型小鼠的疾病,但对特定基因敲除的 KO 小鼠则没有影响,那么该基因编码的蛋白可能就是天然产物活性分子发挥作用的一个关键靶标。

综上所述,通过对造模后细胞表型、动物表型、下游信号通路、KO 细胞以及 KO 小鼠等多方面进行研究和分析,可以从不同角度间接验证天然产物活性分子的药物靶标,为深入理解其作用机制以及后续的药物研发等工作提供有力的证据和支撑。不过,这些方法通常需要结合起来综合运用,从多种角度充分证明,才能更准确地确定药物靶标。

【思政故事】

班秀文:壮乡瑶寨的妇科圣手

一、红水河畔的觉醒(1949—1965 年)

1949 年秋, 29 岁的班秀文随剿匪医疗队进入大瑶山。在广西金秀瑶族自治县,他目睹触目惊心的场景:因难产去世的瑶族妇女被草席裹身悬于崖洞,头胎存活率不足 40%的村寨流传着“女婴不哭三年”的残酷习俗。

在六巷乡,瑶医盘阿婆用血余炭止血、山苍子调经的技法令他震撼。他拜七位瑶族、壮族民间医者为师,系统学习《壮医毒虚论》《瑶族梅花针谱》等口传医术。1953 年,他在隆林各族自治县建立首个“民族妇女保健站”,竹楼墙上挂着自绘的《壮医人体天地图》,用壮语标注“龙路”(血管)、“火路”(神经)等传统医学概念。

为寻找治疗产后虚损的壮药“黄花倒水莲”,他带领瑶族向导三探圣堂山。在海拔 1 979 m 的绝壁上,绳索突遇山洪冲击断裂,他用壮刀插入岩缝固定身体,左臂被锋利的剑叶草割出 26 道血口，最终在鹰嘴岩采得珍稀药株。这次经历让他写下："民族医药不在典籍里，而在悬崖上的风声中。"

二、温经祛瘀汤的诞生（1972—1985 年）

20 世纪 70 年代，广西农村不孕症发病率达 18.7%，西医诊断多归因于"输卵管阻塞"，但班秀文发现 68%的患者伴有壮族特有的"龙路瘀毒"体征——舌下脉络紫黑、经血夹棉絮状物。

他将《傅青主女科》的温经汤与壮医解毒理论结合，以黄花倒水莲为君药，取其"补虚不滞邪"的特性；配伍瑶药"九龙藤"通龙路，苗药"血风藤"祛瘀毒。为测定最佳配伍比例，他连续三年在月圆之夜采集不同产地药材，发现圣堂山南麓所产黄花倒水莲的黄酮含量比平原地区高 37%。

1982 年，在自治区卫生厅支持下，他对 327 例不孕症患者进行双盲对照试验。结果震惊学界：中医治疗组妊娠率达 61.2%，较单纯西医治疗组提高 2.8 倍。美国《替代医学评论》专文报道："这是首项证实民族药与传统经方协同作用的高质量研究。"

三、行走的医学院（1986—2010 年）

"好医生要像山里的露水，哪里干渴去哪里。"班秀文在巴马瑶寨建立流动教学点，用壮语编写《妇科百症歌诀》，独创"三诊教学法"如下。

（1）晨诊：带学生入村户观舌象。

（2）午诊：田间地头讲解脉理。

（3）夜诊：火塘边分析病例。

1998 年暴雨冲毁三江侗寨道路，78 岁的班秀文用背篓装着《壮医妇科学》手稿，涉水 15 里赶到教学点。学生吴春花回忆："先生的书稿用壮锦包着，浸了水的字迹晕开，他笑着说'墨香更浓了'。"至 2010 年，他培养的 512 名基层壮医中，83%扎根民族地区，累计接诊育龄妇女超 50 万人次。那坡县壮医黄丽英运用"班氏四步触诊法"，将当地产科死亡率从 3.2‰降至 0.7‰。

四、生命终章的药方（2011—2014 年）

2011 年，91 岁的班秀文确诊肺癌晚期，却坚持完成最后一次瑶山巡诊。在都安瑶族自治县，他创造"听诊器竹筒"——将听诊头绑在竹筒上，为晚期孕妇隔衣听胎心，守护瑶族"孕事不示人"的传统。

2014 年 2 月 11 日凌晨，病危的班秀文让女儿打开床头柜。82 张未寄出的药方整齐排列，每张标注着"隆林者保乡韦小妹（痛经加重，原方加九里香三钱）""东兰长乐镇覃美凤（产后三月，改山栀子为姜炭）"。女儿班小红含泪发现，药方日期截止到昨日——这位医者在弥留之际仍在开方。

遵遗嘱，弟子们将药方装入 82 个绣球，翻山送达患者手中。大化瑶族妇女蒙秀花接过绣球时，襁褓中的女儿突然发出清亮哭声——这是班秀文生前最后接诊的试管婴儿，被命名为“绣文”。

班秀文开创的“三族四方”体系（壮、瑶、汉医学融合），证明民族医药不是边缘文化，而是中华医学母体上的绚丽分支。其学术思想被列入《中国少数民族传统医学大系》，成为联合国教科文组织“传统医学保护案例”。从竹楼诊所到绣球药方，他构建了“文化敏感性医疗”模式，在尊重民族习俗中实现健康干预。这种范式被写入《世界农村医疗公平白皮书》，成为发展中国家借鉴的样本。那82张未寄出的药方，最终化作512名弟子手机里的电子档案库。正如他生前所言：“药方会旧，医道常新。只要群山还在起伏，壮医的血脉就不会断流。”

第五章　天然产物活性分子药物靶标发现和验证实例

在生物科学领域，天然产物因其复杂的化学结构和多样的生物活性，一直是药物研发的重要来源。数十年来，研究人员通过探索天然产物，发现了许多对人体健康有显著作用的活性分子。这些天然活性分子不仅为新药开发提供了分子模板，还为理解生物学过程中的分子机制提供了关键线索。尤其在药物靶标发现与验证方面，天然产物展现出了无与伦比的潜力。许多成功的药物靶标发现研究聚焦于天然产物的活性分子。例如，青蒿素的发现和其在疟疾治疗中的应用。青蒿素通过对疟原虫特有的靶标起作用，其发现和机制研究为其他天然产物的探索提供了典范，展示了天然产物在药物研发中开创性的作用。青蒿素的研究不仅揭示了其对疟原虫细胞内氧化应激的影响，还通过进一步的结构研究展示了如何优化天然产物以增强药物效力。这一成功案例证明了结合传统中药知识与现代生物技术的重要性。另一个突出例子是紫杉醇，这种源自太平洋紫杉的抗癌药物通过稳定微管而抑制细胞分裂，显示了天然产物在癌症治疗中的深远影响。紫杉醇的研究不仅需要探究其作用机制，还需要应用合成生物学来解决其产量较低的问题。由于紫杉醇的生产高度依赖自然资源，科学家们通过生物工程手段，将紫杉醇的生物合成途径重构到可操作的微生物或植物系统中，实现了可持续的量产方法。通过研究紫杉醇与其靶标微管蛋白的结合模式，研究人员还进一步设计了其他具备相似机制但具有更高稳定性和生物利用度的小分子。

结合众多的药物研发示例我们不难发现，在现代药物研发的过程中，药物靶标发现是其中的核心环节。药物靶标发现主要指的是识别和验证与疾病相关的生物分子的过程，通过这些分子，科学家可以更好地理解疾病机制并设计针对性的治疗策略。天然产物在这一领域中占据了独特的位置：经过了漫长的进化，其分子结构已经被优化成为具备高效力，强选择性，低生物毒性，具备生物亲和性的复杂化学结构，并且可以很好地与特定的关键疾病靶点结合。这些特性使得天然产物成为靶标发现研究中的无价之宝，通过对天然产物的筛选以及对疾病靶点的挖掘，用以解决疑难杂症的新的治疗方式和药物或将不断涌现出来。

在药物靶标发现过程中，研究人员通常采用多种策略和技术来识别潜在的生物靶标。这些技术包括网络药理学预测、蛋白质质谱分析、化学生物学检测、构建计算生物学模型等。在选材时，研究者通常利用靶点数据库以特殊靶点或特定疾病为研究对象，筛选在疾病进程中相对关键的靶点基因或蛋白，并通过网络药理学分析进一步筛选疾病与天然产物作用位点间的交集靶点，再对这些靶点进行通路富集分析与生物过程富集分析以初步推测其可能的作用机制。之后再根据预测结果进行高通量筛选，进一步确定小分子是否可以与靶标蛋白产生相互作用。若有互作，便可以通过多步骤的生物化学和生物物理学方法逐步确定其与潜在靶标的相互作用模式。不过在机制验证的过程中需要设计更为复杂的实验，包括通过细胞和动物模型从分子水平到组织水平全方位验证药物作用效果与具体机制，以评估天然产物影响特定靶标进而调控疾病状态的能力。

近年来，技术的进步加速了天然产物的应用。例如，生物信息学的应用和高通量筛选技术使得研究人员能够在较短时间内预测并筛选多种天然产物，从中寻找具备特定生物活性或与疾病靶点有特殊相互作用的化合物。分子对接模拟、计算生物学、统计物理学等交叉学科的综合使用，可以预测和优化分子与潜在靶标的结合模式。质谱技术和蛋白质组学手段则可以帮助科学家鉴定天然产物对细胞内蛋白质的作用方式，从而识别潜在的靶标。同样地，结合化学生物学的方法，例如荧光标记和探针技术，研究人员得以直接观察天然产物在细胞内的分布和与靶标的结合过程，荧光探针可以被设计为与特定的天然产物结合，使得研究人员能够可视化其在细胞中的位置，揭示其可能的靶标。分子生物学手段如 Western Blot，qPCR 等实验技术则可用于验证天然产物在细胞及分子层面上的具体作用机制。以上策略提供了全面的手段来验证天然产物与靶标的具体相互作用。

然而，尽管天然产物具有巨大潜力，其开发过程中仍面临着不少挑战。首先，天然产物往往结构复杂，难以通过传统合成手段大规模生产，这限制了其在临床前和临床阶段的广泛应用，如何将天然产物的活性分子与特定的生物靶标联系起来也是科学家面临的难题之一。其次，由于大多数天然产物普遍存在水溶性较弱，口服利用效率低，生物相容性和生物利用度较低的问题，导致其应用于实际诊疗中仍受到重重阻碍。不过，近年来随着合成生物学、纳米生物学、化学生物学及分子生物学的兴起，多种新技术为克服这些挑战提供了新的解决途径。通过合成生物学构造转基因工程菌和真核细胞表达体系，预期可以解决无法量产天然产物的问题。而利用纳米生物学的相关技术构建纳米载药体系，可以在提高天然产物的生物相容性和生物利用度的同时，提升药物的靶向性，降低其毒副作用，并且让其获得新的特性，如缓释、控释、穿越之前无法穿越的生物屏障等，从而进一步促进天然产物的临床应用。化学生物学与分子生物学则可以通过研究某类药物对细胞模型和动物模型的作用，在已有的基础上设计并改良药物，使其在药效增强的同时，降低对细胞或组织的毒副作用。此外同样不可忽视的是，药物靶标的验证过程中天然产物的作用机制往往需要通过动物模型来进一步确认。小鼠和斑马鱼等动物模型被广泛用于评估天然产物对疾病的治疗效果。通过施加的天然产物在构建的对应疾病动物模型中的表现,研究人员能够验证天然产物是否能够有效干预疾病的进程。特别是在肿瘤、神经退行性疾病以及感染性疾病等领域,药物的临床前研究不仅需要依赖于动物模型,甚至还需要通过应用于人体的临床试验与体外试验来获得全面的验证数据。

综上所述,天然产物的开发是一个复杂而系统的过程。接下来,我们将通过本课题组天然产物活性分子靶标发现与互作验证的研究实例,具体、清晰、直观地展示开发天然产物的具体过程。

第一节　脂质体纳米颗粒治疗非酒精性脂肪性肝炎机制研究

非酒精性脂肪性肝炎(NASH)是一种严重的肝脏疾病,其特征是肝脏内的脂肪过度堆积,伴随炎症反应和纤维化的出现。CD36 蛋白是一种跨膜糖蛋白,在 NASH 中起到重要的病理作用。CD36 作为一种多功能受体,主要介导长链脂肪酸的摄取及代谢,参与脂质在肝脏中的异常积累。CD36 的高表达会增加肝细胞对游离脂肪酸的吸收,导致脂质代谢紊乱、脂质过度积累及其相关的细胞毒性。此外, CD36 还能参与炎症反应,通过与氧化低密度脂蛋白(oxLDL)结合,激活炎症信号通路,进一步加重肝脏的炎症和纤维化。这些作用使得 CD36 成为 NASH 发病机制中的关键节点,也是治疗的潜在靶点之一。

异槲皮苷是一种天然黄酮类化合物,具有多种生物活性,包括抗氧化和抗炎作用。研究表明,异槲皮苷能够通过 NRF2/ARE 抗氧化信号传导途径减轻氧化应激和炎症反应,其还可以通过抑制 TLR4/MyD88/NF-κB 信号通路并降低炎症因子表达和血浆水平来减轻炎症反应。异槲皮苷也是天然草本植物田基黄缓解慢性肝炎的主要成分之一。研究表明异槲皮苷可以显著减轻对乙酰氨基酚诱导的肝氧化应激、亚硝化应激和小叶中心坏死,还能够调节磺基转移酶类(SULT)和细胞色素 2E1(CYP2E1)的活性,从而促进肝解毒。异槲皮苷还可以通过下调热休克蛋白 90(HSP90)和 Skp1 G-2 等位基因抑制剂(SGT1)的表达来抑制活化的 NLRP3 炎性体,从而缓解脂肪性肝炎。此外,异槲皮苷也可以激活肝脏脂肪酸氧化的关键调节蛋白 AMP 活化蛋白激酶(AMPK),通过磷酸化乙酰辅酶 a 羧化酶(ACC)抑制新的脂质产生,并抑制固醇调节元件结合转录因子 1(SREBP-1)/脂肪酸合酶(FAS)信号,调节游离脂肪酸诱导的肝细胞脂质积累。目前,异槲皮苷已表现出优异的应用于临床肝炎治疗的潜力,但仍需开展更多的研究以深入探讨其在分子水平上的作用机制,并评估其安全性、有效性以及提高其生物利用度,开发高效的药物制剂。

本研究拟构建一种可以抑制 CD36 介导的脂质转运并辅以天然产物异槲皮苷促进脂肪代谢缓解肝细胞炎症的药物用于非酒精性脂肪性肝炎的防治。根据 CD36 蛋白胞外结构域结构设计特异性插入 CD36 脂质转运口袋的多肽实现对脂质转运的抑制,选用高荷载、长循环、高生物相容性的脂质体递送系统用以满足异槲皮苷的高效负载和多肽的修饰,实现联合给药。

目前已充分证明了多肽和异槲皮苷分别对 NASH 的显著治疗效果。首先,通过生物膜干涉技术(BLI)检测到多肽与 CD36 蛋白具有高强度的共价结合。然后,利用油酸和棕榈酸配置的游离脂肪酸(FFA)诱导人肝癌细胞 HepG2 和小鼠正常肝细胞 AML12 构建 NASH 细胞模型,采用多指标联合评价多肽治疗效果。油红 O 是一种脂溶性染料,能够高度溶解在脂肪中,特异性的使组织内中性脂肪着色, FFA 诱导后的细胞可观察到大量红色脂滴聚集在胞内,而多肽的预防显著缓解了胞内脂滴的聚集。NASH 与肝脏中高水平的胆固醇和甘油三酯息息相关,甘油三酯水平是 NASH 的重要评价指标,经试剂盒测定,多肽预防可有效抑制 FFA 诱导的细胞中甘油三酯的积累。BODIPY 作为一种绿色荧光探针,可以穿过细胞膜进入细胞内部,对细胞内的极性脂类进行定位和特异性染色,经共聚焦显微镜观察和流式细胞仪检测均发现多肽预处理组的细胞绿色荧光强度比诱导组显著降低。上述实验结果共同说明了多肽对 NASH 具有有效的预防效果。异槲皮苷对于 NASH 的预防效果也通过上述指标得到了很好的证明。针对异槲皮苷缓解 NASH 的机制探索,通过靶点垂钓技术获得异槲皮苷的潜在靶点蛋白,经 BLI 检测,发现其可以和脂质代谢通路关键蛋白特异性结合,通过细胞热迁移技术(CETSA)进一步证实了异槲皮苷和该靶点蛋白的相互作用,为后续新机制的研究奠定了基础。

未来将细胞水平和动物水平上继续探究纳米药物联合治疗的效果,并深入挖掘异槲皮苷调控 NASH 的新机制。

第二节 黄芪水煎剂和入血 sRNA 通过抑制 AKT-NF-κB 信号通路和调节 ACOX3-ABCC1-CD84-ESR2 轴发挥抗炎功效

一、研究背景

炎症是一种主要由巨噬细胞引起的基本病理过程,是人体正常的防御反应。但有时过强或持续的炎症可能会造成严重的身体损伤,引发更为严重的疾病,如 2 型糖尿病、心血管疾病、认知障碍等。目前市场上的抗炎药主要分为甾体类抗炎药和非甾体抗炎药两大类。糖皮质激素是一种典型的甾体类抗炎药，具有迅速、强烈且无特异性的抗感染作用，对各类炎症均有一定的抑制作用。但该类药物使用过量时，常常会产生较为严重的毒副作用，还会引发高血压、高血脂等慢性症状。非甾体抗炎药主要是通过抑制环氧合酶（COX）的活性，降低前列腺素的合成量，从而下调下游炎症介质的表达，达到抗炎的效果。与甾体类抗炎药物相比，非甾体类抗炎药物疗效较弱，但具有良好的止痛效果。尽管与甾体类抗炎药物相比，它的副作用较小，但仍可能导致患者出现恶心、呕吐等不良反应，并存在潜在的肝、肾毒性，因此不容忽视。

实践证明，中草药含有大量的天然活性小分子，能作用于多种靶点和途径起到治疗疾病的作用。中医有“药食同源”的说法，代表着中医不仅将药物作为食物，而且赋予食物药用属性。中草药不仅具有营养价值，而且具有预防和治疗疾病、强身健体、延缓衰老的作用，且长期服用对人体几乎没有毒副作用。黄芪（Astragalus aceus，Ast）是一种兼具药用和食用特性的中药。其主要有效成分包括多糖、类固醇、皂苷等，具有抗炎、抗氧化、调节免疫等功能。不过目前对其抗炎分子机制还没有系统的认识。

寡核苷酸药物是通过化学合成的由 12~30 个核糖核苷酸单链或双链组成的一类药物。它们通过碱基互补配对作用于 mRNA 以定向干扰基因的表达，从而在分子水平上对疾病基因的转录和翻译进行调控。寡核苷酸药物主要分为反义寡核苷酸药物和小干扰 RNA 药物两大类。不过要想将其投入临床应用，需要解决寡核苷酸药物稳定性不高和生物利用度低的问题。常规合成的寡核苷酸药物需要进行化学修饰以保持其稳定性，且难以通过肠道屏障，因此只能通过静脉注射给药。

植物来源的小 RNA（sRNA）序列的发现为新型寡核苷酸药物的开发提供了新的视角。Jiang 等人的初步研究中鉴定了 10 种中草药煎剂中所含有的有效植物 sRNA 的序列，并探究了这些 sRNA 在人体内稳定存在的潜在机制。并且经过大量研究发现，服用中草药煎剂的人体血液中能够检测到不属于人基因组的 sRNA 序列，因此可以证明，植物来源的 sRNA 能够进入人体，并维持其序列的稳定。而且这些 sRNA 可以直接调控靶基因的表达，调节人体生理过程并抑制疾病的发展。目前，有三种来自黄芪的 sRNA 已被报道存在于人的血液中，但它们的靶基因以及参与抗炎反应的分子机制仍未被揭示。

本研究通过网络药理学预测获得黄芪的有效小分子成分和其靶蛋白，通过分析黄芪的全转录 RNA 测序数据，获得黄芪的有效入血 sRNA；并通过 NCBI blastn 方法筛选 sRNA 靶点；然后使用 CCK-8、qPCR、Western blot、ELISA 等方法验证黄芪 sRNA 处理前后这些靶蛋白的表达水平，系统地解释黄芪抗炎分子机制。

二、研究结果

1. 黄芪有效成分的鉴定及靶标预测

通过网络药理学手段从黄芪中鉴定出 20 种活性小分子,其中我们共发现了 14 个具有靶蛋白的小分子,它们分别对应了 206 个靶蛋白。之后使用 CTD 数据库筛选炎症相关靶点,总共发现了 47 526 个潜在靶点;将 47 526 个炎症靶点与 206 个黄芪活性成分靶点取交集共获得 204 个交集基因。

2. 交集基因的 GO 和 KEGG 分析

为了研究 204 个交叉基因的富集情况,我们进行了 GO 和 KEGG 分析。结果表明,交集基因富集前 10 位的生物过程包括: GO 0009410——对外源性刺激的反应; GO 0045893——转录的正调控, DNA 模板; GO 0010628——基因表达的正调控; GO 0043066——细胞凋亡过程的负调控; GO 0006954——炎症反应; GO 0071356——细胞对肿瘤坏死因子的反应; GO 0001934——蛋白质磷酸化的正调控; GO 0071222——细胞对脂多糖的反应; GO 0034614——细胞对活性氧的反应; GO 0071456——细胞对缺氧的反应。将 204 个基因导入 DAVID 网站进行 KEGG 通路分析,选择 20 条炎症相关通路绘制 KEGG 气泡图。主要富集途径包括: AGE-RAGE 信号通路、IL-17 信号通路、PI3K-Akt 信号通路、cAMP 信号通路、雌激素信号通路等。选取通路富集结果显示与炎症相关性较强的 6 个靶点: AKT1、PDE3 A、GRIA2、JUN、CCNA2 及 RELA 进行后续分析。

3. 分子对接

使用 autodock 4.2.6 软件预测 AKT1 与山柰酚、PDE3 A 与三萜皂苷、GRIA2 与三萜皂苷、JUN 与刺芒柄花素、CCNA2 与细针花甲素、RELA 与异鼠李素的分子对接情况,选择自由能最低的形式进行对接: GRIA2 与三萜皂苷, ΔG=−26.46 kcal/mol; PDE3 A 与三萜皂苷, ΔG=−22.69 kcal/mol; CCNA2 与细针花甲素, ΔG=−27.76 kcal/mol; AKT1 与山柰酚, ΔG=20.14 kcal/mol。

4. 黄芪 sRNA 的靶点预测

在前人工作的基础上,我们利用全转录测序技术检测了进入人血液的黄芪 sRNA 序列。sRNA 序列展示如下。HQ-sRNA1: CCGCAGCAGGUCUCCAAGGU。HQ-sRNA2: CCGCAGCAGGUCUCCAAGGUG。HQ-sRNA3: GACCGCGUUGCCUAAUGGA。为了发现可能的目标靶点,将这些序列输入 NCBI blast 数据库以搜索可能的靶基因,筛选标准为其反向互补序列相似性大于 90%。预测的 sRNA 靶点如下。HQ-sRNA1: XPC、PAX3、ACOX3、ABCC1。HQ-sRNA2: XPC, EFCAB6, PAX3, CD84。HQ-sRNA3: VASH1、EPSTI1、CYLD、ESR2 和 EHBP1。

5. 黄芪 sRNA 靶点与小分子靶点的关系

将黄芪 sRNA 靶点和选定的黄芪活性成分靶点导入 STRING 数据库，得到靶点互作网络。之后获取这 10 个基因所富集的与炎症相关的前十条信号通路进行分析，获得黄芪 sRNA 靶点与小分子靶点的关系。

6. 细胞活力测定

为了检测黄芪提取物是否对巨噬细胞有毒害作用，我们通过 CCK-8 实验检测了不同浓度黄芪提取物处理对小鼠巨噬细胞活力的影响。实验发现，黄芪提取物浓度达到 20 mg/mL 时，细胞活力依然能够达到 80%以上，证明了黄芪具有良好的生物安全性。

7. 黄芪提取物抑制 Raw 264.7 极化

为了直观观察黄芪提取物对小鼠巨噬细胞极化的影响，我们对 LPS 处理后以及药物处理后的 Raw 264.7 细胞进行镜检。结果显示，经 LPS 处理后巨噬细胞大量极化为炎症型细胞；再经过黄芪提取物处理后，巨噬细胞的极化情况有所缓和，逐渐回到原来的状态。

8. 黄芪提取物抑制炎症相关基因和蛋白的表达

为了进一步验证黄芪提取物对预测的 6 个靶基因的抑制作用，我们进行了 RT-qPCR 分析。结果显示，低剂量和高剂量黄芪提取物处理后，4 个靶基因的表达被显著抑制。低剂量黄芪提取物处理后，AKT1 的表达水平为 LPS 组的一半；而经高剂量黄芪提取物处理后，AKT1 表达水平为 LPS 组的 1/3。同样，低剂量和高剂量黄芪提取物处理后，RELA、JUN、CCNA2 的表达水平均显著降低，且高剂量处理组效果更为明显。与 LPS 模型组相比，RELA、JUN、CCNA2 三个基因的表达水平分别下降至原来的约 1/7、1/9、1/3。

为了进一步确定靶基因可能作用的信号通路，我们用 Western Blot 检测了 NF-κB p65(RELA)、磷酸化 NF-κB p65、AKT1、磷酸化 AKT1 蛋白在巨噬细胞内表达量的变化。通过分析 NF-κB p65 /磷酸化 NF-κB p65 以及 AKT1/磷酸化 AKT1 的变化，发现经过黄芪提取物处理后，两种磷酸化蛋白的水平均有所下调，而两种蛋白的磷酸化形式均为激活形式，因此可以证明黄芪能够通过抑制 NF-κB p65 及 AKT1 蛋白的磷酸化来抑制 PI3K-Akt 信号通路及 NF-κB 信号通路，从而起到抗炎作用。

9. 黄芪提取物抑制 IL-6 的分泌

为了进一步研究黄芪提取物对炎症的抑制作用，我们测量了经 LPS 诱导及黄芪提取物处理后，细胞内炎症因子 IL-6 和 TNF-α 的水平。结果显示，黄芪提取物能显著抑制 IL-6 的分泌，但对 TNF-α 的分泌无显著影响。

10.RT-qPCR 验证黄芪 sRNA 靶向 ACOX3、ABCC1、CD84 和 ESR2

基于序列比对结果以及对炎症相关靶点的网络药理学分析，得到黄芪 sRNA 具有抗炎作用的潜在靶点。之后通过实时荧光定量 PCR 检测这些靶基因在炎症细胞中的表达情况及 sRNA 的沉默效果。LPS 处理后，我们分别在 Raw264.7 细胞中添加 sRNA-1、sRNA-2 和 sRNA-3。实验发现，sRNA-1 能有效降低靶基因 ACOX3 和 ABCC1 的 mRNA 表达水平。与 LPS 处理组相比，sRNA-1 处理后 ACOX3 基因表达量下降至 1/10，ABCC1 基因表达量下降至 1/2。同样，sRNA-2 也能有效抑制 CD84 的表达，sRNA-2 处理组的 CD84 表达量约为 LPS 组的一半。对 sRNA-3 处理组进行进一步分析，发现 sRNA-3 显著抑制了靶基因 ESR2 的表达，其表达水平降至 LPS 组的 1/7 左右。

三、结论

炎症是机体对各种损伤因素进行防御的基本机制。虽然市场上已有各种类型的抗炎药物，但长期使用可能导致人体产生耐药反应。黄芪是一种中药，据报道具有消脓止痛、促进血液循环和抵抗炎症的功能。通过一系列系统的实验我们发现黄芪的活性成分可以作用于 AKT 和 NF-κB 信号通路。此外，黄芪内的 sRNA 可以抑制 ACOX3、ABCC1、CD84 和 ESR2 的表达。总的来说，黄芪通过其活性小分子和 sRNA 综合的抗炎作用减轻炎症。

巨噬细胞是先天性免疫细胞的一种，在微生物入侵、组织损伤或代谢紊乱的情况下，它们可以通过接收各种信号而被激活或失活。巨噬细胞具有可塑性，可以整合多种信号，在不同的时间、空间表现出不同的激活状态，即呈现出不同的极化类型，从而调控正常和受损组织的生理过程。在诱导炎症的巨噬细胞中，各类促炎类细胞因子升高表达，包括 IL-6、IL-1α、IL-1β、TNF-α 等。在研究中，我们发现黄芪提取物显著降低了 IL-6 的表达水平，表明其具有出色的抗炎能力。在分析黄芪的主要抗炎成分时，我们主要考虑两类物质：多糖、皂苷、黄酮类等天然活性分子和进入血液的 sRNA。

人体可以通过食用的方式摄取植物 sRNA，这些 sRNA 可通过调节靶基因的表达来影响人体的生理功能。这表明动物和植物之间存在着有效的跨界调节方式。sRNA 是长度为 19~24 个核苷酸的小型非编码 RNA，不能翻译产生蛋白质，但可以与靶基因的信使 RNA（mRNA）结合影响相应蛋白质的表达。有报道显示，中药内的 sRNA 与患者治疗过程中体内调控基因表达的过程密切相关。Jiang 课题组首次在紫荆红景天汤剂中发现了由植物来源的脂质、蛋白质、小分子代谢物和 sRNA 组成的纳米颗粒，这种汤剂中自组装的纳米颗粒可以提高 sRNA 的稳定性，增强其通过肠道屏障的能力。此外，研究表明红景天含有的 sRNA 可靶向肺纤维化相关蛋白，降低纤维化因子的表达从而改善肺纤维化症状。在另一项研究中，透解祛瘟颗粒中的 sRNA 可以有效缓解 COVID-19 患者的基因紊乱。给药后在患者的血细胞中发现了数千个来自透解祛瘟颗粒的 sRNA。在治疗过程中，这些 sRNA 可以靶向 COPD 约 80%的差异表达基因并使其下调。sRNA 相关靶点也在不同途径中发挥抗炎作用：ACOX3 基因的表达产物是酰基辅酶 A 氧化酶，在胞内脂质代谢过程中起重要作用。目前在验证中还没有详细阐述 ACOX3 基因具体作用的文章，但在一篇关于糖尿病代谢性心肌病治疗的文章中发现，药物治疗后该蛋白的代谢水平和炎症水平的变化趋势基本一致。因此我们推断，sRNA-1 沉默的 ACOX3 基因可以通过一些未报道的机制影响 cAMP 信号通路，从而达到抑制炎症的效果。

Ser/Thr 激酶 AKT，也称为蛋白激酶 B（PKB），一直是生物学和医学各个领域研究的焦点，它与过度生长综合征、癌症、心血管疾病、2 型糖尿病、炎症和自身免疫性疾病以及神经系统疾病等多种疾病密切相关。PI3K-Akt 信号通路长期以来一直被认为是调节代谢与发育过程的关键途径，同时它能够激活先天性免疫细胞，是先天性免疫系统防御机制的重要组成部分。PI3K-Akt 信号通路激活的表现主要为 AKT 蛋白的磷酸化水平增高，而 PI3K-Akt 信号通路的激活也是促进炎症发生的关键步骤。因此，能够降低 AKT1 蛋白磷酸化水平的黄芪可能会通过此信号通路起到抑制炎症的效果。

NF-κB 信号通路一直以来都被认为是典型的炎症通路，其通路的激活能够促进与炎症相关的细胞因子、趋化因子及黏附因子的表达与分泌。因此，如何降低 NF-κB p65 蛋白的活化水平（即磷酸化水平）是研发抗炎药物的一个关键方向。NF-κB 信号通路作为 PI3K-Akt 信号通路的下游，其激活状态受 PI3K 通路的影响。有研究表明，巨噬细胞中表达的 PI3Kγ 亚型蛋白是刺激和抑制巨噬细胞炎症的关键蛋白。当 PI3Kγ 失活时，AKT1 及 p65 蛋白的磷酸化水平均被下调，从而使巨噬细胞向抑炎型转换。基于实验结果，证实了黄芪可以通过 PI3K-Akt-NF-κB 通路抑制炎症。

c-Jun 的上调在神经系统中较为常见，该蛋白在调控神经细胞变性与死亡、神经胶质增生和炎症等方面起到重要作用。研究表明，c-Jun 氨基端激酶既可以使 c-Jun N 端磷酸化从而被激活，又可以通过调控 JUN mRNA 表达的转录因子起到调控的作用。激活的 c-Jun 可以作用于下游的 NF-κB 信号通路，通过激活 NF-κB p65 的磷酸化来刺激炎症的产生。由此可见，JUN 基因表达水平的下调有助于控制炎症的发展。

CCNA2 是一种细胞周期性蛋白，在不同的细胞周期进程中有规律地表达。乙型肝炎在不经过系统治疗的情况下，容易发展成为肝癌。有研究表明，在与乙型肝炎发展相关的基因当中，CCNA2 是能够使乙型肝炎转化为肝癌的关键基因之一，也与乙型肝炎的不良预后有关。我们实验结果中的黄芪提取物治疗后能够下调巨噬细胞中 CCNA2 的表达，可能证明黄芪能够在一定程度上避免不良预后的出现。

尽管我们进行了详细的体外研究，但这项研究并未验证活性小分子单体的作用。此外，由于资金短缺，我们也没有进行动物水平的实验。今后，我们将补充这部分研究内容，以支持之前的细胞学实验结果，并为黄芪的抗炎作用提供更详细的临床应用前证据。

综上所述，在这项工作中我们建立了黄芪提取物的抗炎分子网络，包括黄芪内活性天然分子和 sRNA 以及它们可能的作用靶点。黄芪的有效成分与 sRNA 通过抑制 AKT-NF-κB 信号通路和 ACOX3-ABCC1-CD84-ESR2 轴表现出卓越的抗炎能力。

第三节 浙贝母水提物及其入血 sRNA 通过 PTGS2-NOS2-XPC-ABCC1 轴缓解慢性阻塞性肺病

一、研究背景

慢性阻塞性肺病（Chronic Obstructive Pulmonary Disease，COPD）是一种进行性慢性炎症性疾病，其特征是肺部不可逆的呼吸受限症状。慢性阻塞性肺病主要由肺部对有害气体或颗粒（如香烟烟雾）产生的异常炎症反应引起，在世界范围内具有很高的患病率和死亡率。COPD 的主要症状包括气道中性粒细胞炎症、氧化应激、肺间质 T 细胞浸润和复发性感染等。

氧化应激是 COPD 的主要驱动机制。由于香烟烟雾和受污染空气中的外源性氧化剂，以及肺部炎症和结构细胞内源性活性氧的产生，使得 COPD 患者肺部的氧化应激积累到很高的水平，这可能使患者的相关肺部并发症恶化并导致支气管骨骼肌无力进而影响正常呼吸。过强的氧化应激还可以加剧慢性炎症反应，刺激形成肺纤维化和肺气肿，导致皮质类固醇抵抗，加速肺部老化，造成 DNA 损伤，并刺激机体生成对应抗体。尽管支气管扩张剂和糖皮质激素已被临床应用于 COPD 的治疗，但它们的副作用非常明显，如易产生耐药性，易引发多重感染、消化道溃疡、免疫力低下和骨质疏松等症状等。

中医在治疗肺病方面有着悠久的历史。浙贝母（Zhebeimu，ZBM）是治疗肺部相关疾病的经典抗氧化应激中药。它的药性偏苦、偏寒，一般用于清热解毒。服用浙贝母成药能有效缓解咳嗽、喘鸣、咳浓黄痰等症状。贝母瓜蒌散是《医学正念》卷三的经典药方，具有润肺清热、调气化痰的功效，主要用于缓解痰干、咳嗽等。本方常用于治疗肺结核、肺炎、急慢性支气管炎、咽炎等肺经燥热、痰浊难化的症状。因此，浙贝母拥有治疗 COPD 的巨大潜力，但其潜在机制尚不清楚。

天然有效成分是中药发挥药效的物质基础。浙贝母中含有生物碱、多糖、总皂苷、黄酮类化合物等，具有止咳、化痰、平喘、止痛、消炎、止溃疡等功效。此外，中药水煎剂中含有特异性的小 RNA（small RNA，sRNA）。sRNA 是一种长度为 19~25 个核苷酸的短 RNA 分子，由细胞内源基因产生的发夹转录物加工而成。植物来源的 sRNA 在动物血液循环中同样存在，且具有一定的生理调节功能。既往研究表明，浙贝母中含有的 12 种 sRNA 可以被人体摄取并稳定存在于血液中。这些 sRNA 显示出治疗肺部相关疾病的巨大潜力，但其具体的分子机制尚不清楚。

在这项研究中，我们首先通过对临床样本的转录组测序和单细胞测序结果进行分析，挖掘出 COPD 过程中的关键基因。然后通过网络药理学和 NCBI 数据库预测浙贝母的有效小分子成分和 sRNA 治疗 COPD 的分子机制。最后，我们通过细胞实验验证了浙贝母提取物和 sRNA 抑制 M1 型巨噬细胞极化和抗氧化的作用。最终结合以上实验结果系统论证浙贝母治疗慢性阻塞性肺病的分子机制。

二、研究结果

1.COPD 患者肺组织差异表达基因的转录组学分析

为了了解 COPD 的潜在分子机制，我们首先分析了 COPD 患者和正常人肺组织的基因组测序数据集 GSE12472，其中共有 COPD 患者样本 19 例，正常人样本 9 例。差异表达基因（DEGs）的筛选标准为：p 值小于 0.05，$\log_2$|Fold change|值大于 1.5。DEG 筛选结果显示，共有 266 个基因表达上调，101 个基因表达下调（图 5-1（a）和 5-1（b））。GO 分析显示，上调的差异表达基因（BP）主要富集的生物过程（BP）为：对氧化应激的反应、细胞黏附的调控、细胞外基质组织形成、细胞外基质结构形成以及白细胞增殖和淋巴细胞分化。富集的主要细胞成分（CC）为：含有胶原蛋白的细胞外基质、外侧质膜、内皮血管腔、轴突并生区域和特异性颗粒；富集的主要分子功能（MF）为糖胺聚糖结合、肝素结合、硫化物结合、趋化因子活性调控和维持细胞外基质结构（图 5-1（c））。此外，上调基因富集的信号通路主要包括：细胞因子-细胞因子受体相互作用、趋化因子信号通路、NF-κB 信号通路和 Toll 样受体信号通路。根据分析结果我们发现，许多与氧化应激、炎症、趋化因子通路密切相关的基因在 COPD 患者体内表达上调，这与 COPD 的疾病特性是一致的（图 5-1（d））。

下调的差异表达基因富集的 BP 主要有：调节钠离子跨膜转运蛋白活性、调节血液循环、钠离子跨膜转运、调节金属离子转运。富集的 CC 有：跨膜转运蛋白复合物，表达下调基因的转运蛋白复合物、电压门控钠通道复合物和离子通道复合物；富集的 MF 有：单价无机阳离子跨膜转运蛋白活性调节、钠离子通道活性调节、金属离子跨膜转运蛋白活性调节（图 5-1（e））。下调基因富集的信号通路包括调控肌动蛋白细胞骨架素、钙信号通路、调控皮质醇的合成与分泌（图 5-1（f））。

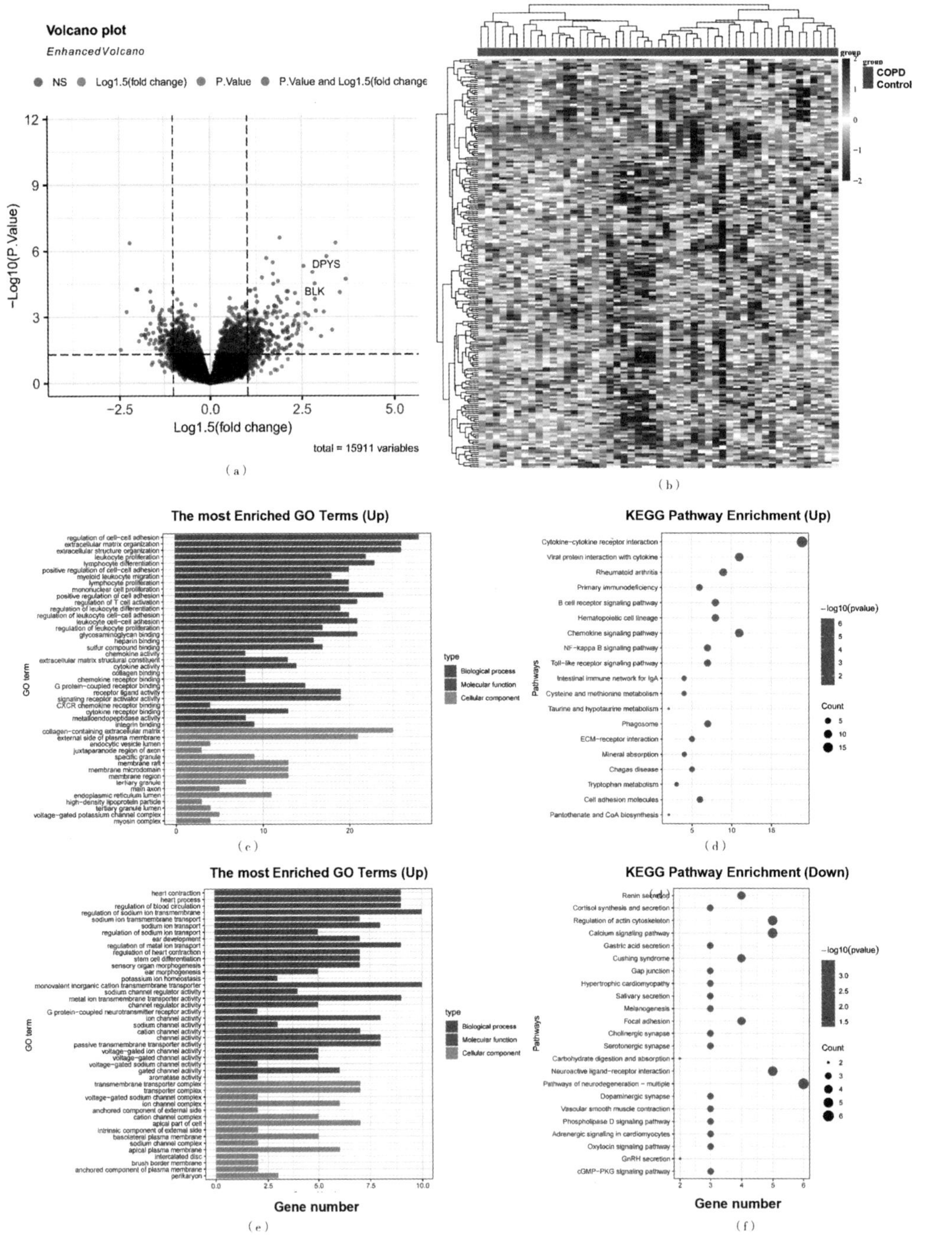

图 5-1 COPD 患者肺组织转录组测序分析(GSE12472)

(a)所有基因的火山图分析 (b)所有差异表达基因的热图 (c)上调基因的 GO 富集分析 (d)上调基因的 KEGG 通路分析 (e)下调基因的 GO 富集分析 (f)下调基因 KEGG 通路分析

2.COPD 患者肺组织的单细胞测序分析

为了研究组织水平上 RNA 表达的异质性，我们对 COPD 患者的肺组织进行了单细胞测序分析。原始数据来自 GSE 173896（GSM 5282537 和 GSM 5282541 属于 COPD 组，GSM 5282547 和 GSM 5282547 属于对照组）。

COPD 组和对照组的细胞比例分布如图 5-2（a）所示。横轴表示不同的组，纵轴表示每种类型细胞的比例（图 5-2（a）左）。右侧为各组相关细胞分布图（图 5-2（a）右）。结果显示，对照组中内皮细胞占 81%，上皮细胞占 8%，单核细胞占 7%，巨噬细胞占 2%，中性粒细胞占 2%。COPD 组内皮细胞占 54%，上皮细胞占 21%，单核细胞占 19%，巨噬细胞占 4%。结果表明，在 COPD 患者的肺组织中，免疫型细胞明显增加，表明肺部炎症加重。这可能是由外部刺激引起的，如烟雾和其他能导致氧化应激的颗粒。

此外，我们对富含 DEG 的单细胞进行了聚类分析。可以观察到大多数差异表达基因富集于以下细胞：T 细胞、NK 细胞、内皮细胞、平滑肌细胞、上皮细胞、单核细胞、组织干细胞、巨噬细胞、B 细胞和中性粒细胞（图 5-2（b））。然后分析不同组的表达图谱，紫色越深表示基因的表达水平越高。我们发现，在 COPD 组中，HSP90AA1（图 5-2（c））、PTGS2（图 5-2（d））和 AGRN（图 5-2（e））三个基因的表达显著增加。

转录组和单细胞分析结果显示，参与氧化应激和炎症反应的细胞和 DEG 与 COPD 的病理过程密切相关。

3. 网络药理学分析

为了验证浙贝母对 COPD 的治疗作用，我们进行了网络药理学分析。通过 TCMSP 数据库，我们检索到浙贝母含有的活性分子共有 4 个（图 5-3（a）），对应靶点 48 个。同时，通过 CTD 数据库检索到 COPD 靶点 2412 个。将浙贝母靶点和 COPD 靶点取交集，获得 33 个交集靶点（图 5-3（b））。对这些交集靶点进行 GO 分析，发现这些靶点主要富集的生物过程（BP）为：GO 0001525——血管生成，GO 0007268——化学信号的突触传递，GO 0033138——正向调节丝氨酸磷酸化，GO 1902895——RNA 聚合酶Ⅱ启动子的 primiRNA 传递的正向调节，GO 0032025——对钴离子的反应，GO 0007207——磷酸酶激活 G 蛋白偶联乙酰胆碱受体信号通路，GO 0030518——细胞内类固醇激素受体信号通路的调节。主要富集的细胞成分（CC）为：GO 0005886——质膜，GO 0005887——质膜的组成部分，GO 0005739——线粒体，GO 0032991——大分子复合物，GO 0043025——神经细胞体。主要富集的分子功能（MF）为：GO 0005515——蛋白质结合，GO 0016907——G 蛋白偶联乙酰胆碱，GO 0032991——大分子复合体，GO 0016907——G 蛋白偶联乙酰胆碱受体活性调控，GO 0097153——参与凋亡过程的半胱氨酸型内肽酶活性，GO 0097199——参与凋亡信号通路的半胱氨酸型内肽酶活性，GO 0001221——转录辅因子结合（图 5-3（c））。

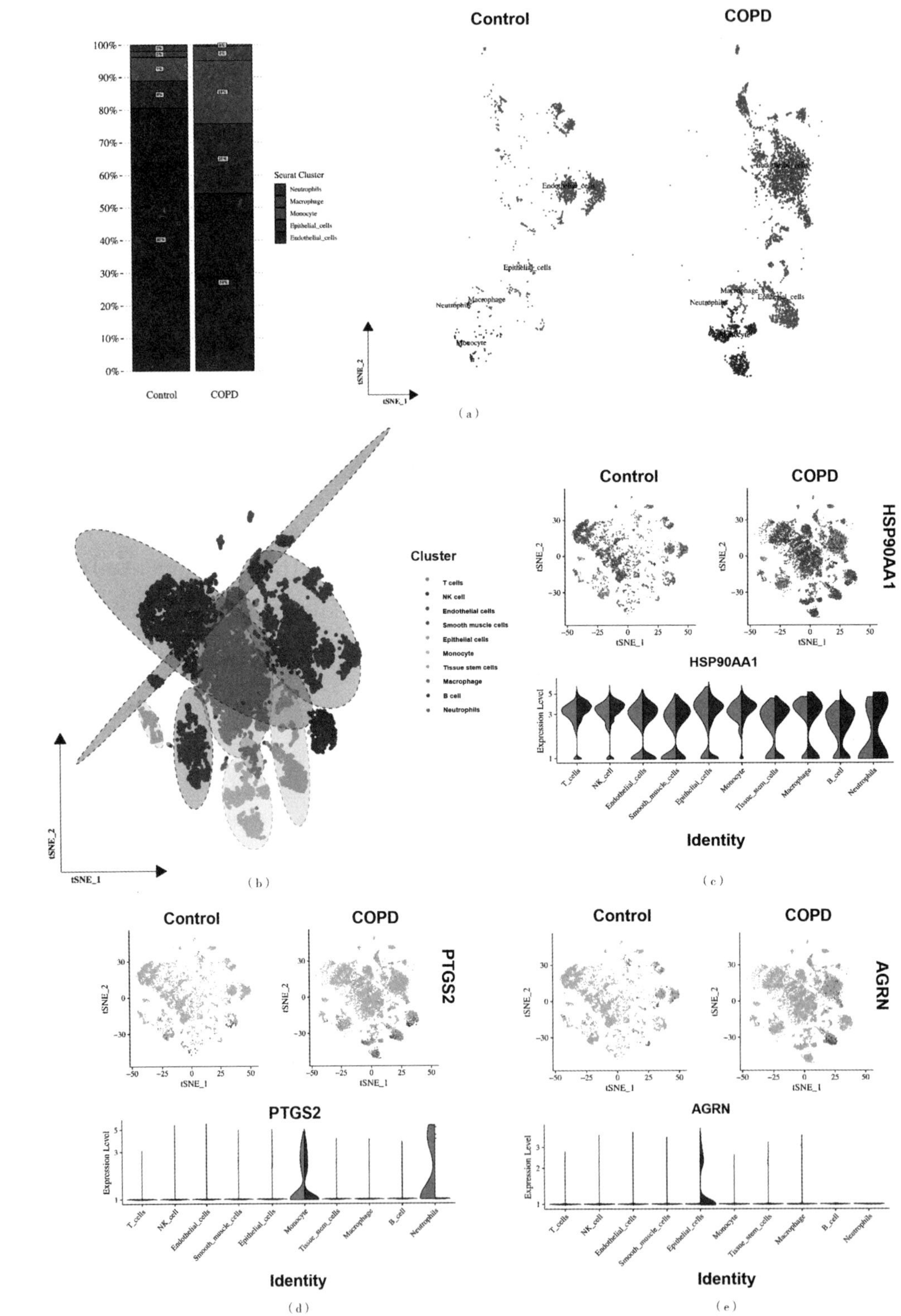

图 5-2 COPD 患者肺组织单细胞测序分析（GSE173896）

（a）细胞比例分布 （b）tSNE 图显示了不同细胞组中富集差异表达基因（DEGs）的单个细胞的聚类分析 （c）（d）（e）COPD 患者与对照组相比表达水平较高的基因——HSP90AA1（c），PTGS2（d）和 AGRN（e）

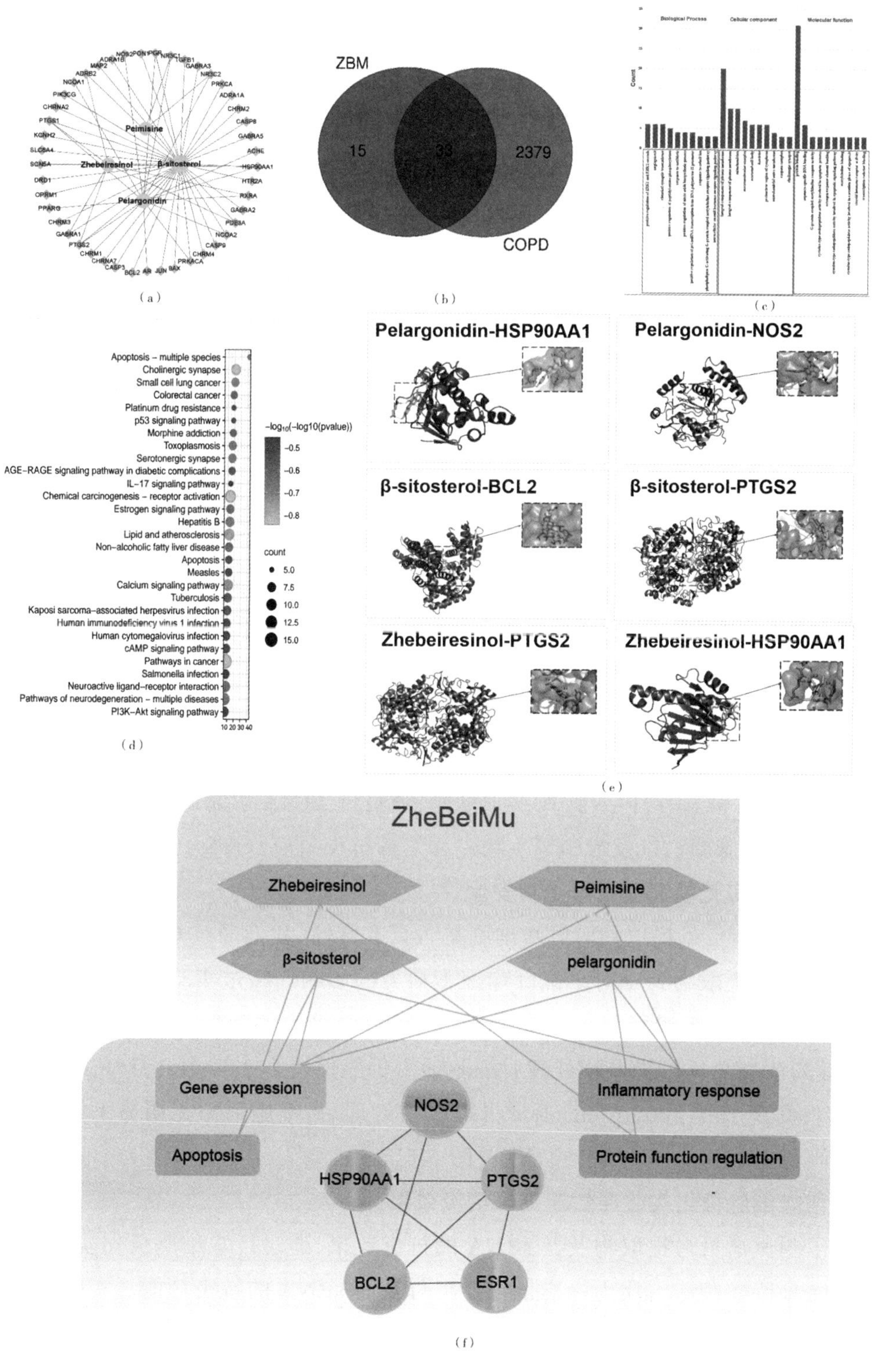

图 5-3 网络药理学预测浙贝母靶点结果分析

(a)浙贝母小分子靶点网络 (b)ZBM 和 COPD 交叉基因的 Venn 图分析 (c)交叉基因的 GO 分析 (d)交叉基因的 KEGG 分析 (e)HSP90AA1/NOS2 与 pelargonidin、BCL2/PTGS2 与 β-sitosterol、PTGS2/HSP90AA1 与 Zhebeiresinol 的分子对接 (f)浙贝母天然活性成分-靶标-生物途径相互作用模式图

KEGG 分析显示，交叉基因的主要富集信号通路为 AGE-RAGE 信号通路、IL-17 信号通路、PI3K-Akt 信号通路、cAMP 信号通路、雌激素信号通路等（图 5-3（d））。

此外，我们还对关键分子和蛋白之间的互作进行模拟，选取自由能最低值的方式对接（图 5-3（e））。最后，我们对网络药理学分析结果进行了总结，浙贝母中含有的 Pelargonidin，β-sitosterol，Peimisine，Zhebeiresinol 四种分子分别作用于 NOS2，PTGS2，HSP90AA1，BCL2，ESR1 等五种蛋白，它们主要通过影响细胞凋亡、基因表达、炎症反应、蛋白质功能四种生物过程起到治疗 COPD 的作用（图 5-3（f））。

4. 浙贝母 sRNA 靶点预测分析

从蒋澄宇教授的研究中引用浙贝母水煎剂中含有的 sRNA 序列，发现 10 条 sRNA 序列，之后使用 GEO NCBI 网站的序列比对功能，寻找 sRNA 对应的靶点序列（图 5-4（a））。将浙贝母 sRNA 靶点导入 STRING 数据库，获取靶点互作情况如图（图 5-4（b））。并导入 DAVID 数据库进行基因本体（GO）功能分析，对生物过程（Biology Process，BP）、分子功能（Molecular Function，MF）和细胞组成（Cellular Component，CC）进行注释和分类，发现以上靶点主要富集在 GO 0045893——DNA 模板转录的正向调控，GO 0005886——细胞膜组成，GO 0016887——ATP 水解活性调控等生物进程中（图 5-4（e）），同时进行 KEGG 分析表明，以上交集基因主要富集的信号通路为 Hippo 通路，ABC 转运蛋白，癌症相关信号通路等（图 5-4（c））。随后对 COPD 靶点与预测到的浙贝母 sRNA 靶点取交集，得到 6 个交集基因，分别为 XPC，SMAD2，AGRN，ABCC1，LEF1，PAX3（图 5-4（d）），浙贝母 sRNA 可能通过以上交集基因调控蛋白质功能，细胞凋亡以及增殖等生物过程发挥抗炎效应（图 5-4（f））。

5.CCK-8 实验验证浙贝母生物安全性

为了验证浙贝母提取物对巨噬细胞是否具有毒性，我们通过 CCK-8 实验检测了不同浓度浙贝母提取物处理对小鼠巨噬细胞活力的影响。经过实验我们发现，在由原浓度（10 mg/mL）逐级稀释至 12.5 μg/mL 后，随稀释倍数的降低，细胞活性也逐渐小幅降低，最高浓度浙贝母提取物处理后细胞活力仍能保持 85%以上。且经由两组完全平行的实验发现 100~200 μg/mL 浙贝母提取物处理后，细胞活力无明显下降趋势，由此推测浙贝母提取物的药物毒性并不强（图 5-5（a））。

6. 巨噬细胞极化实验评估浙贝母抗炎效果

为了测试浙贝母提取物及其 sRNA 的抗炎效果，通过巨噬细胞极化实验以细胞形态与 M1 型巨噬细胞占比为标准量化浙贝母及其 sRNA 的抗炎功能。实验中发现，相比于空白组，经 LPS 诱导后小鼠巨噬细胞大量极化为 M1 型巨噬细胞，表现为细胞呈煎饼状扁圆形并产生大量触角。而在经过浙贝母提取物以及 sRNA 的处理后，M1 型细胞比例显著下降，并且在浙贝母处理组中出现 M2 型细胞，其表现为较 M0 与 M1 型

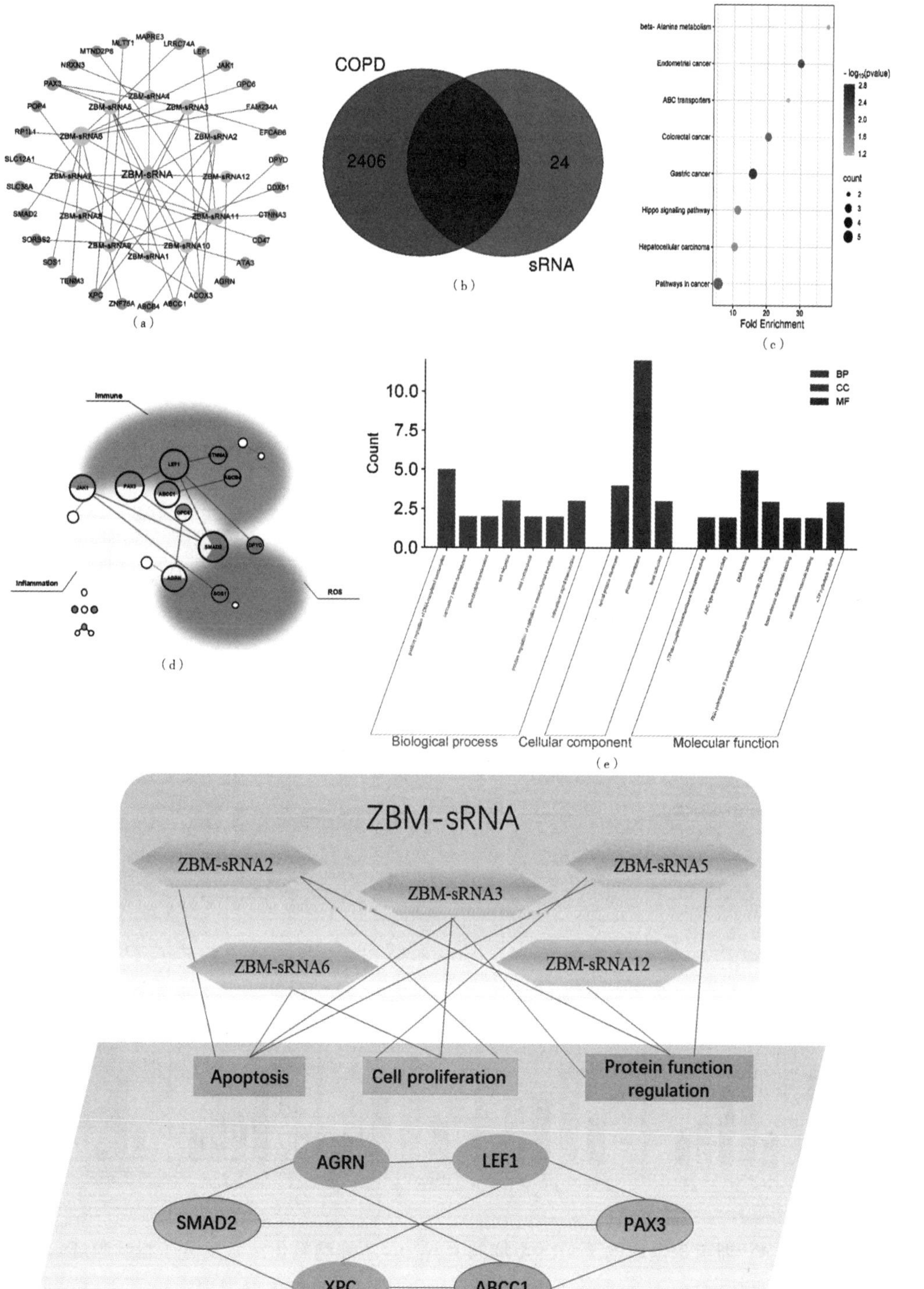

图 5-4　浙贝母 sRNA 的靶点及生物学功能分析

(a)ZBM sRNA-靶点网络图　(b)COPD 与 sRNA 交集靶点的 Venn 图分析　(c)交集靶点的 KEGG 分析　(d)ZBM sRNA 预测靶点的 PPI 网络图　(e)ZBM sRNA 预测靶点的 GO 分析　(f)ZBM sRNA-靶点-通路网络图

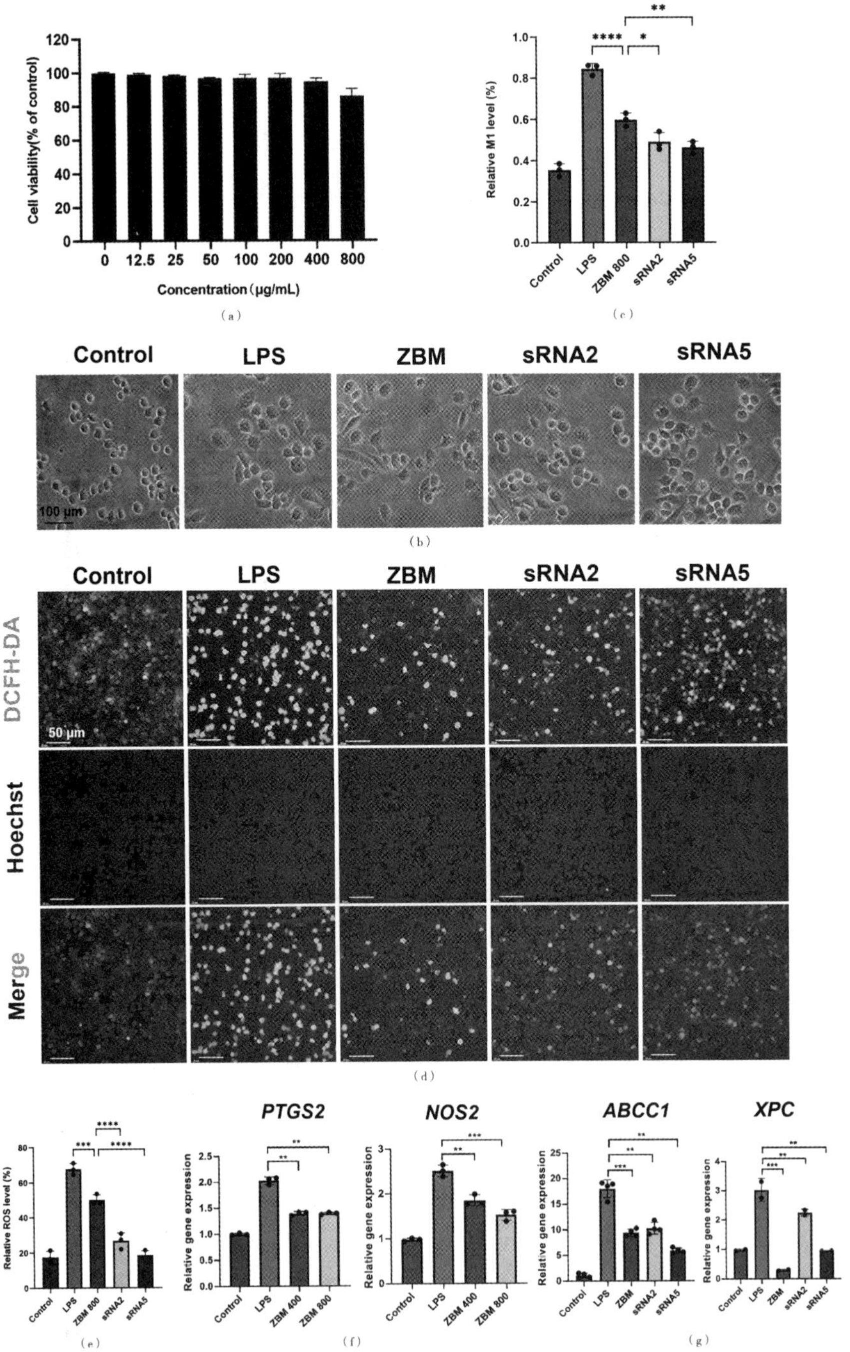

图 5-5 浙贝母提取物及 sRNA 抑制 Raw264.7 细胞氧化应激及分子机制验证

(a)不同浓度 ZBM 提取物对 Raw264.7 细胞活力的影响 (b)浙贝母提取物和 sRNA 处理后 Raw264.7 细胞的细胞极化分析 (c)通过分析 LPS 诱导组、浙贝母提取物和 sRNA 处理组 M1 巨噬细胞比例来测定细胞极化 (d)Raw264.7 细胞 ROS 共聚焦荧光图像的 DCFH-DA 探针染色 (e) LPS 诱导组、ZBM 提取物和 sRNA 处理组细胞 ROS 水平分析 (f)ZBM 处理后 Raw264.7 细胞 PTGS2 和 NOS2 表达水平的 RT-qPCR 分析，数据以平均值 ± 标准表示。p 值采用 t 检验计算。显著性水平表示为：ns，不显著* $p<0.05$；** $p < 0.01$；*** $p < 0.001$；**** $p < 0.000\,1$ (g)RT-qPCR 分析 ZBM 和 ZBM sRNA 作用于 Raw 264.7 细胞后 ABCC1 和 XPC mRNA 的表达水平。数据以均数 ± 标准差表示。p 值采用 t 检验计算。显著性水平表示为：ns，不显著* $p<0.05$；** $p < 0.01$；*** $p < 0.001$；**** $p < 0.000\,1$

细胞形态上更为细长。以上结果标志着浙贝母提取物及其 sRNA 具有显著的抑制细胞炎症反应的能力(图 5-5(b)(c))。

7. 细胞活性氧水平检测实验验证浙贝母抗氧化能力

由于氧化应激是导致 COPD 的关键原因之一,我们测试了浙贝母提取物和 sRNA 降低 ROS 水平的能力。采用 DCFH-DA 探针检测 Raw264.7 细胞中 ROS 含量。结果如图所示,在对照组中发现了少量的绿色荧光,而在 LPS 诱导组中绿色荧光明显增强,说明 LPS 可以有效诱导细胞产生氧化应激。在加入浙贝母及其 sRNA 后,细胞的绿色荧光强度显著降低,为 LPS 处理组的 71.4%。而 sRNA2 治疗组降低至 LPS 模型组的 40%。sRNA5 的治疗效果最显著,其 ROS 水平约为 LPS 组的 28%。这些结果表明浙贝母、sRNA2 和 sRNA5 可以有效降低细胞内活性氧的水平,抑制细胞产生氧化应激(图 5-5(d)(e))。

8.qPCR 验证浙贝母及其 sRNA 靶点

为了验证浙贝母及其 sRNA 是否能够抑制炎症相关靶基因的表达,我们进行了 RT-qPCR 实验。数据显示,浙贝母提取物在发生炎症的细胞中抑制了 PTGS2、NOS2 基因的表达,且抑制效果随药物浓度上升而加强,而在炎症反应中,PTGS2 和 NOS2 的表达通常会升高(图 5-5(f))。由此分析,浙贝母提取物对炎症反应的确存在有效抑制效果。

由于 ABCC1 和 XPC 基因是浙贝母中 sRNA(sRNA2, sRNA5)的预测靶点,我们检测了这两个基因在 sRNA 处理组和未处理组中的表达水平。结果表明,与对照组相比,LPS 处理显著提升了这两个基因的表达量(ABCC1 的表达比对照组高 15 倍,XPC 的表达比对照组高 3 倍)。浙贝母提取物处理组和 sRNA2 处理组中 ABCC1 的表达水平降至 LPS 处理组的一半左右, sRNA5 处理组则降至 LPS 处理组的 30%左右,说明 sRNA2 和 sRNA5 均能抑制 ABCC1 的表达,并具有抗炎作用。

同时,对于 XPC 表达情况的检测发现,浙贝母对 LPS 处理组 XPC 表达的抑制效果最好。经 sRNA2 处理后, XPC 表达量约为 LPS 组的 67%,而 sRNA5 处理组 XPC 表达量约为 LPS 组的 30%(图 5-5(g))。综上所述,这些结果表明 sRNA5 通过下调 XPC 的表达来抑制炎症作用。

遗憾的是,我们没有发现浙贝母或 sRNA 处理对 HSP90AA1 和 AGRN mRNA 水平的影响,这可能与治疗时间或药物浓度有关。我们将在今后的工作中对此进行进一步探讨。

三、结论

中医是中国古代科学的瑰宝,是打开中华文明宝库的钥匙。中药的有效成分是其发挥中药药理作用的物质基础之一，它们在抗炎、抗氧化、抗肿瘤等方面有着巨大的潜力。植物来源的 sRNA 由于能够稳定存在于人体血液中，并作用于人体内的特定靶蛋白发挥治疗作用，成为近年来的研究热点。因此，中药药效的物质基础得到了拓展，除了小分子活性成分外，sRNA 也发挥着举足轻重的作用。我们的研究表明，浙贝母提取物和 sRNA 可通过调控 PTGS2-NOS2-XPC-ABCC1 轴来缓解 COPD，为植物来源 sRNA 在临床研究中的应用提供实验依据。

在正常情况下，人体的氧化-抗氧化系统会维持机体内氧化与抗氧反应的动态平衡。然而患有慢性阻塞性肺病症状时，人体内氧化和抗氧化系统之间的平衡就会失衡。氧化应激是由于先天抗氧化机制无法中和机体内产生的氧化物，导致氧化物和抗氧化因子失衡引发的过敏反应。慢性阻塞性肺病的主要病因之一是吸烟，吸烟产生的氧化物会激活肺泡巨噬细胞。同时呼吸道细胞内 ROS 水平大量增加，导致慢性阻塞性肺病患者气道、痰液、呼吸道、肺部和血液中氧化应激标志物水平升高。此外，ROS 还能激活转化生长因子 β（TGF-β）的过表达导致肺纤维化。氧化应激反应的增强是慢性阻塞性肺病病理生理变化的主要驱动机制，吸烟引起的氧化应激将导致 NF-κB 信号通路介导的肿瘤坏死因子 α（TNF-α）、白细胞介素-8（IL-8）和基质金属蛋白酶（MMPs）的转录增加。而浙贝母的活性成分和 sRNA 具有显著的抗氧化活性，因此对慢性阻塞性肺病有潜在的治疗作用。

PTGS2 又称前列腺素过氧化物合成酶 2，是一种能将花生四烯酸转化为前列腺素 H2 参与炎症反应等生理过程的酶蛋白。PTGS2 主要存在于炎症细胞、肿瘤细胞和受损组织中。氧化应激引发的炎症反应是氧化应激损伤的重要表现之一。PTGS2 作为炎症反应的关键调控因子之一，通过合成前列腺素等炎症介质参与炎症反应的调控和传递。浙贝母提取物能显著抑制 PTGS2 的表达，为中药具有抗炎作用提供了有力证据。NOS2 能催化 NO 生成，大量表达于感染或炎症性疾病患者的单核细胞或巨噬细胞内。抑制 NOS2 表达可显著降低炎症因子水平，减轻 COPD 患者肺部负担，促进病情改善。

COPD 患者体内大量 ROS 的积累可引起细胞 DNA 氧化损伤，进一步导致肺组织损伤。ZBM 和 sRNA 通过调控 XPC 基因在降低 ROS 水平方面表现出显著的作用。不过它们是否能够修复肺部细胞 DNA 氧化损伤还有待进一步探索。ABCC1 是一种跨膜转运蛋白，广泛表达于人体各器官，可转运药物、重金属、有毒物质、有机阴离子等底物。ABCC1 主要影响细胞的胆固醇外排、巨噬细胞的炎症反应和巨核细胞的增殖等过程。因此，它在炎症反应通路中起着重要的调节作用。我们发现 sRNA5 对 ABCC1 具有良好的抑制作用，提示 sRNA5 可能通过 ABCC1 下调炎症反应来达到治疗效果。

本研究的局限性在于，浙贝母提取物和其 sRNA 的体内作用尚未得到验证，浙贝母中所含活性分子单体的抗炎和抗氧化作用尚未得到验证。在未来的研究中,我们将与其他课题组合作,进行更深入细致的研究,系统分析中药治疗 COPD 的作用机制。

综上所述,我们的研究表明,浙贝母提取物及其衍生的 sRNA2 和 sRNA5 可以通过调节 PTGS2-NOS2-XPC-ABCC1 轴来缓解 COPD。

第四节 基于 Keap1 抑制剂野黄芩苷的脂质体纳米颗粒是缺血性脑卒中诱导的氧化应激的抗氧化开关

一、研究背景

缺血性脑卒中(Cerebral Ischemic Stroke, CIS)是指由脑供血动脉狭窄或堵塞,局部脑组织区域血流供给不足造成的脑部疾病,在临床上主要表现为对应的神经功能缺失。据全球疾病负担研究的调查结果显示,中风是全世界范围内第二大死亡原因,也是永久性残疾的最常见原因和痴呆的第二大原因,其治疗费用约占高收入国家卫生保健总支出的 3%~7%。到 2050 年,预计全球 65 岁及以上人口将超过 15 亿,世界各国面临的卒中负担将随着人口老龄化而不断增加。缺血性脑卒中呈现出高发病率、高致残率和高死亡率的特点。

在缺血性脑卒中发生过程中,脑组织由于缺少氧气和葡萄糖而产生的炎症因子引发脑组织损伤。缺血再灌注(Ischemia/Reperfusion, I/R)过程中次黄嘌呤被黄嘌呤氧化酶催化转化为黄嘌呤和尿酸,同时血液中存在的分子氧使缺血组织细胞内出现大量以氧自由基为主的活性氧(Reactive Oxygen Species, ROS)物质,这些 ROS 进一步引起应激性损伤。正常生理状态下,机体正常代谢产生的自由基能够及时被过氧化氢酶(CAT)、超氧化物歧化酶(SOD)、谷胱甘肽过氧化物酶(GSH-Px)等酶抗氧化系统与维生素 E、谷胱甘肽等非酶抗氧化系统代谢清除。一旦发生氧化应激反应,迅速生成的大量自由基不能被及时清除,在细胞内产生堆积。过量的自由基与生物膜上的不饱和脂肪酸发生反应,造成膜脂质过氧化,引起神经元细胞膜通透性增强,结构完整性被破坏,最终使神经元细胞变性和死亡。积累的活性氧还能氧化细胞内蛋白质的氨基酸残基和核酸,使半胱氨酸上的巯基形成二硫键,导致蛋白质活性降低或丧失,以及 DNA 断裂和染色体畸变等,对组织细胞造成严重损伤,产生广泛的细胞毒性。

根据缺血性脑卒中的损伤机制,目前的临床治疗策略主要分为改善供血和神经保护治疗两个方面。一方面通过静脉溶栓、血管内治疗、抗血栓治疗等方法,以期改善脑血循环、恢复缺血区血流供应;另一方面使用抗氧化剂、离子通道阻滞剂、炎症反应抑制剂等药物保护神经细胞免受缺血性损伤。

目前，唯一经 FDA 批准的溶栓剂，重组组织纤溶酶原激活剂(recombinant tissue Plasminogen Activator，rt-PA)能够分解闭塞血管的血栓，快速恢复大脑血液供应。但 rt-PA 用于治疗的时间窗口短，必须在脑卒中症状出现后的 4.5 h 内进行注射。已经在临床上使用的小分子抗氧化剂如依达拉奉等仍有半衰期短、生物利用率低、副作用大等缺点，极大限制了其疗效与临床应用。因此，尽管目前有很多针对缺血性脑卒中损伤药物的研究，但是临床上仍迫切需要安全有效，且持续作用时间长的药物，用于脑缺血损伤的治疗。

野黄芩苷是一种黄酮类化合物，广泛存在于黄芩、川芎、穿心莲等多种中药材中。在过去的三十年中，大量研究表明野黄芩苷具有抗氧化、抗炎、抗癌和神经保护作用。这些作用在处理血管内皮细胞氧化应激损伤、氧化剂诱导的细胞凋亡和心肌细胞缺血再灌注损伤方面尤为显著。野黄芩苷还能与多种脑血管和心血管疾病相关的信号通路相互作用。不过，虽然具有上述优秀特性，但野黄芩苷的确切抗氧化机制仍不完全清楚，为其进一步开发带来了挑战。此外，野黄芩苷水溶性低，口服生物利用度差，半衰期短，使其难以深度开发和广泛应用。

脂质体是由两亲性磷脂和胆固醇组成的双层囊泡，可作为载体进行药物递送。由于磷脂分子头部亲水尾部疏水，疏水性药物包封于类脂双层内部，亲水性药物处于囊泡中心的亲水区域。脂质体的这种两亲性特性使其能够充当不同极性分子的理想药物载体。脂质体作为一种常用的药物载体，其生物相容性优于聚合物纳米载体，现阶段 FDA 批准的纳米制剂多数为脂质体药物。

与传统药物相比，脂质体还具有粒子小、比表面积大的特点，有相对较高的载药效率和生物相容性，可通过增强的通透性和滞留效应(Enhanced Permeability and Retention effect，EPR)有效延长药物作用时间。药物分子经脂质体包封后，可降低全身毒性，提高药物稳定性和生物利用度，从而能够有效降低药物不良反应，提升药物的疗效。其中磷脂的两亲特性与天然细胞膜相似，使得脂质体和哺乳动物细胞膜之间发生良好的相互作用，促进有效的细胞摄取。因此，它被认为是一种理想的治疗方式。用脂质载体包裹野黄芩苷，形成粒径在 100 nm 左右的脂质药物颗粒，有望能弥补野黄芩苷水溶性差、生物利用率低及人体内半衰期短的缺点，拓展临床应用前景。

基于以上背景，我们开发了一种包被野黄芩苷的脂质体，在提高其生物利用度和生物相容性的同时，使其作为一种神经细胞的抗氧化开关减轻缺血性卒中损伤。通过一系列细胞实验与分子实验证明，野黄芩苷脂质体能有效降低细胞 ROS 水平，缓解氧化应激，减轻缺血性脑卒中损伤。此外，mRNA 和蛋白表达分析显示，野黄芩苷脂质体可以上调 NRF2 蛋白表达，从而激活下游抗氧化因子如 HO-1 和 NQO1。免疫共沉淀和氢-氘交换质谱分析实验进一步验证了野黄芩苷通过直接结合 KEAP1 蛋白的 Kelch 结构域，变构调节 KEAP1 并影响其与 NRF2 蛋白的相互作用，从而发挥抗氧化开关的作用。

二、研究结果

1. 网络药理学分析与分子对接结果

通过网络药理学分析确定野黄芩苷治疗缺血性脑卒中的潜在靶点。共鉴定出了 144 个与野黄芩苷相关的靶蛋白并获得了 1105 个缺血性脑卒中相关的靶蛋白。交集分析得出了 49 个潜在靶点（图 5-6（a））。使用 STRING 工具对这些目标进行 PPI 网络分析，绘制了由 49 个节点和 267 个边组成的网络。拓扑分析确定了前 10 个核心靶点，包括 GSTP1、SRC、TNF、MAPK14、CASP8 等（图 5-6（b））。基因本体（GO）功能分析（图 5-6（c））和 KEGG 通路富集分析（图 5-6（d））显示这些靶点主要涉及炎症反应调节和 ROS 代谢等关键生物学过程，并参与了 MAPK、NF-κB 和 TNF 信号通路。根据分析结果绘制野黄芩苷的靶点-功能网络图如图所示（图 5-6（e））。

选择 GO 分析得到的通路中的主要靶点蛋白以及抗氧化途径的关键因子 KEAP1 与野黄芩苷进行分子对接。利用 CB-dock2 软件预测野黄芩苷与 KEAP1、GSTP1、SRC、TNF、MAPK14、CASP8 等 6 种蛋白的分子对接位置。选择自由能最低的构象进行对接（图 5-7（a）~（f））。网站提供的 vina 评分表示各个蛋白与野黄芩苷对接的结合能，据此选择具有最低结合能的对接模型作为分子对接结果。其中，KEAP1 和野黄芩苷的 vina 值为 $-10.3\ kcal \cdot mol^{-1}$；GSTP1 和野黄芩苷的 vina 值为 $-7.7\ kcal \cdot mol^{-1}$；SRC 和野黄芩苷的 vina 值为 $-9.7\ kcal \cdot mol^{-1}$；TNF 和野黄芩苷的 vina 值为 $-6.7\ kcal \cdot mol^{-1}$；MAPK14 和野黄芩苷的 vina 值为 $-7.6\ kcal \cdot mol^{-1}$；CASP8 和野黄芩苷的 vina 值为 $-7.1\ kcal \cdot mol^{-1}$。

2. 野黄芩苷脂质体的制备与表征

采用薄膜水化法制备野黄芩苷脂质体，并用 400 nm 和 200 nm 聚碳酸酯膜挤出。对所得的野黄芩苷脂质体的形态、粒径和稳定性进行了表征。透射电子显微镜（TEM）证实了脂质体具有球形形态（图 5-8（a））；动态光散射（DLS）分析显示，其平均粒径为 126.5 nm，多分散指数为 0.179，粒径分布均匀且狭窄（图 5-8（b））；在 25 ℃ pH 值为 7 的水溶液中测量其 Zeta 电位，平均为 −39.7 mV（图 5-8（c）），表明制备的野黄芩苷脂质体具有良好的胶体稳定性。野黄芩苷脂质体的紫外可见吸收光谱在 335 nm 处有一个峰，与游离野黄芩苷的特征吸收峰相对应，证实了药物成功包封在脂质体内（图 5-8（d））。同时以野黄芩苷在 285 nm 和 335 nm 处的紫外吸收峰为标准，建立定量包封效率的标准曲线。过滤后，将溶解的脂质体溶液稀释 10 倍，在 335 nm 处测得吸光度

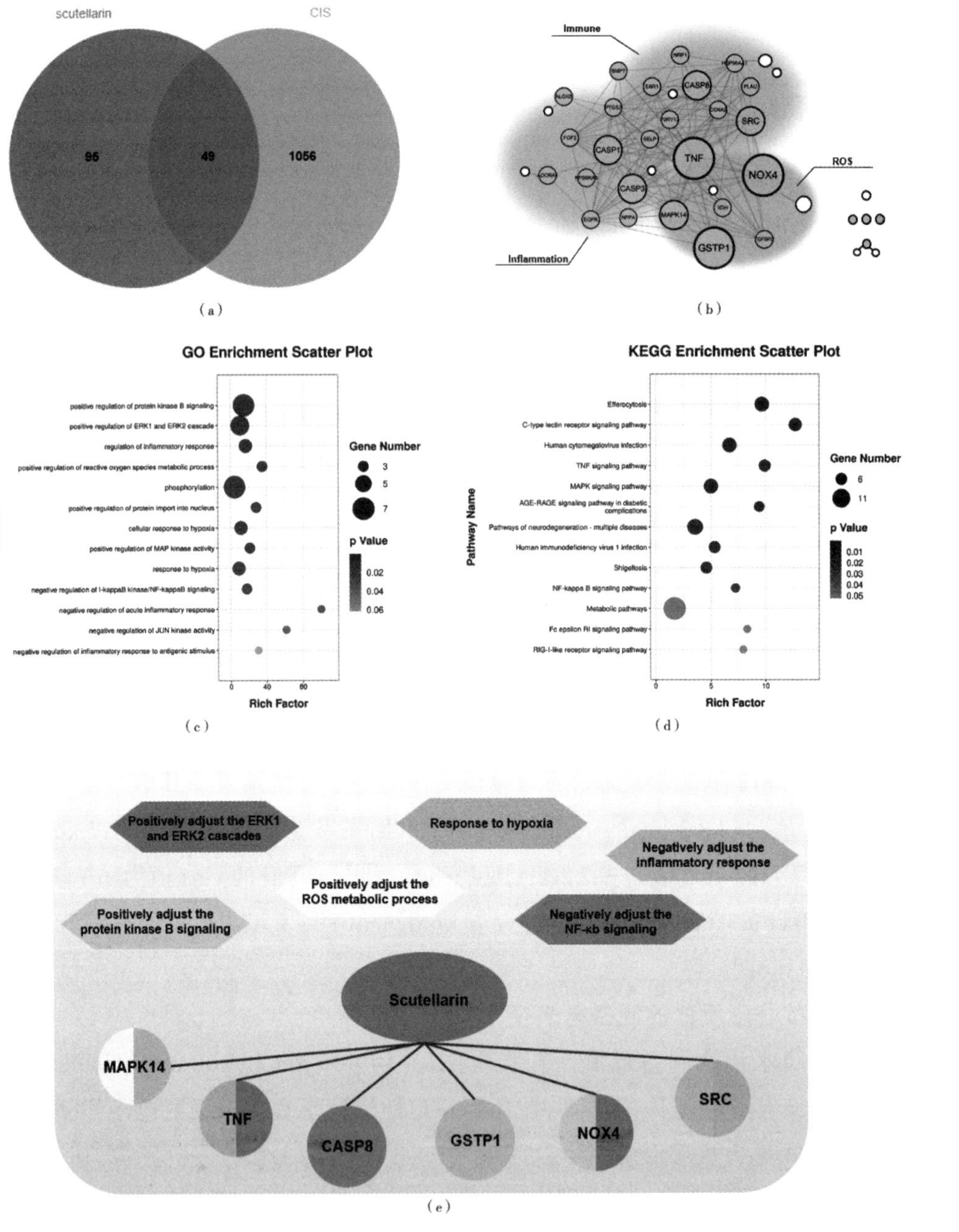

图 5-6　网络药理学分析结果

(a)Venn 图描绘了野黄芩苷靶点与缺血性卒中靶点的交集　(b)野黄芩苷治疗缺血性脑卒中的潜在靶点的 PPI 网络图　(c)基因本体(GO)分析　(d)KEGG 通路富集分析　(e)黄芩苷的生物学功能和生物分子网络,描述野黄芩苷的潜在生物学机制

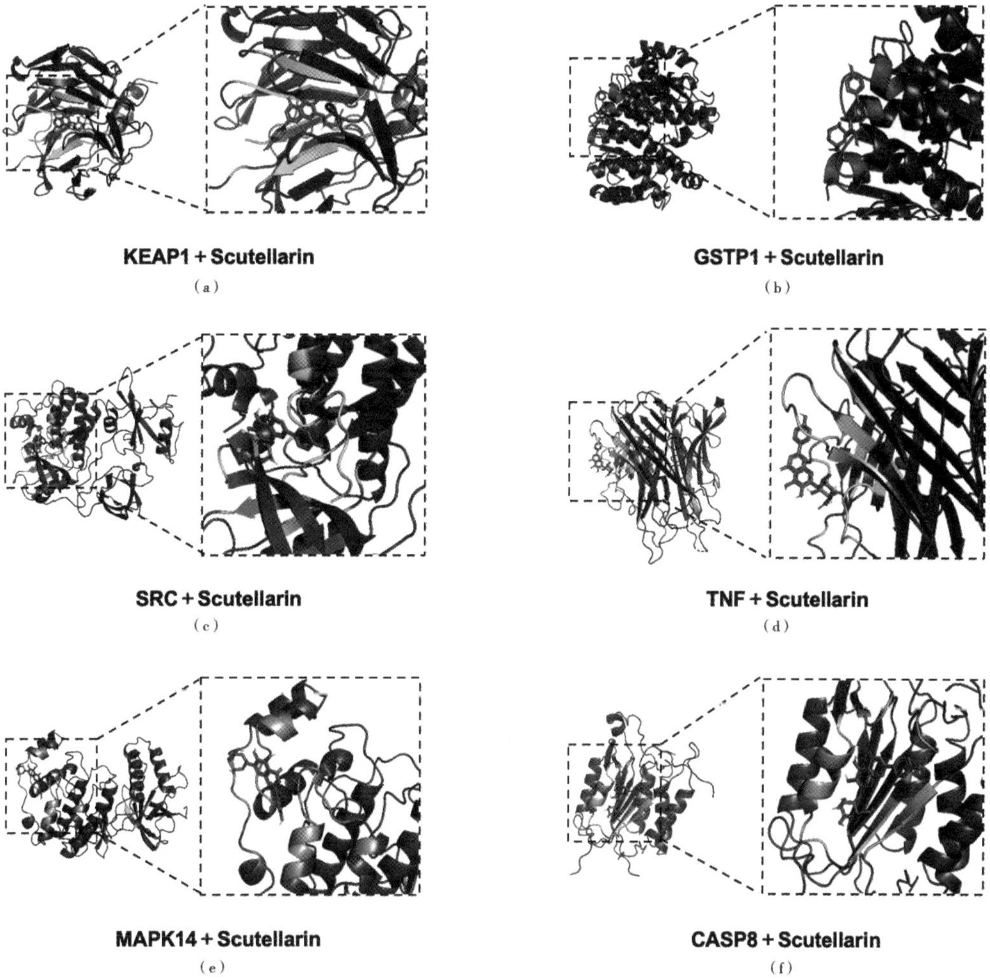

图 5-7　野黄芩苷与 6 种主要蛋白的分子对接结果

(a)野黄芩苷与 KEAP1 的分子对接结果　(b)野黄芩苷与 GSTP1 的分子对接结果　(c)野黄芩苷与 SRC 的分子对接结果　(d)野黄芩苷与 TNF 的分子对接结果　(e)野黄芩苷与 MAPK14 的分子对接结果　(f)野黄芩苷与 CASP8 的分子对接结果

为 2.42。将该值代入标准曲线，计算得出野黄芩苷在脂质体中的包封率为 88.77%，载药效率为 8.98%。将制备好的野黄芩苷脂质体置于各种培养基(包括 ddH_2O、磷酸盐缓冲液和添加 10%胎牛血清的培养基)中进行稳定性研究，其在 14 d 内的平均粒径变化保持在 10%以下，表明野黄芩苷脂质体在生理和非生理条件下都具有出色的稳定性(图 5-8(e))。

为了评估野黄芩苷的细胞摄取效果，将罗丹明 B(RhB)以同样制备方式包裹在脂质体中，并使用荧光显微镜监测 HT22 细胞的内化情况。细胞核用 Hoechst 33 342 染色，显蓝色荧光，RhB 如被成功摄取则将在细胞内显红色荧光，表明脂质体成功被细胞

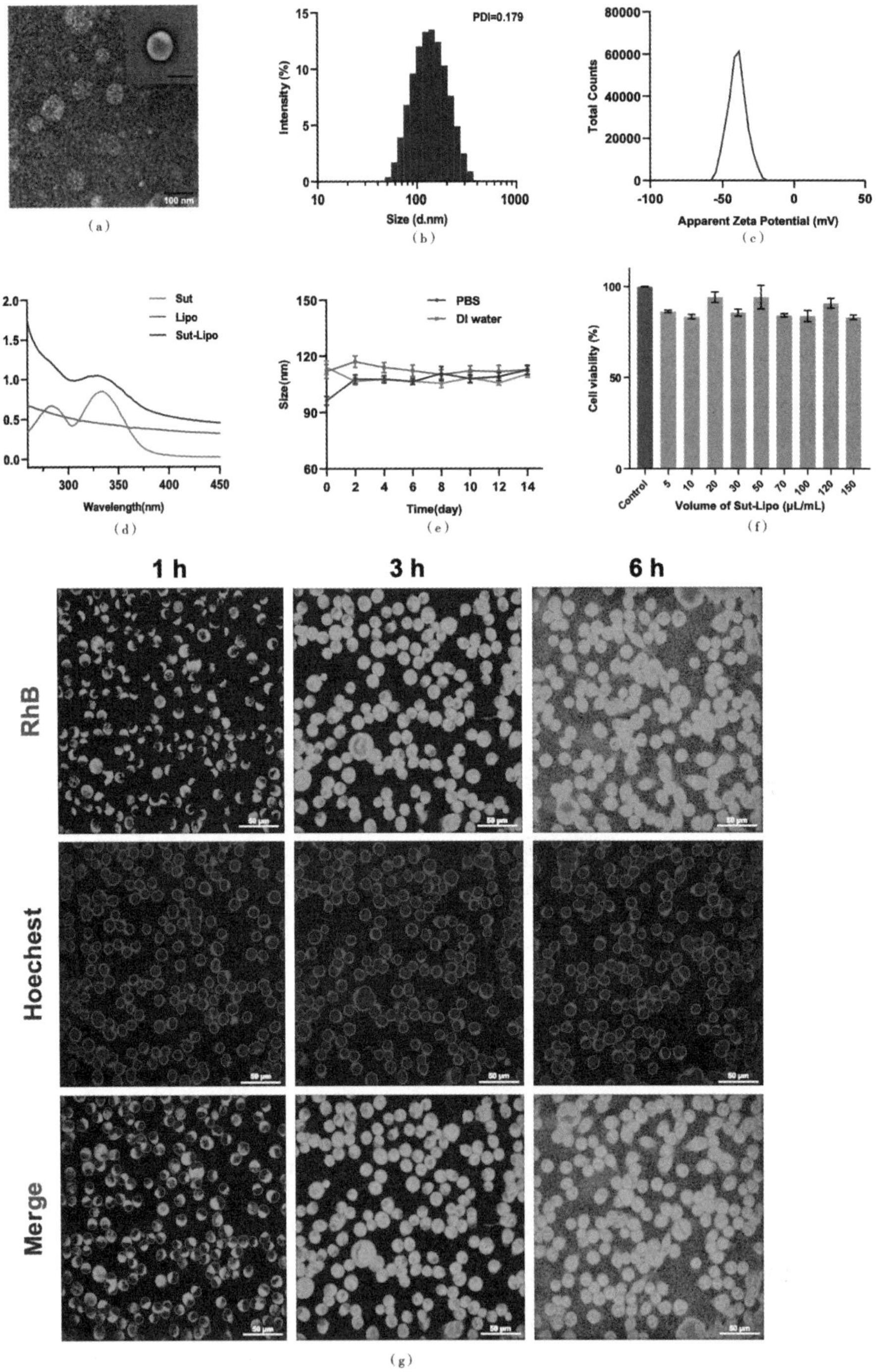

图 5-8　野黄芩苷脂质体的制备及表征

(a)载野黄芩苷脂质体的 TEM 图像　(b)野黄芩苷脂质体的水合粒度分析　(c)野黄芩苷脂质体的 Zeta 电位分布　(d)野黄芩苷与脂质体的紫外吸收图　(e)野黄芩苷脂质体在不同溶剂中放置 14 d 后的水化粒度检测结果　(f)不同浓度野黄芩苷脂质体处理 HT22 细胞后的细胞活力　(g)HT22 细胞共聚焦荧光图像表明细胞有效摄取野黄芩苷脂质体

吸收。孵育 1 h 后，细胞内检测到微量红色荧光；3 h 后，细胞内红色荧光明显增加，6 h 后红色荧光强度进一步增强，证实 HT22 细胞可以有效内吞野黄芩苷脂质体（图 5-8（g））。再用 CCK-8 法检测野黄芩苷脂质体的细胞毒性，用浓度为 10~150 μL/mL 的野黄芩苷脂质体处理 HT22 细胞。结果表明，在所有浓度下，处理后的细胞活力均保持在 95%以上，即使在药物最高浓度达到 150 μL/mL 时，细胞活力也没有明显下降。这表明在实验浓度范围内，野黄芩苷脂质体对正常细胞无细胞毒性（图 5-8（f））。

3. 野黄芩苷脂质体介导的细胞内抗氧化效果测定及 mRNA 和蛋白表达水平的评估

使用 DCFH-DA 探针评估野黄芩苷脂质体减少细胞内 ROS 的能力。在对照组中，观察到极少量的绿色荧光，表明细胞基础 ROS 水平较低。相比之下，经叔丁基过氧化氢处理的模型组绿色荧光明显增加，反映了细胞内 ROS 水平升高，证明了氧化应激模型诱导成功（图 5-9（a））。用野黄芩苷脂质体处理后，细胞内绿色荧光明显减少，ROS 水平接近对照组（图 5-9（b））。说明野黄芩苷脂质体可以降低细胞内 ROS 水平进而有效缓解氧化应激反应。此外，我们还检测了野黄芩苷脂质体在 HT22 细胞氧糖剥夺以及再灌注模型中的作用。结果显示，经处理后，HT22 细胞活力最多可恢复到对照组的 89%左右（图 5-9（c））。

为了探讨野黄芩苷脂质体降低细胞内 ROS 水平的机制，我们检测了抗氧化反应元件（Anti-oxide Response Element，ARE）相关基因和蛋白的表达。qPCR 分析显示，野黄芩苷脂质体处理后 Hmox1（图 5-9（d））和 Nqo1（图 5-9（e））基因表达显著上调，而 Western blot 分析进一步表明，KEAP1 表达水平保持不变（图 5-9（f））的同时，NRF2、HO-1 和 NQO1 蛋白的表达显著增加。与模型组比较，NRF2 表达水平升高 1.8 倍（图 5-9（g）），HO-1 表达水平升高 2.1 倍（图 5-9（h）），NQO1 表达水平升高 2.0 倍（图 5-9（i））。以上实验结果表明野黄芩苷脂质体通过抑制 NRF2 降解和增强下游抗氧化蛋白的表达来激活 KEAP1-NRF2-ARE 信号通路。

4. 实验证实野黄芩苷是 KEAP1-NRF2 相互作用的非共价抑制剂

通过靶标垂钓实验鉴定可能与野黄芩苷相互作用的细胞内蛋白。将野黄芩苷固定在环氧功能化微球上，然后与细胞提取物共孵育（图 5-10（a）），洗脱未结合的蛋白并用 SDS-PAGE 和银染色对结合蛋白进行分析（图 5-10（b））。对于富集蛋白的质谱分析发现 KEAP1 被显著富集，表明野黄芩苷与 KEAP1 之间存在直接相互作用。

我们纯化了野生型（WT）Kelch 蛋白和突变型（Mut）蛋白。突变体 Kelch 蛋白包括关键残基（Y334 A、R380 A、N382 A、N414 A、R415 A、Y572 A 和 S602 A）的替换，这些残基已知是与 NRF2 和传统 KEAP1 抑制剂结合的关键。为了评估野黄芩苷与 Kelch 结构域的结合亲和力，我们使用了生物层干涉法（BLI）。结果表明，野黄芩苷与

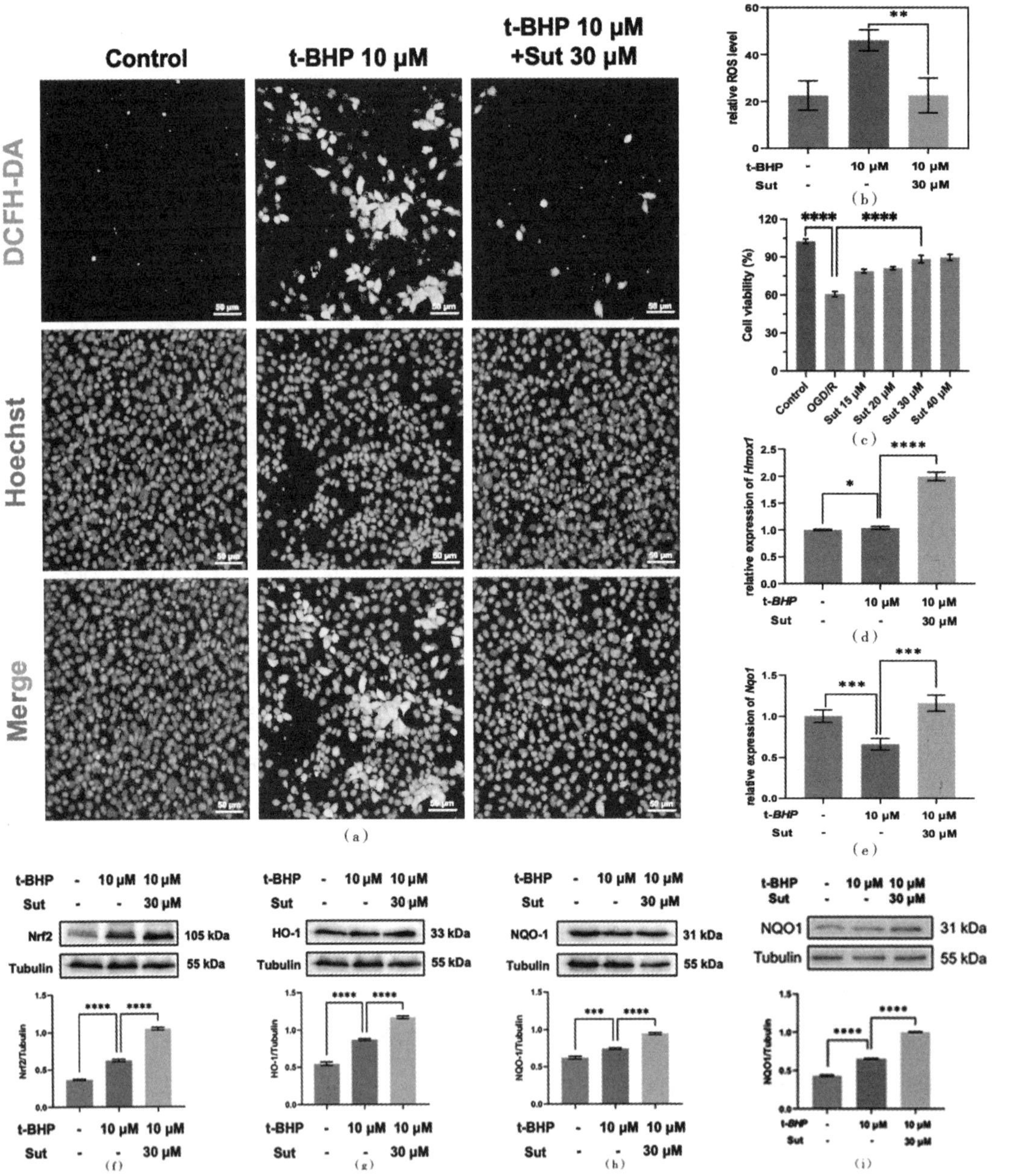

图 5-9 野黄芩苷脂质体介导的抗氧化效果检测及 mRNA 和蛋白表达水平的评估

(a) DCFH-DA 探针染色 HT22 细胞内 ROS 共聚焦荧光图像 (b) 各实验组间相对 ROS 水平定量分析(n=3) (c) 不同浓度野黄芩苷脂质体处理 OGD/R HT22 细胞的细胞活力 (d) Hmox1 基因 mRNA 水平定量分析(n=3) (e) 定量分析 Nqo1 基因 mRNA 水平(n=3) (f) KEAP1 蛋白免疫印迹和定量分析(n=3) (g) NRF2 蛋白免疫印迹和定量分析(n=3) (h) HO-1 蛋白免疫印迹及定量分析(n=3) (i) NQO1 蛋白免疫印迹和定量分析(n=3)

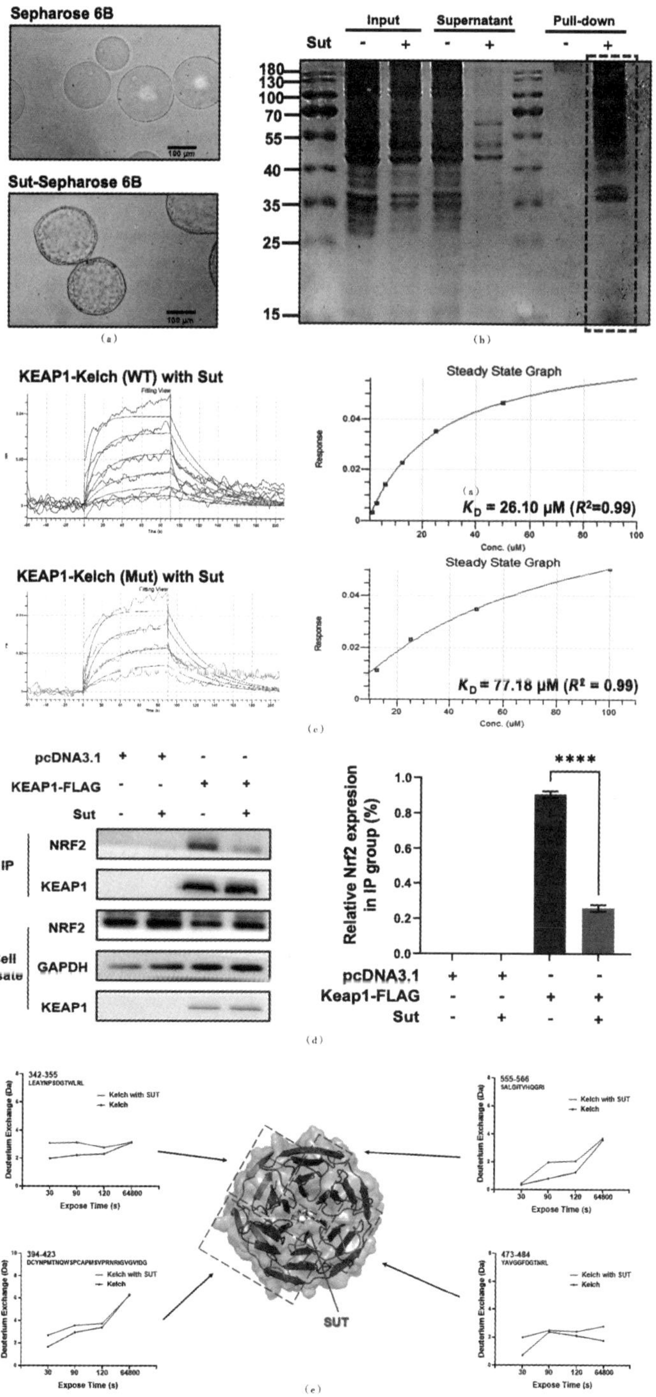

图 5-10　实验验证野黄芩苷是 KEAP1-NRF2 相互作用的非共价抑制剂

(a)与野黄芩苷结合前后的微球　(b)SDS-PAGE 银染图像　(c)用 BLI 法体外检测野黄芩苷对 KEAP1-Kelch 结构域的影响　(d)在 HEK 293T 细胞中，评估黄芩苷对 KEAP1-NRF2 相互作用的影响：左—Co-IP 结果图；右—NRF2 含量变化的定量分析　(e)氢-氘交换质谱分析结果及野黄芩苷与 KEAP1 Kelch 结构域结合示意图野生型 Kelch 蛋白结合的亲和力为 26.10 μM（R^2= 0.99）。然而，与突变体 Kelch 蛋白的结合亲和力显著降低（图 5-10（c））。

KEAP1 和 NRF2 之间的相互作用通过免疫共沉淀试验（CO-IP）进一步证实。转染 KEAP1-Flag 质粒的细胞用野黄芩苷孵育，所得复合物用抗 flag 磁珠免疫沉淀。在没有野黄芩苷的情况下，NRF2 很容易与 KEAP1 共沉淀。然而，经野黄芩苷处理后，与 KEAP1 相结合的 NRF2 数量减少了 50%以上，这表明野黄芩苷有效地破坏了 KEAP1-NRF2 的相互作用（图 5-10（d））。

最后，我们采用氢-氘交换质谱法研究了野黄芩苷结合后 KEAP1 蛋白的 Kelch 结构域的结构变化。在肽段 L342-L355、S555-I566 和 D394-G423 中观察到氘交换的显著增加，表明野黄芩苷结合诱导了 KEAP1 蛋白的构象变化，使这些区域暴露在蛋白质表面（图 5-10（e））。

三、结论

野黄芩苷是一种黄酮类化合物，是黄芩、黄芪等中药中的一种生物活性成分，其具有缓解多种疾病导致的氧化应激损伤的潜力。然而与野黄芩苷直接作用的靶点尚未被确定。本研究的核心内容是开发基于野黄芩苷的脂质体作为抗氧化开关，以减轻缺血性脑卒中引起的神经元损伤。此外，还证实了野黄芩苷直接作用的靶蛋白以及其互作机制。研究表明，野黄芩苷脂质体可以通过上调 NRF2 蛋白水平，显著降低细胞内 ROS 含量，缓解氧化应激，并激活下游抗氧化因子 HO-1、NQO1 等，从而起到神经保护作用，减轻缺血再灌注导致的神经细胞损伤。此外，实验结果通过免疫共沉淀和 HDX-MS 证实了野黄芩苷与 KEAP1 蛋白的直接结合，揭示了野黄芩苷通过变构调节 KEAP1 影响其与 NRF2 的相互作用。

本研究的创新点在于将中药成分野黄芩苷与现代纳米药物递送系统（脂质体）结合，不仅提高了野黄芩苷的生物利用度和相容性，而且克服了其水溶性差、半衰期短的局限性。此外，本研究还深入探讨了野黄芩苷在抗氧化机制中的作用，特别是在 KEAP1-NRF2 信号通路中的作用，为中风等神经退行性疾病的治疗提供了新的方法。

野黄芩苷水溶性差，生物利用度低，半衰期短，在临床应用中受到了较多的限制。为了克服这些缺点，我们开发了载野黄芩苷脂质体，以提高药物的稳定性和生物相容性。实验结果表明，这些脂质体粒径分布均匀，稳定性好，包封效率高。HT22 细胞的毒性试验和内吞作用研究表明，这些脂质体可以被细胞有效内化，并在测试浓度范围内表现出较低的细胞毒性，为进一步研究提供了坚实的基础。缺血性脑卒中损伤主要是由于细胞内活性氧（Reactive Oxygen Species，ROS）的过度积累导致细胞结构和 DNA 的明显损伤。为了评估野黄芩苷在缺血性脑卒中中的治疗潜力，我们在细胞水平上对其抗氧化作用进行评估。研究结果表明，野黄芩苷脂质体显著降低了细胞中的ROS水平，证实了其抗氧化能力。

KEAP1-NRF2-ARE信号通路是细胞抵抗氧化物和外源物的重要防御机制。在正常情况下，KEAP1同型二聚体与NRF2结合导致NRF2泛素化，随后被蛋白酶体降解，从而阻止NRF2转位到细胞核。然而，在细胞氧化应激反应期间，这种相互作用将被破坏，使NRF2免于降解并移动到细胞核结合ARE元件，促进抗氧化基因如Hmox1和Nqo1的表达。我们假设野黄芩苷直接与KEAP1的Kelch结构域相互作用，通过变构调节破坏其与NRF2的相互作用。这可能会增强下游抗氧化元件如HO-1和NQO1的表达，降低细胞内ROS水平，减轻细胞氧化应激。免疫共沉淀、靶标垂钓实验和生物层干涉测定证实，野黄芩苷通过结合KEAP1的Kelch结构域破坏KEAP1- NRF2相互作用。这些发现得到了HDX-MS实验的支持。同时，我们通过多种分子实验手段验证了野黄芩苷抗氧化的分子机制。研究表明，在mRNA和蛋白水平上，野黄芩苷脂质体可以显著上调Hmox1和Nqo1基因的表达。此外，NRF2、HO-1和NQO1蛋白的含量也显著增加，而KEAP1的表达相对不变。

尽管这项研究取得了一定进展，但仍存在局限性。首先是研究范围有限，本研究主要集中于细胞实验，缺乏对全动物模型和体内环境的综合性评估。虽然野黄芩苷脂质体在细胞实验中显示出一定的潜力，但并没有对其长期安全性，药物相互作用等在临床应用中可能会出现的问题进行探究。今后如要进一步开发野黄芩苷脂质体，需要对其机理进行深入的研究，包括通过KEAP1-NRF2-ARE通路和其他相关通路详细了解其在缺血性脑卒中治疗中的作用。其次，考虑到野黄芩苷的性质，需要对给药体系进行进一步优化，或将可以通过改善脂质体或探索其他方法来提高溶解度，生物利用度和稳定性来实现。最后，在将野黄芩苷脂质体真正投入临床之前需要进行一系列人体内实验，研究其药代动力学、药效学、治疗效果及安全性，为临床应用提供依据。

第五节 辣椒素在体内外可通过调节CCR4/Src/p47phox信号通路对乙醇引起的氧化性胃黏膜损伤起到缓解作用

一、研究背景

乙醇，通常被称为酒精，是人们在日常生活中经常接触的一种物质，被普遍认为是对健康有害的因素之一。过量摄入乙醇可能导致各种由胃黏膜损伤引起的疾病，包括胃炎、胃溃疡和胃癌等。摄入体内的乙醇会直接破坏胃黏膜屏障的完整性，增加黏膜的通透性，损害胃酸细胞，引起胃黏膜损伤和出血。当胃黏膜受损时，损伤部位促炎细胞因子失衡，促使中性粒细胞变形并向受损部位迁移，同时活性氧（ROS）和其他炎症介质浓度的增加将导致胃黏膜细胞发生氧化损伤。随着乙醇代谢产物乙醛和活性氧的积累，细胞内发生毒性氧化和DNA损伤的风险也将逐渐增加。氧化还原平衡受损会导致细胞死亡，还会刺激剩余细胞的增殖，这提高了癌基因的表达，增加了突变的可能性，最终将会直接导致胃癌的发生。因此，避免胃黏膜细胞氧化损伤是降低胃病患病率的关键。

趋化因子通路通过多种趋化因子与细胞表面相应受体相互作用，调节下游信号分子，从而协调各种生物过程。人类体内大约有43种趋化因子和19种受体。具体来说，趋化因子受体4（CCR4）主要通过趋化因子配体CCL17和CCL22激活。研究表明，巨噬细胞中CCL17依赖性的CCR4激活可介导博来霉素诱导的氧化性肺损伤。值得注意的是，在缺乏CCR4的情况下，博来霉素对肺的有害作用被降低了。因此，CCR4的表达水平可以作为识别氧化损伤的潜在标记物。

Src是一种由人类原癌基因编码的非受体酪氨酸蛋白激酶，在许多细胞信号级联反应中起关键作用，并作为趋化因子途径的下游分子调节一系列生理反应。研究表明，Src可调节还原性烟酰胺腺嘌呤二核苷酸磷酸氧化酶（NADPH氧化酶）的活性，从而诱导细胞的氧化应激反应。NADPH氧化酶的p47phox亚基需要磷酸化才能激活该酶。Src通过促进p47phox的磷酸化和易位，以及增加p22phox和p47phox的表达水平来促进ROS的产生。因此，细胞中的Src和p47phox水平可以作为评估细胞氧化应激的测量指标。

天然产物在人类与疾病的斗争历史中有着举足轻重的地位，是药物发现的宝库。它们的特殊结构使得它们成为设计先导化合物的理想候选物。辣椒素是使辣椒具有辣味的主要成分，具有抑制氧化损伤的功效。用辣椒素预处理后的纤维细胞经紫外线照射后ROS的产生显著减少，证明了辣椒素可以减轻紫外线诱导的皮肤胶原蛋白损失，并具有抗衰老的功效。在动物实验中，低剂量辣椒素能有效减轻胃黏膜的氧化损伤。然而辣椒素缓解氧化损伤的确切机制尚未阐明。

在这项研究中，我们首先使用网络药理学预测辣椒素缓解胃黏膜氧化损伤的分子机制。随后，我们在GES-1和Raw264.7细胞中建立氧化损伤模型，验证辣椒素预处理对趋化因子通路和NF-κB信号通路的影响。最后，我们评估了辣椒素对大鼠胃黏膜的保护作用，分析了与趋化因子途径相关的关键蛋白的变化，并检测了炎症因子水平以全面分析辣椒素缓解氧化损伤的分子机制。

二、研究结果

1. 辣椒素作用靶点的网络药理学分析

我们通过网络药理学预测了辣椒素与胃黏膜氧化应激损伤之间的相互作用。通过四个药物靶点数据库（BATMAN，CTD，STITCH 和 TCMSP）查找所有已知的辣椒素的作用靶点，并对这些数据库中得到的靶点取交集，消除冗余靶点后确定了 604 个辣椒素靶点。值得注意的是，瞬时受体电位阳离子通道 V 亚家族成员 1（TRPV1）蛋白成为四个数据库中唯一的共同靶点。从 Genecards 疾病靶点数据库中，检索到 2824 个与胃黏膜损伤相关的疾病靶点。对疾病靶点与药物靶点取交集，共得到 350 个靶点蛋白，提示辣椒素在减轻胃黏膜损伤方面具备潜在作用。基因本体（GO）和 KEGG 富集分析阐明了这 350 个潜在靶点的功能模块和信号通路。GO 富集分析表明，以上靶点主要富集的 BP 过程为乙醇相关反应；KEGG 富集分析表明辣椒素主要影响趋化因子信号通路和炎症反应相关通路，包括 NF-κB 信号通路和肿瘤坏死因子（TNF）信号通路。不过，辣椒素在趋化因子途径中的调节作用尚未被报道，尽管它在该途径中有 33 个可能的靶蛋白。

2. 辣椒素对 GES-1 细胞内 Src/p47phox 表达的抑制作用

根据 KEGG 分析以及对趋化因子通路中相关靶蛋白间的分析表明，趋化因子受体 4（CCR4）、蛋白激酶 A（PKA）和 Src 最有可能成为辣椒素作用的靶点。此外，p47phox 是 NADPH 氧化酶的内在成分，在 NADPH 复合物的形成和氧化应激调节中起着关键作用。因此，我们假设辣椒素可能通过调节趋化因子途径缓解氧化应激反应。

首先，我们检测了趋化因子通路中激酶蛋白激酶 C（PKC）、PKA 和 p21 蛋白活化激酶 1（PAK1）的转录水平。结果显示，辣椒素对以上蛋白的转录没有显著影响。随后在 PKCδ 和 PAK1 翻译水平上的灰度分析表明，8 μM 和 32 μM 辣椒素处理后 PKCδ 蛋白的表达略有下降。相反，PAK1 蛋白的表达随着辣椒素浓度的增加而增加。

在随后的实验中，我们评估了 CCR4、p47phox 和 Src 在转录和翻译阶段的变化。结果表明，8 μM 辣椒素处理后细胞内 CCR4 的转录被显著抑制，不过虽然存在可观察到的 Src 转录抑制倾向，但差异无统计学意义。同时发现 8 μM 和 32 μM 辣椒素对 p47phox 和 Src 的表达有明显的抑制作用。

3. 辣椒素对 Raw264.7 细胞 Src/p47phox 表达的抑制作用

由于 p47phox 和 CCR4 在 GES-1 细胞水平上的表达相对较低，并且考虑到趋化因子途径在免疫细胞中的主要作用，我们使用小鼠巨噬细胞 Raw264.7 来验证其他关键指标。转录检测结果与 GES-1 细胞中观察到的结果一致，辣椒素对 CCR4 和 p47phox 转录均有显著抑制作用，而 N-乙酰半胱氨酸（NAC）对 CCR4 和 p47phox 转录无明显抑制作用。与乙醇诱导组相比，32 μM 辣椒素处理抑制了 Raw264.7 细胞系中 Src 的转录。虽然 NAC 也有一定的抑制作用，但效果不如辣椒素。然而 PKCδ 的转录表达未受影响。灰度分析显示，辣椒素显著降低了 Src 和 p47phox 的表达。相比之下，NAC 未抑制 Src 和 p47phox 的表达。这表明辣椒素对趋化因子途径的调节可能与典型抗氧化剂的作用不同。

值得注意的是，BCL2 相关 X 蛋白（Bax）是细胞凋亡过程中的关键蛋白，其相关的凋亡通路在此前的网络药理学分析中靶点富集程度较高。我们发现辣椒素和 NAC 都能有效抑制 Bax 的表达，这表明辣椒素对乙醇诱导的细胞凋亡有潜在的缓解作用。

4. 辣椒素对 P-p65 表达和 p65 入核过程的抑制作用

RELA/NF-κB p65 蛋白是与炎症反应调控相关的关键转录因子。根据网络药理学预测结果，p65 是趋化因子和炎症反应相关通路，特别是 NF-κB 信号通路中的 33 个关键蛋白之一，其活性形式为经磷酸化修饰的 p65 蛋白。在 GES-1 细胞中，我们观察到在辣椒素处理后磷酸化 NF-κB p65（P-p65）蛋白水平明显下降。同时，免疫荧光共定位实验表明，在典型的 GES-1 细胞中，NF-κB p65 主要驻留在细胞质中，不与 DAPI 通道的荧光共定位。然而，在乙醇处理的细胞中，NF-κB p65 明显定位于细胞核内，与 DAPI 荧光一致。而经 8 μM 辣椒素处理后的细胞恢复了原始状态，反映了辣椒素的抑制效果。对 NF-κB p65 与 DAPI 在三个不同给药组别的荧光共定位结果进行分析，检测到显著差异。我们在 Raw264.7 细胞系中进行的并行实验中进一步研究了 P-p65 的表达。结果表明，辣椒素显著抑制了巨噬细胞内 P-p65 的水平。此外，我们验证了辣椒素对 NF-κB 信号通路下游细胞因子表达水平的影响。以白细胞介素-6（IL-6）为例，酶联免疫吸附实验表明，辣椒素显著抑制了 Raw264.7 细胞中 IL-6 的表达。

5. 辣椒素在体内抑制 CCR4/Src/p47phox 的表达并减轻胃黏膜损伤

采用乙醇致大鼠胃黏膜损伤动物模型，明场条件下观察辣椒素（1 mg/kg）和阳性对照药物利巴米胺（100 mg/kg）对胃黏膜的保护作用。这些发现与先前的文献报道密切相关。对病理切片进一步的分析揭示了预先给药在对胃组织腺体紊乱、炎症细胞浸润和上皮细胞脱离等症状的预防作用。同时使用免疫荧光法检测免疫细胞浸润。我们使用髓过氧化物酶（MPO）和 CD68 抗体同时对石蜡切片中的中性粒细胞和巨噬细胞进行染色。利用 ImageJ 软件对每组 3 只大鼠的组织样本进行荧光强度分析，乙醇处理组的图像显示炎症细胞附近有大量的红色和绿色荧光标记，强调了乙醇会刺激巨噬细胞和中性粒细胞聚集并最终导致急性胃炎的发生。值得注意的是，辣椒素和阳性对照药物治疗都有效地抑制了炎症细胞的侵袭。统计数据显示，辣椒素处理使乙醇诱导的中性粒细胞浸润从 2.40%降低到 0.41%，巨噬细胞浸润从 12.12%降低到 2.17%。而利巴米胺将免疫细胞浸润分别降低至 0.50%和 2.40%，其效果略低于辣椒素。

对从大鼠胃黏膜中提取的蛋白进行 Western blot 分析。研究结果显示，三种靶蛋白 Src、p47phox 和 CCR4 在健康胃组织中表达水平较低，而 CCR4 和 p47phox 几乎无法检测到。然而，在乙醇诱发胃黏膜损伤大鼠的胃组织中，以上靶蛋白的表达明显升高。值得注意的是，辣椒素和阳性对照药物对上述蛋白的表达产生了明显的抑制效果。灰度分析进一步说明了辣椒素在动物水平上对 Src、p47phox 和 CCR4 表达的显著抑制作用，且明显优于利巴米胺，证实了辣椒素对大鼠趋化因子通路的调节作用。

6. 辣椒素对体内 NF-κB 信号通路的调节及炎症因子分泌的抑制作用

采用免疫荧光法测定大鼠胃黏膜组织中 P-p65 的含量。结果表明，乙醇处理显著提高了 P-p65 在胃组织中的含量。辣椒素与阳性对照药物均能有效抑制 P-p65 含量，抑制 NF-κB 信号通路且效果无显著差异。

此外，采用酶联免疫吸附法测定大鼠血清中 NF-κB 信号通路下游细胞因子的分泌水平。辣椒素和阳性对照药物均可下调促炎标志物趋化因子（CX-C 基序）配体 1 [CXCL1/KC（IL-8）]、IL-1β、IL-6 和 TNF-α 的水平，同时增强抗炎细胞因子 IL-10 的表达。这有助于缓解乙醇诱导的炎症反应。不过，结果显示辣椒素上调抗炎因子 IL-10 的效果比利巴米胺更好，但抑制其他的促炎因子表达的能力不如利巴米胺。这可能是由于药代动力学因素，辣椒素被血液中某些物质所影响使其难以达到最佳效果，而且利巴米胺可能通过靶向其他信号通路发挥更好的抗炎作用。

三、结论

各种炎症性胃肠道疾病，包括胃炎、胃溃疡和胃癌等疾病的发病原因都与氧化损伤有着复杂的联系。因此，防止氧化损伤对维持胃部健康至关重要。辣椒素是使辣椒产生辣味的主要化合物，由于其多样的生物活性而备受关注。由于辣椒素的天然来源是广泛被人们食用的蔬菜辣椒，并且经常被用作食品增味剂，因此它具有良好的生物安全性，并有望成为一种药物。在这项研究中，我们首先利用网络药理学对辣椒素的作用靶点进行了预测，并选定了 CCR4 和 Src 这两种趋化因子途径中的蛋白质作为辣椒素减轻氧化损伤的潜在关键参与者。体外实验证实辣椒素确实能有效抑制 CCR4 的转录和 Src 的表达，从而减轻氧化损伤。同时，Src 下游分子 p47phox 的表达在辣椒素作用下显著降低，导致 ROS 生成直接减少。此外，辣椒素阻碍了与炎症反应相关的转录因子 NF-κB p65 的磷酸化和核迁移。这一作用同时抑制了促炎因子如 TNF-α 和 IL-6 的释放并提高了抗炎因子 IL-10 的水平。以上因素的综合作用展现了辣椒素对胃黏膜的显著保护作用，强调了辣椒素治疗氧化应激导致的胃病的潜力。

辣椒素抑制趋化因子途径中的关键蛋白 Src 的表达，并抑制 NADPH 氧化酶的重要亚基 p47phox 进而抑制 NADPH 氧化酶的激活，导致 ROS 的产生减少。此外，辣椒素通过抑制 NF-κB p65 蛋白的磷酸化和核易位，从而调节细胞因子的表达减轻细胞炎症反应。

目前市场上有大量治疗胃黏膜损伤的药物。它们的主要作用机制包括抑制胃酸及胃蛋白酶侵蚀,促进细胞再生等。其中通过抗氧化损伤来保护胃黏膜的代表性药物有碳酸镁铝和利巴米胺。碳酸镁铝诱导一氧化氮合酶产生一氧化氮与超氧阴离子结合,通过抑制黄嘌呤氧化酶或 NADPH 氧化酶来减少 ROS 的产生。然而长期使用碳酸镁铝会影响血清电解质平衡和脂溶性维生素的吸收。在我们的动物实验中选用的阳性对照药物利巴米胺,根据 Sakurai 等人的研究显示,其抑制了中性粒细胞中超氧阴离子的产生,并积极参与中和自由基的过程,这赋予了它强大的抗氧化和抗炎能力。然而,Zhang 等人和 Dong 等人的研究强调了利巴米胺相关的潜在不良反应,包括消化不良、腹泻和腹部不适。因此,探索天然小分子治疗胃黏膜氧化损伤具有相当的临床意义和商业潜力。辣椒素是一种天然的小分子,有文献证明它对癌症和中枢神经系统疾病也有一定疗效,且现有的制剂已显示出良好的治疗效果。即便如此,辣椒素的全部药用潜力还有待发掘。

对辣椒素抑制氧化应激能力的研究由来已久, Zhang 等人发现辣椒素可降低肝细胞的转氨酶水平,抑制豆蛋白 A 诱导的细胞凋亡和氧化应激反应。此外, Chen 等人的研究发现辣椒素可以抑制人脐静脉内皮细胞中 ROS 的产生,对 HUVECs 细胞氧化应激提供保护,这种保护作用是通过 Caspase 3 介导的途径进行的,因此它同时具有治疗动脉粥样硬化的潜力。基于这些现有的研究成果,我们的研究集中在辣椒素对抗氧化应激,减轻胃黏膜损伤的分子机制上。研究发现 Src 是辣椒素改善胃黏膜损伤的关键靶点。先前的研究也强调了通过 Src 调节氧化应激的可行性。例如, Chu 等人发现 N-n-丁基碘化氟啶醇可以作用于 c-Jun N 末端激酶/SH3 结构域结合蛋白 5/Src/ROS 通路,抑制 ROS 的产生与线粒体氧化应激反应。此外, Qu 等人阐明了 3S, 3’ S-虾青素异构体作用于 Na/K-ATP 酶/Src/细胞外信号通路调节 ERK1/2 信号通路的活性,从而避免氧化应激引起的心肌细胞损伤。同样, Wang 等人观察到咖啡因可以减轻线粒体氧化应激损伤。这一作用通过调控腺苷 A2 A 受体/环磷酸腺苷/PKA/Src/ERK1/p38 丝裂原活化激酶样蛋白途径,导致氧化应激反应减弱,并预防过氧化导致的肺部损伤。我们的研究强调了辣椒素抑制氧化应激和炎症反应的潜力,它通过抑制 CCR4/Src/p47phox 通路来实现这一目标,最终缓解乙醇造成的胃黏膜损伤。

NF-κB 信号通路在调控炎症反应中起关键作用, p65 是 NF-κB 蛋白家族的重要成员,可通过经典信号通路激活,促进炎症介质因子和凋亡蛋白的转录。Somensi 等人在研究中发现,香芹酚可以阻止脂多糖诱导的 NF-κB p65 从细胞质向细胞核的易位,并在此研究中强调了香芹酚的抗炎能力可能与它固有的抗氧化特性有关。在另一项研究中, Shen 等人发现黄芩素抑制特定蛋白,包括 NF-κB p65 和 Bcl-2/Bax 的表达从而缓解氧化应激损伤。Hu 等人的研究表明,沙利度胺能够抑制 NF-κB p65 信号通路和 NLR 家族含 pyrin 结构域的 3 号炎症小体(NLRP3 inflammasomes)的激活,有效减轻内皮细胞的炎症和氧化应激反应。在 Raw264.7 细胞中,我们发现辣椒素可以抑制 RelA/p65 蛋白 Ser536 位点的磷酸化,从而抑制 NF-κB 信号传导,减轻有害炎症反应。Ser536 位点是 p65 上一个关键的磷酸化位点,可被多种激酶如 IκB 激酶、Tank 结合激酶 1 和核糖体 S6 激酶 1 靶向并增强 p65 的转录活性。不过需要进一步的研究来确定辣椒素是否也抑制以上蛋白激酶的活性。与上述发现相似,我们的研究表明辣椒素可以通过抑制 NF-κB p65 的活性和核迁移,最终抑制下游 p65 途径介导的炎症和凋亡来缓解乙醇引发的胃黏膜氧化损伤。

辣椒素是一种已知的 TRPV1 激动剂,且主要通过 TRPV1 发挥作用。辣椒素对 TRPV1 的影响是多方面的,虽然其激活 TRPV1 途径可诱导慢性炎症性疼痛,但局部长时间使用辣椒素也可能导致皮肤神经纤维的降解,从而降低疼痛感知。辣椒素可以通过恢复血管通透性来预防心肌病。相反,它也可能引起血管收缩紊乱,导致血管痉挛和心肌梗死。值得注意的是, Sharma 等人强调了辣椒素具备通过 TRPV1 通路阻止氧化免疫和炎症信号传递到脑部神经的潜力。然而, Chaudhary 等人发现辣椒素也可能通过不受 TRPV1 受体介导的机制发挥抗氧化特性。在我们的研究中,辣椒素抑制 Src 和 NF-κB p65 蛋白的表达以及减轻胃黏膜损伤的能力是否完全依赖于 TRPV1 途径仍未确定,需要进一步研究。虽然我们的研究强调了目标蛋白的表达水平变化以解释辣椒素分子的复杂效用,但未来仍需努力完善辣椒素与这些蛋白的特定相互作用模式。

总之,本研究阐明了辣椒素抗氧化和抗炎作用的分子机制。辣椒素可以有效抑制趋化因子通路中的关键蛋白 Src 的转录和表达,并抑制 p65 通路以保护胃黏膜免受乙醇诱导的氧化损伤影响。并且,由于辣椒素自然来源丰富,且有良好的生物安全性,所以它有着巨大的开发潜力。

第六节　辣椒素作为一种新型 NRF2 激动剂,通过直接破坏 KEAP1-NRF2 的相互作用,抑制乙醇诱导的胃黏膜氧化损伤

一、研究背景

乙醇(EtOH),在日常生活中通常被称为酒精,是啤酒、葡萄酒和白酒中主要存在的具有成瘾性的成分。过度饮酒会增加出现严重健康问题的风险,这种行为每年直接或间接导致约 300 万人死亡。2016 年,全球所有过量摄入酒精导致的致死病例中,消

化系统疾病所占比例最高（21.3%）。酒精可以对胃黏膜造成氧化损伤。其中，持续高强度的氧化应激反应，特别是活性氧（ROS）的大量生成，将诱导 DNA 损伤、蛋白质氧化和脂质过氧化，随后直接导致胃肠功能障碍、慢性萎缩性胃炎，甚至最终导致胃癌的发生。

天然产物是治疗重大疾病的药物或先导化合物的主要来源。先前的报告显示，印度和马来西亚的胃溃疡发病率相当低，而辣椒在这两个国家的菜肴中出现的频率很高。这就激发了人们对辣椒是否能减轻胃黏膜损伤，进而缓解胃溃疡的思考。目前在大鼠实验中发现辣椒素（CAP）对乙醇诱导的胃黏膜损伤具有显著的保护作用，其机制可能与促进血管扩张、增加黏液分泌和释放降钙素基因相关肽（CGRP）有关。然而辣椒素能否通过潜在的抗氧化活性保护胃黏膜尚未得到充分的研究。

关键转录因子核因子红细胞 2 相关因子 2（NRF2）通过结合 Kelch 样 ECH 相关蛋白 1（KEAP1）锚定在细胞质中。而 KEAP1-NRF2 信号通路是细胞抗氧化的重要机制。许多研究人员致力于开发副作用更小、商业价值更高的 KEAP1 非共价结合剂，但成功的案例很少。

本研究通过建立体外和体内乙醇诱导的急性氧化损伤模型，验证辣椒素预处理对 KEAP1-NRF2-ARE 信号级联的影响，并使用氢-氘交换质谱（HDX-MS）鉴定了辣椒素处理后的变构调节位点。经过一系列实验验证，我们发现辣椒素可能是 KEAP1-NRF2 相互作用的直接抑制剂，并对其具体抗氧化机制进行了阐明。

二、研究结果

1. 辣椒素保护 GES-1 细胞免受氧化应激

首先，在人胃黏膜上皮细胞系（GES-1）中建立细胞氧化应激模型。根据《柳叶刀》杂志，世卫组织建议与美国的人均标准饮酒量，人每日饮酒量应限制在每天 1~2 个标准杯（在不同国家，1 个标准杯相当于 10~14 g 纯乙醇），因此取 5%浓度的乙醇溶液对细胞进行处理。经乙醇处理后，观察到细胞活力随着乙醇用量的提升而下降，用 5%乙醇处理 1.5 h 后，细胞活力下降至约 50%。为了检测辣椒素对 GES-1 细胞氧化应激模型的保护作用，先用辣椒素预处理细胞 2.5 h 后再加入乙醇溶液。结果显示，用 8 μM 辣椒素预处理可显著提高细胞活力。不过进一步增加辣椒素浓度处理并没有增强保护作用，这可能是由于较高浓度的辣椒素本身具有一定的细胞毒性。然后进一步评估 GES-1 内施加不同浓度（2 μM、8 μM 和 32 μM）辣椒素和不同浓度（0.5%、3.5%和 5%）乙醇处理后的细胞活力，以建立稳定的细胞模型。此外，我们检测了乙醇诱导的细胞凋亡，发现与仅添加乙醇的对照组相比，8 μM 辣椒素预处理组的凋亡细胞百分比从 28.85%降低到了 13.95%。

随后，我们观察了 GES-1 细胞的形态学变化情况。仅添加乙醇组的细胞呈圆形形态，有明显的聚集倾向。相比之下，用 2 μM 和 8 μM 辣椒素预处理的细胞在很大程度上保持了原来的细胞形态（图 5-11（a））。然后，我们使用 DCFH-DA 染色直观检测 ROS 的产生情况。仅添加乙醇组细胞内 ROS 水平升高，绿色荧光增加，而辣椒素预处理组 ROS 水平明显降低（图 5-11（b））。流式细胞分析进一步证实了这一趋势，实验结果显示随着辣椒素剂量（0 μM、2 μM 和 8μM）的增加，细胞内 ROS 水平持续下降（从 83.1% ± 3.59%下降到 60.23% ± 12.67%，最终下降到 48.9% ± 5.55%）（图 5-11（c）和 5-11（d））。为了评估辣椒素对细胞内氧化还原平衡的影响，我们测量了超氧化物歧化酶（SOD）的活性以及丙二醛（MDA）的含量。研究结果表明，辣椒素处理后 SOD 水平显著上调（图 5-11（e）），而 MDA 的产生明显减少（图 5-11（f））。综上所述，这些结果表明辣椒素有效地降低了暴露于乙醇的 GES-1 细胞的 ROS 水平，并维持了细胞内氧化还原反应的平衡。

2. 辣椒素激活 NRF2/ARE 信号通路

通过网络药理学预测和单细胞测序等分析技术，我们发现了与胃癌早期病变有关的关键靶蛋白。基于网络靶点分析，辣椒素发挥作用呈现网络化和模块化的特点，其靶点蛋白富集在与 ROS、炎症和免疫相关的生物过程中（图 5-11（g））。然而辣椒素调控 ROS 的具体机制尚不清楚，因此我们进行了蛋白质组学分析，以鉴定差异表达基因（Differential Expression Genes，DEGs）。热图中提供了这些 DEG 的全面概述，采用严格的统计学显著性标准（Fold change≥1.2，p 值≤0.05）分析发现，辣椒素处理后 120 个蛋白表达显著上调，65 个蛋白表达显著下调。随后对 185 个基因池进行基因本体（GO）和京都基因百科全书（KEGG）富集分析。正如预期的那样，在 GO 分析的“分子功能”类别中靶基因富集度最高的功能包括抗氧化活性（GO 0016209）和氧化还原酶活性（GO 0016491），这些功能类别对应的基因在火山图中被突出显示，并在热图中注释（图 5-11（h））。我们的研究结果表明辣椒素可能会使关键抗氧化相关蛋白的表达显著升高，如谷胱甘肽合成酶（GSS）、超氧化物歧化酶 1（SOD1）和硫氧还蛋白（TXN，也称为 Trx）。这些蛋白与先前报道的抗氧化反应元件（AREs）相关，并作为转录因子 NRF216 的下游靶点。我们推测辣椒素可能在氧化应激模型中激活 NRF2-ARE 信号通路。

为了证实这一假设，我们通过 Western blot 实验检测不同处理条件下 GES-1 细胞内相关蛋白的表达情况，实验结果表明辣椒素显著增强了 GES-1 细胞中 NRF2 和血红素加氧酶 1（HMOX1，也称为 HO-1，为受 NRF2 调控的下游基因）的表达水平（图 5-11（i））。同时，蛋白质组学分析进一步证实了 NRF2 下游靶点 GSS 和 Trx 蛋白的表达水平升高（图 5-11（j））。考虑到 NRF2 作为转录调节因子的重要作用，我们进一步检测了相关重要靶基因 TXN、HMOX1 和 NQO1 的转录水平。定量反转录 PCR

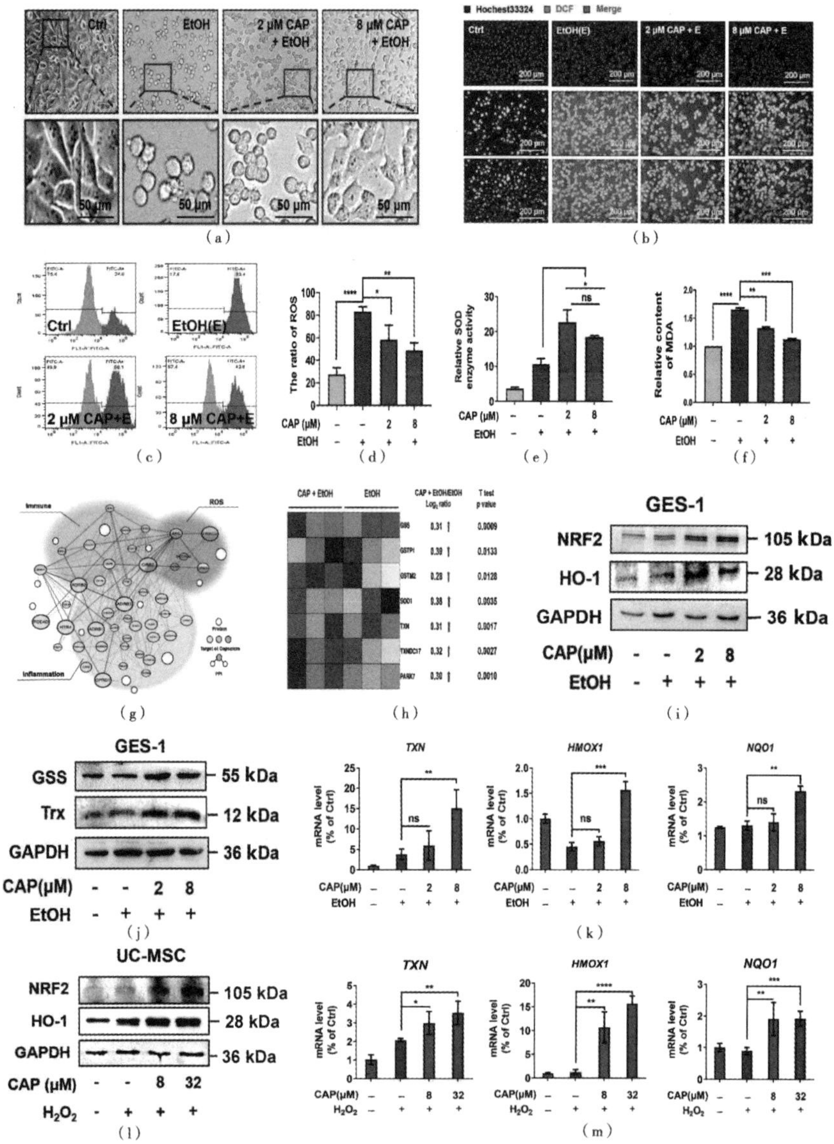

图 5-11　辣椒素减少 ROS,促进 NRF2 表达

(a)治疗后 GES-1 细胞形态学的显微镜检查,用浓度为 2 μM 或 8 μM 的辣椒素(Capsaicin, CAP)预处理细胞 2.5 h,再用 5%的 EtOH 孵育 1.5 h　(b)DCFH-DA 染色检测 GES-1 细胞内 ROS 水平　(c)DCFH-DA 标记的 ROS 阳性 GES-1 细胞的流式细胞术(FCM)分析　(d)流式细胞仪测定 ROS 水平的统计分析,这个实验共设置三个重复组　(e)GES-1 细胞 SOD 活性测定　(f)测定 GES-1 细胞的 MDA 水平　(g)辣椒素的靶点网络示意图,紫色、蓝色、粉色节点分别代表预测的辣椒素生物效应谱中与 ROS、炎症或免疫相关的蛋白质或基因　(h)基于蛋白质组学分析的富含抗氧化活性的差异表达基因(DEGs)热图。每一行代表单个基因的表达水平,每一列对应一个单独的实验样本　(i)GES-1 细胞中 NRF2 和 HO-1 表达的 Western blot 分析　(j)Western blot 检测 GES-1 细胞中抗氧化蛋白的表达　(k)GES-1 细胞中抗氧化反应元件(ARE)相关基因的 mRNA 水平的定量分析。分别使用或不使用辣椒素和 EtOH 处理细胞,检测各组细胞的 TXN、HMOX1 和 NQO1 mRNA 水平,每组设 3 个重复　(l)Western blot 分析人脐带间充质干细胞(HUC-MSCs)中 NRF2 和 HO-1 的表达　(m)HUC-MSCs 中 ARE 相关基因相对 mRNA 水平的定量分析。测定不同治疗组 TXN、HMOX1、NQO1 mRNA 表达水平。数据以 mean ± SD 表示。p 值采用 t 检验计算。显著性水平表示如下:ns,不显著;$^*p < 0.05$;$^{**}p < 0.01$;$^{***}p < 0.001$;$^{****}p < 0.0001$

(RT-qPCR)分析表明,辣椒素显著提升了这些抗氧化相关基因的转录水平(图 5-11(k))。

在一项涉及过氧化氢(H_2O_2)诱导的人脐带间充质干细胞(UC-MSC)氧化应激模型的平行实验中,辣椒素预处理同样提高了 NRF2 及其下游基因 TXN、HMOX1 和 NQO1 的转录水平和蛋白表达水平(图 5-11(l)和 5-11(m))。这些共同的发现表明,辣椒素在缓解氧化应激中的作用并不局限于特定的细胞类型,其潜在机制值得进一步研究。

3. 辣椒素促进 NRF2 转运进入细胞核

我们进一步研究了辣椒素预处理后 NRF2 的亚细胞定位情况。研究结果表明,辣椒素有效地促进了 NRF2 易位至细胞核。具体来说, 8 μM 辣椒素处理组中约有 52.29%的 NRF2 荧光与核染料 DAPI 共定位, NRF2 与细胞核共定位的细胞比例是通过对每个样品组随机选择的三个视场进行分析确定的(图 5-12(a)和 5-12(b))。为了证实这一观察结果,我们进行了核质分离实验以量化 NRF2 在核质和细胞质中的水平(图 5-12(c))。免疫印迹实验的灰度分析进一步证实, NRF2 的核积累随着辣椒素处理浓度的增加而增加(图 5-12(d))。

4. 辣椒素抑制 NRF2 的降解

已知 NRF2 会被蛋白酶体降解,因此我们使用蛋白酶体抑制剂 PS-341 选择性地抑制 20S 蛋白酶体。实验数据显示,PS-341 的使用提高了细胞内 NRF2 的表达水平。此外,当细胞与 PS-341 和辣椒素共孵育时, NRF2 的整体水平进一步升高,这表明辣椒素和 PS-341 在抑制 NRF2 降解方面具有协同作用,并且辣椒素的作用机制可能与 PS-341 不同(图 5-12(e))。

为了深入研究辣椒素是否影响蛋白质合成过程,我们使用了公认的蛋白质合成抑制剂放线菌素(CHX)处理细胞。如图 5-12(f)所示, CHX 处理导致 NRF2 蛋白水平迅速下降,导致加入 CHX 约 30 min 后几乎无法检测到 NRF2,而加入辣椒素共孵育时, NRF2 水平保持明显稳定,这表明辣椒素可以延长 NRF2 的半衰期。这些发现佐证了辣椒素通过阻滞 NRF2 的蛋白水解与降解来提高其稳定性的观点。根据现有文献的假设, K48 泛素化会促进 NRF2 降解,所以我们进行了泛素免疫沉淀实验,实验结果表明,辣椒素处理后 NRF2 的 K48 泛素化程度有所降低,约为 17.57%(图 5-12(g)和 5-12(h))。

5. 辣椒素维持线粒体功能

线粒体是细胞内 ROS 的主要来源。首先进行了探索性实验以验证 NRF2 维持线粒体完整性的作用。我们的研究结果显示,经乙醇处理后 GSE-1 细胞内的线粒体平均分支长度减少了 21.76%。值得注意的是,辣椒素预处理似乎可以保持 GES-1 细胞线

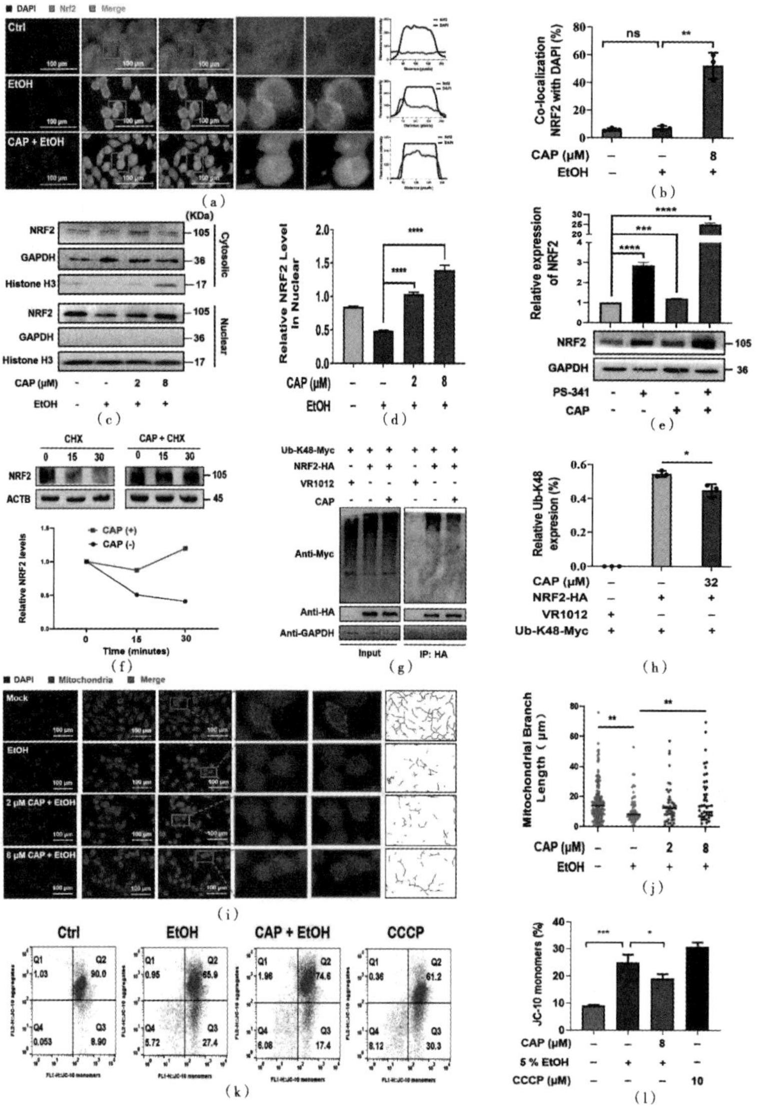

图 5-12 辣椒素抑制 NRF2 的泛素化和降解

(a) NRF2 核定位免疫荧光检测，同时用 DAPI 标记细胞核供参考 (b) 8 μM 辣椒素预处理后 NRF2 核易位的统计分析，定量评估辣椒素治疗后 NRF2 定位于细胞核的比例 (c)(d)不同处理组 GES-1 细胞中 NRF2 的亚细胞定位，评估细胞核和细胞质中的 NRF2 水平。GAPDH 作为细胞质标记，Histone H3 作为细胞核标记，对 NRF2 的核定位进行了专门的统计分析 (e) PS-341 或辣椒素诱导后细胞的 NRF2 总水平 (f) 8 μM 辣椒素处理前后环己亚胺(CHX)对总 NRF2 水平的影响分析，采用 ImageJ 软件分析 Western blot 结果半定量评估 NRF2 降解情况 (g)(h) Co-IP 法评估 32 μM 辣椒素处理对 293T 细胞中 K48 泛素化 NRF2 蛋白的抑制作用 (i) 辣椒素和 EtOH 处理后通过免疫荧光检测观察 GES-1 细胞的线粒体形态。用浓度为 2 μM 或 8 μM 的辣椒素预处理细胞 2.5 h，然后用 5%的 EtOH 孵育 10 min。线粒体用 Mito Tracker Red CMXRos 标记，红色荧光表示线粒体，蓝色荧光(DAPI 染色)表示细胞核 (j) 使用 ImageJ 和 GraphPad Prism 对不同处理组线粒体分支长度进行定量分析。使用 ImageJ 软件分析单个线粒体的分支长度，并使用 GraphPad Prism 绘制数据 (k) 流式细胞术测定 GES-1 细胞线粒体膜电位($\Delta\Psi_m$)。细胞用浓度为 2 μM 或 8 μM 的辣椒素预处理 2.5 h，然后用 5% EtOH 孵育 10 min，用 CCCP 孵育 20 min 作为阳性对照。通过 JC-10 染色评估 $\Delta\Psi_m$ (l) 利用 ImageJ 软件对不同治疗组 $\Delta\Psi_m$ 进行定量分析。数据以 mean ± SD 表示。p 值采用 t 检验计算。显著性水平表示如下：ns，不显著；$*p < 0.05$；$**p < 0.01$；$***p < 0.001$；$****p < 0.000\,1$

粒体的结构完整性(图 5-12(i)和 5-12(j))。随后,我们对辣椒素在稳定线粒体膜电位方面的作用进行了探究(MMP, $\Delta\Psi_m$),这是保障线粒体氧化磷酸化和产生三磷酸腺苷(ATP)过程正常进行的关键因素。用 5% 乙醇处理 10 min 或 CCCP 处理 20 min,可导致约 30%的细胞 $\Delta\Psi_m$ 下降。而使用 8 μM 辣椒素预处理则会改善 $\Delta\Psi_m$ 的降低情况(图 5-12(k)和 5-12(l))。

通常 ATP 水平降低是线粒体功能受损的标志。为了研究这一点,我们使用荧光染色法来量化细胞外和细胞内 ATP 浓度。仅用乙醇处理组细胞外 ATP 水平飙升至对照组的 3 倍左右,细胞内的 ATP 浓度却急剧下降。与之形成鲜明对比的是,辣椒素预处理有效地稳定了细胞内 ATP 水平,使其维持在原始浓度的 96.65%。基于这些观察结果,我们检测了糖酵解途径的最终产物乳酸(LA)的水平,以及关键代谢酶——丙酮酸激酶 M2(PKM2)和乳酸脱氢酶 A(LDHA)的转录水平。辣椒素处理导致 LA 和上述代谢酶在细胞内的含量显著下调,表明辣椒素介导了从糖酵解到氧化磷酸化的代谢重编程过程。先前的研究表明,辣椒素可以直接与 PKM2 和 LDHA 结合并抑制其活性,从而减轻炎症反应。综上,我们的研究结果强调了辣椒素在维持线粒体功能和进一步减少氧化应激中的作用。

6. 辣椒素破坏 KEAP1-NRF2 相互作用

为了探索辣椒素通过 KEAP1 调节 NRF2 的作用机制,我们设计了一系列实验发现,无论是在转录水平(图 5-13(a))还是在蛋白水平(图 5-13(b))上, KEAP1 的表达都没有显著变化。考虑到辣椒素对 KEAP1 表达没有影响的可能性,我们推测辣椒素可能会破坏 KEAP1 与 NRF2 之间的相互作用。

采用表面等离子体共振技术(SPR)定量检测 KEAP1 与 NRF2 的体外结合亲和力,根据实验结果计算得到 KEAP1-NRF2 复合物的解离常数(K_D)为 1.14 ± 0.15 nM(图 5-13(c)),证实了之前关于这两种蛋白之间存在强相互作用的报道。当 KEAP1 蛋白暴露于 16 μM 至 500 μM 浓度范围内的辣椒素时,KEAP1 与 NRF2 之间的结合能力呈现出明显的剂量依赖性下降(图 5-13(d))。我们通过免疫共沉淀(Co-IP)实验进一步证实了以上实验结果。经过 32 μM 辣椒素处理的细胞模型中,与 KEAP1 结合的内源性 NRF2 减少了 52.79%(图 5-13(e)和 5-13(f))。总的来说,以上结果证明了辣椒素能有效抑制 KEAP1-NRF2 之间的相互作用。

7. 敲除 KEAP1 会影响辣椒素的作用

为了研究 KEAP1 是不是辣椒素发挥抗氧化作用的关键靶点,我们制备了 KEAP1 敲除(KEAP1-KO)的 293T 细胞系,并用 Western blot 实验检测相关蛋白表达水平。最初,我们观察到辣椒素使野生型 293T 细胞中的 NRF2 和 HO-1 的水平升高,进而使细胞活力显著增加(图 5-13(g)和 5-13(h))。这一发现与 GES-1 和 UCMSC 细胞中

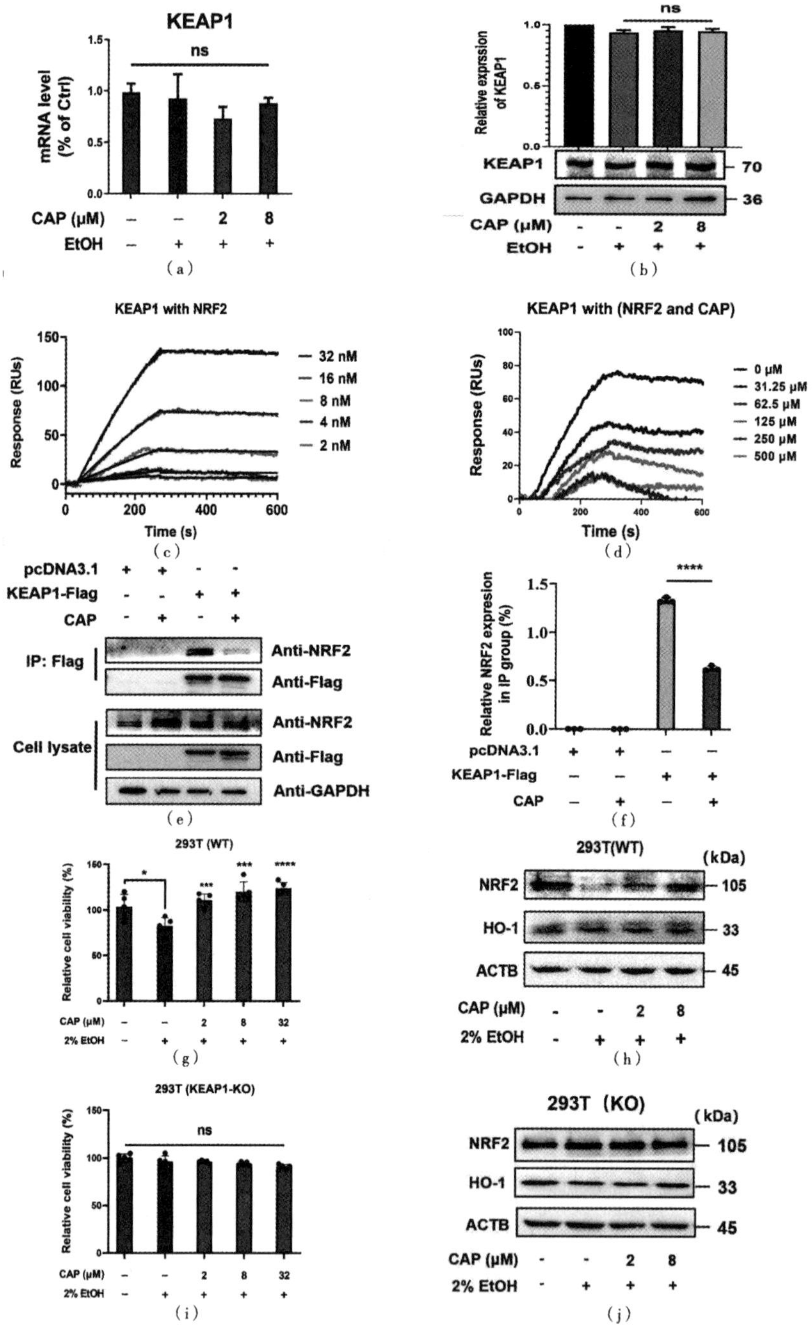

图 5-13 辣椒素破坏了 KEAP1-NRF2 的相互作用

(a)(b)利用 RT-qPCR 和 Western blot 分析评估 KEAP1 的转录和表达水平 (c)表面等离子体共振(SPR)检测 KEAP1-NRF2 相互作用 (d)通过 SPR 结果评估辣椒素对 KEAP1-NRF2 相互作用的破坏 (e)通过免疫共沉淀(Co-IP)在 293T 细胞中评估 32 μM 辣椒素处理对 KEAP1-NRF2 相互作用的破坏 (f)利用 ImageJ 软件定量分析 IP 样品中 NRF2 的相对表达量 (g)CCK-8 法测定辣椒素和 EtOH 处理后 293T 细胞的细胞活力 (h)293T 细胞 NRF2 和 HO-1 表达的 Western blot 分析 (i)用 CCK-8 法评估辣椒素和 EtOH 处理后 293T(KO)细胞的细胞活力 (j)Western blot 分析 293T(KO)细胞中 NRF2 和 HO-1 的表达。数据以 mean ± SD 表示。p 值采用 t 检验计算。显著性水平表示如下：ns,不显著；$^{*}p < 0.05$；$^{**}p < 0.01$；$^{***}p < 0.001$；$^{****}p < 0.000\ 1$

进行的探究实验结果一致。在 KEAP1-KO 细胞中,伴随着 KEAP1 的敲除,内源性 NRF2 及其下游效应物 HO-1 的组成性激活将使得这类细胞自发拥有抗氧化应激能力。实验结果证实了这一点, CCK-8 检测结果显示各组细胞之间的活力没有显著差异(图 5-13(i))。有研究显示, KEAP1-KO 小鼠表现出氧化应激和炎症反应减弱的现象,重要的是,在 KEAP1-KO 293T 细胞系中,辣椒素提升细胞内 NRF2 和 HO-1 水平的能力降低了(图 5-13(j))。综上所述,我们的研究结果有力地证明了 KEAP1 是辣椒素发挥抗氧化作用的关键靶点,以及辣椒素在调控 KEAP1- NRF2-ARE 信号通路方面发挥了关键作用。

8. 辣椒素直接与 KEAP1 相互作用

如前所述,归类为 NRF2 激动剂的小分子如富马酸二甲酯(DMF)、姜黄素和萝卜硫素,主要通过靶向 KEAP1 并抑制其功能来提升细胞内 NRF2 的水平。为了探究 KEAP1 和辣椒素在细胞环境中的相互作用,我们进行了细胞热移实验(CETSA)。在没有辣椒素的情况下, KEAP1 于 58 ℃至 67 ℃的温度区间内发生了明显的降解;而辣椒素的存在显著地稳定了 KEAP1 使其不受热变性的影响,从而维持了细胞中 KEAP1 蛋白的水平(图 5-14(a))。

为了探测 KEAP1 上特定的辣椒素结合位点,我们利用分子对接和全原子模拟来预测 KEAP1 表面口袋内可能与辣椒素相互作用的残基,其中特别关注与 NRF2 相互作用的 Kelch 结构域(图 5-14(b))。预测的最佳能量模型表明,辣椒素的香草基插入 Kelch 通道中,而其柔性烃链则留在 NRF2-Kelch 界面的外围。基于该对接模型,我们假设辣椒素的结合口袋与 KEAP1-NRF2 相互作用的接口部分重叠(图 5-14(c))。因此,我们使用全原子分子动力学模拟技术模拟了辣椒素存在下 NRF2 和 Kelch 之间的相互作用。结果显示当辣椒素与 Kelch 结合时, NRF2-Kelch 复合物被破坏了,对于 NRF2-Kelch 复合物来说, NRF2 第 29 位上的天冬氨酸和 Kelch 第 415 位上的精氨酸之间的平均距离保持在 1.20 nm 左右,表明 NRF2 和 Kelch 在持续 100 ns 的对接过程中稳定结合。然而,而在 NRF2-CAP-Kelch 复合物中,平均距离波动为 2.87 nm,说明 NRF2 在 Kelch 结构域周围被解离了下来。我们的模拟结果与实验观察结果相吻合,即辣椒素可作为蛋白质-蛋白质界面抑制剂发挥作用。

值得一提的是,大多数先前鉴定的 KEAP1 抑制剂主要通过对 KEAP1 的半胱氨酸残基进行共价修饰从而破坏 KEAP1- Cul3 和 KEAP1-NRF2 之间的相互作用,进而激活下游 NRF2-ARE 信号通路。因此,我们在细胞培养中引入了还原剂二硫苏糖醇(DTT)。现有文献表明, KEAP1 的活性半胱氨酸可被 CN-2F 等亲电试剂共价修饰,不过这种修饰可以被 DTT 破坏;此外,儿茶酚分子激活 NRF2 的作用会因 DTT 预处理而被中和。我们的研究结果表明,辣椒素诱导的 NRF2 表达水平升高并不受 DTT 的抑

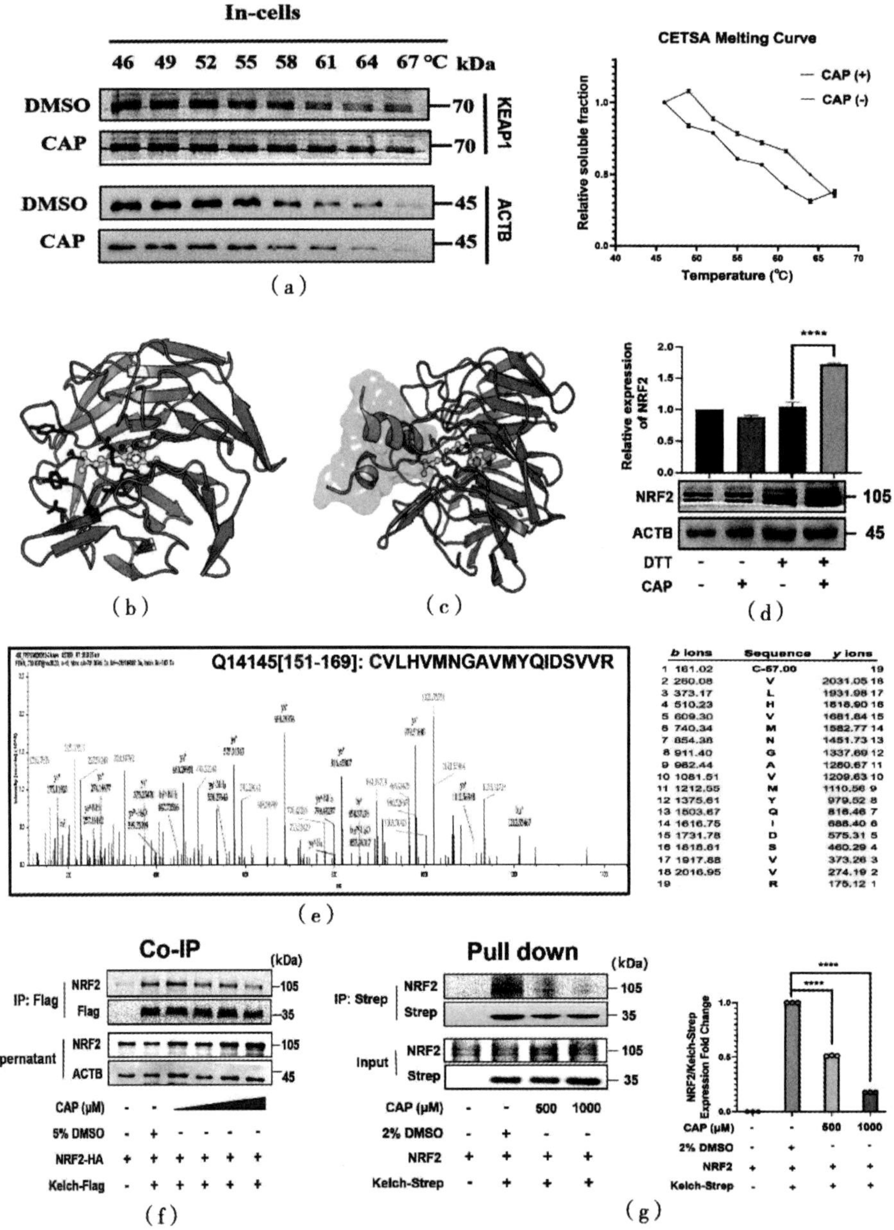

图 5-14　辣椒素特异性地与 KEAP1 的 Kelch 结构域相互作用

(a)利用细胞热移测定联用 Western blotting 技术(CETSA-WB)检测 GES-1 细胞中 KEAP1-CAP 的相互作用,并利用 ImageJ 软件分析 CETSA 生成的热变性曲线。红色折线表示用辣椒素处理的细胞,黑色折线表示用 DMSO 作为对照处理的细胞　(b)辣椒素分子与 KEAP1 表面口袋的计算对接。KEAP1 蛋白用灰色表示,而辣椒素分子用黄色表示。预计对相互作用至关重要的七个关键氨基酸用蓝色突出显示　(c)辣椒素结合口袋与 KEAP1-NRF2 界面部分重叠，KEAP1-NRF2 结合界面用紫色表示　(d)二硫苏糖醇(DTT)对辣椒素诱导的 GES-1 细胞内 NRF2 激活过程的影响。细胞用 400 μM DTT 预孵育 1 h,然后用 32 μM 辣椒素孵育 3 h　(e)辣椒素处理后对含有 Cys151 的 KEAP1 肽段的串联质谱(MS/MS)分析　(f)检测 293T 细胞中辣椒素存在时 Kelch-NRF2 相互作用的剂量依赖性。用不同浓度的辣椒素(0 μM、62.5 μM、125 μM、250 μM 和 500 μM)处理细胞,以评估外源纯化的 Kelch 蛋白和总细胞裂解液中 NRF2 相互作用的影响　(g)Pull-Down 实验显示辣椒素直接抑制 Kelch-NRF2 相互作用。数据以 mean ± SD 表示。p 值采用 t 检验计算。显著性水平表示如下:ns,不显著;*$p < 0.05$;**$p < 0.01$;***$p < 0.001$;****$p < 0.0001$

制（图 5-14（d））。

为了进一步研究辣椒素是否也会与 KEAP1 表面的活性半胱氨酸残基形成共价键，我们将研究重点放在了 KEAP1 表面可能具备活性的半胱氨酸上，如 Cys151、Cys273 和 Cys288。我们采用串联质谱法（MS/MS）评估了与辣椒素共孵育后 KEAP1 样品的分子量，但没有发现辣椒素诱导修饰的证据（图 5-14（e））。这些结果表明，尽管辣椒素直接与 KEAP1 结合，但它并不是通过共价作用实现的。

9. 辣椒素特异性地与 KEAP1 的 Kelch 结构域相互作用

为了研究辣椒素对 Kelch 结构域与 NRF2 结合亲和力的影响，我们使用纯化的 Kelch 结构域蛋白进行了免疫沉淀（IP）和 Pull-down 分析。IP 结果显示，辣椒素处理后与 Kelch 结构域结合的 NRF2 蛋白显著减少，这一现象随着辣椒素浓度的增加而愈发明显，同时未结合的 NRF2 水平也随之增加（图 5-14（f））。为了进一步证实这些观察结果，我们使用了纯化的 NRF2 蛋白进行了 Pull-down 实验，实验结果有效地佐证了辣椒素可以破坏 Kelch 结构域和 NRF2 之间的直接相互作用的观点（图 5-14（g））。

10. 辣椒素在变构位点与 KEAP1 结合

根据分子对接和动态模拟的结果，我们纯化了 Kelch 蛋白的野生型 Kelch 结构域蛋白（WT）和突变型 Kelch 蛋白（Mut）。突变体涉及残基 Y334 A，R380 A，N382 A，N414 A，R415 A，Y572 A 和 S602 A 的替换，据报道这些残基与 NRF2 和经典 KEAP1 抑制剂的结合相关。BioLayer Interferometry（BLI）检测显示，辣椒素与 Kelch 结构域蛋白（WT）的结合亲和力为 31.45 μM，R^2=0.99（图 5-15（a）），而突变的 Kelch 结构域（Mut）对辣椒素的亲和力降低，但仍然明显，其 K_D 为 102.4 μM，R^2=0.98（图 5-15（b））。我们的生物物理检测结果表明，辣椒素的结合并不完全依赖于 NRF2 的正交结合口袋。事实上，Kelch（Mut）-Flag 蛋白不能从细胞裂解物中与 NRF2 结合，但它仍然可以与辣椒素相互作用（图 5-15（c））。这些共同的实验结果表明，KEAP1 上的辣椒素结合位点和 NRF2 结合位点并不相同，同时间接地说明了辣椒素是 KEAP1 的变构调节剂。这种特异性可能源于辣椒素的香草基与 Kelch 结构域主链原子之间的相互作用，而后者似乎在很大程度上不受 NRF2 结合的影响（图 5-15（d））。先前鉴定的配体与 Kelch 蛋白（PDB：4IQK 和 5FNQ）之间结合位点的晶体结构如图 5-15（e）左侧所示，右侧显示了我们发现的辣椒素和 Kelch 蛋白之间的结合位点，这与之前的报道有所区别。为了探索辣椒素对 Kelch 结构域的变构调节的潜在机制，我们进行了 HDX-MS 分析。辣椒素的加入使得 KEAP1 中 L342 ~ L355、D394 ~G423 和 N482 ~ N495 三个区域的氢氘交换率升高，说明它们的构象发生了变化。值得注意的是，氨基酸残基 N414 和 R415 位于 D394~G423 区域，是与 NRF2 相互作用的关键残基，辣椒素结合可能导致它们发生变化，因此辣椒素可能通过变构调节的方式削弱了 KEAP1

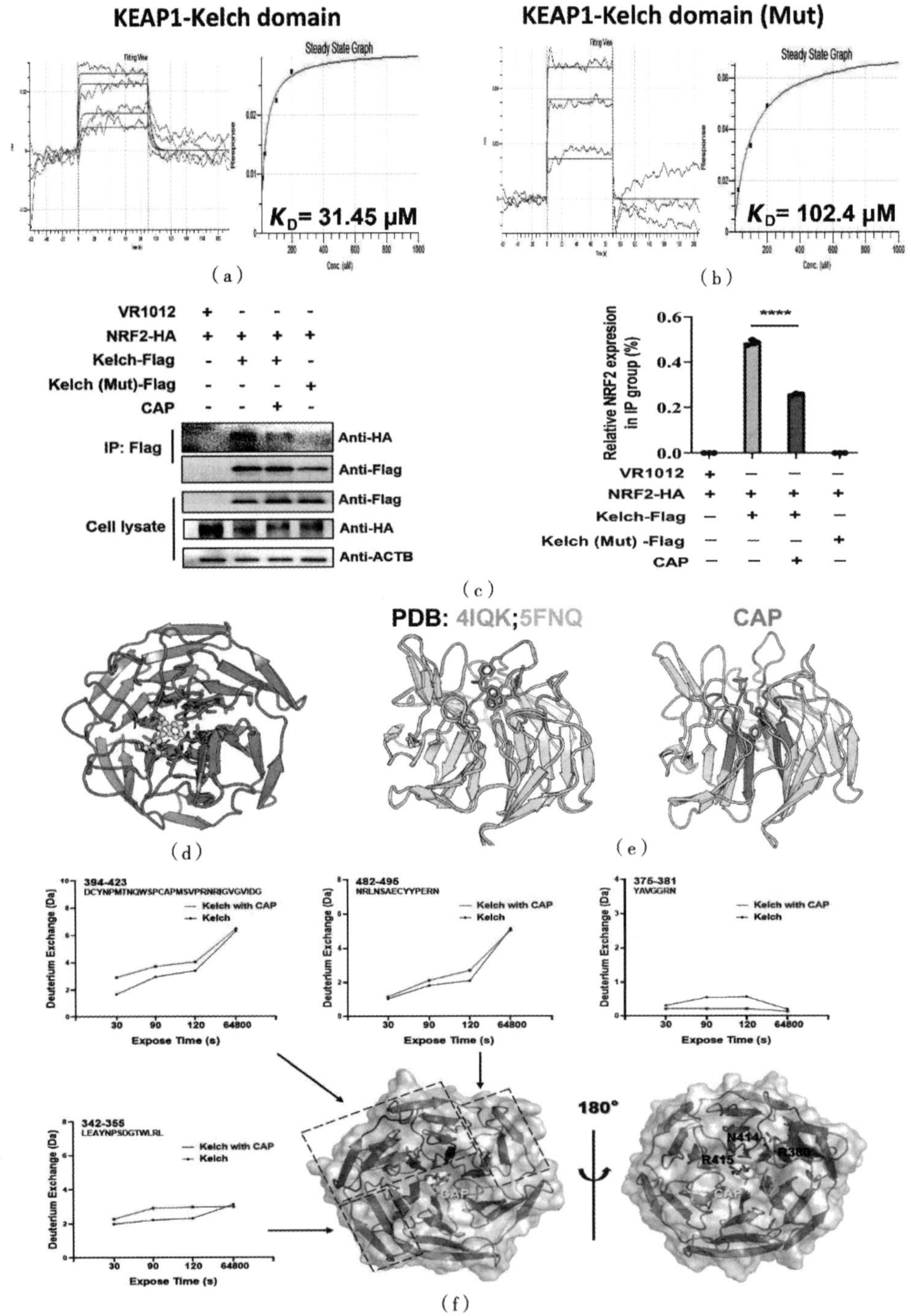

图 5-15　KEAP1 突变影响辣椒素的作用

(a)用 BLI 体外检测 KEAP1-Kelch 结构域的相互作用　(b)用 BLI 体外检测加入辣椒素后 KEAP1-Kelch 结构域(Mut)的相互作用　(c)Co-IP 实验评估 Kelch 突变体与 NRF2 的相互作用,以及 32 μM 辣椒素处理对 293T 细胞中 Kelch 结构域与 NRF2 结合的影响　(d)对接分析显示 Kelch 结构域的主链原子包围了辣椒素的香草基头基　(e)左侧—两种常见配体与 Kelch 的现有结合位点(PDB: 4IQK 和 5FNQ);右侧—新发现的辣椒素与 Kelch 的结合位点　(f)HDX-MS 测定辣椒素变构调节 Kelch 构象。经辣椒素处理后氘吸收比增加的肽以红色突出显示与 NRF2 的相互作用(图 5-15(f))。这些实验结果表明,辣椒素可能代表了一类新的NRF2 激动剂。

11.IR-HSA@CAP 纳米药物的制备与表征

基于以上研究成果,为了充分提高辣椒素这一新型 NRF2 激动剂的生物利用度,我们开发了一种纳米药物载体。选择人血清白蛋白(HSA)作为包封材料,因为它具有被FDA 认可的良好的生物相容性,同时 HSA 也被证明对胃黏膜具有保护作用;荧光标记材料选用 IRDye800,这是一种广泛应用于生物医学研究的近红外荧光染料,其主要应用于蛋白质标记和高级成像等实验。最终,我们成功合成了封装辣椒素的 IRDye800-HSA 纳米颗粒,用 IR-HSA@CAP 表示(图 5-16(a)),初步表征显示其荧光标记比为1.48(IRDye800∶HSA),偶联效率为 93.29%(图 5-16(b)),经计算包封效率较高。

利用透射电子显微镜(TEM)对 IR-HSA@CAP 纳米颗粒的结构进行了细致的表征,其结果如图 5-16(c)所示。值得注意的是,HSA@CAP 和 IR-HSA@CAP 纳米颗粒的尺寸分布十分一致。前者的平均粒径为 139.27 ± 7.49 nm(图 5-16(d)),后者的平均粒径为 160.97 ± 14.78 nm(图 5-16(e))。Zeta 电位表征显示,HSA@CAP 纳米颗粒的 Zeta 电位为- 4.16 ± 0.78 mV,而 HAS 单体的 Zeta 电位为-15.45 ± 1.40 mV,而与IR-HSA@CAP 中的 IRDye800 结合后,该 Zeta 电位恢复到-10.55 ± 0.50 mV(图 5-16(f))。

重要的是,在加入 IR-HSA@CAP 后的 24 h 内, GES-1 和 RAW264.7 均未观察到明显的细胞活力下降,说明了该纳米颗粒的低细胞毒性。此外,细胞内荧光强度随着时间的推移逐渐增强,在 1 h 内几乎所有细胞都显示 IR-Dye800 阳性(图 5-16(g))。这些发现有力地表明, IR-HSA@CAP 纳米颗粒能迅速被细胞内化,并表现出良好的生物相容性。

为了精确地测量 IR-HSA@CAP 纳米颗粒中辣椒素的含量,我们使用高效液相色谱(HPLC)在波长 282 nm 处建立了辣椒素的标准曲线。同时,为了评估 IR-HSA@CAP 在胃肠道内的稳定性和释放情况,我们检测了辣椒素在生理盐水(SPSS, pH=7.0)和模拟胃液(SGF, pH=2.0)中的释放动力学。初步测试表明,几乎所有封装的辣椒素都可以在 SGF 环境中快速释放。在随后的动物实验中,我们根据辣椒素的实际浓度校准,发现 SGF 中的辣椒素浓度在 30 min 内迅速达到理论值 1 mg /mL,而在SPSS 条件下辣椒素浓度上升缓慢(图 5-16(h)和 5-16(i))。这些发现共同表明了IR-HSA@CAP 纳米颗粒能够在胃环境中实现辣椒素的快速释放。

12.IR-HSA@CAP NPs 在体内激活 NRF2/ARE 信号通路

为了研究 IR-HSA@CAP 纳米颗粒对乙醇诱导的胃黏膜损伤的保护作用,我们将Sprague-Dawley 大鼠系统地分为 8 个不同的实验组。已知利巴米胺具有保护胃黏膜

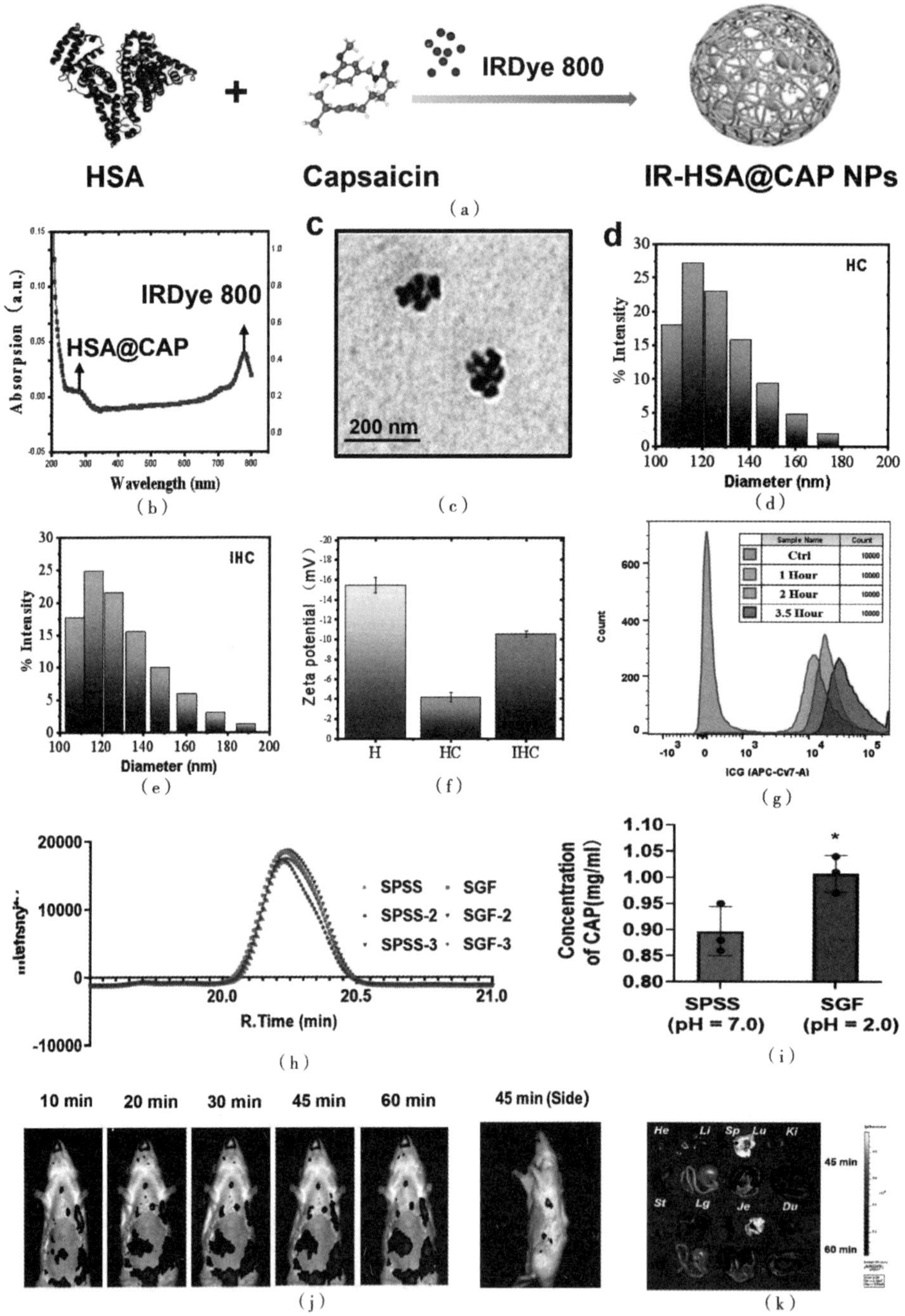

图 5-16　IR-HSA@CAP NPs 的制备和表征

(a) IR-HSA@CAP 纳米粒子(NPs)的合成过程示意图　(b)通过紫外可见光谱测定 IRDye800 与 HSA 的结合情况　(c)透射电子显微镜观察 IR-HSA@CAP NPs 的形态　(d)(e)HSA@CAP 和 IR-HSA@CAP NPs 的粒径比较　(f)纳米材料的 Zeta 电位分析。测量了不同材料的 Zeta 电位值：H 代表 HSA，HC 代表 HSA@CAP NPs，IHC 代表 IR-HSA@CAP NPs　(g)FCM 分析显示了 GES-1 细胞对 IR-HSA@CAP NPs 的内吞作用　(h)(i)使用高效液相色谱法(HPLC)检测模拟胃液(SGF)和生理盐水(SPSS)中的辣椒素释放　(j)体内成像显示 IR-HSA@CAP NPs 的定位　(k)观察 IR-HSA@CAP NPs 在大鼠主要器官中的分布。数据以平均值 ± SD 表示。采用 t 检验计算 p 值。显著性水平表示如下：ns，不显著；$^{*}p < 0.05$；$^{**}p < 0.01$；$^{***}p < 0.001$；$^{****}p < 0.0001$

和激活 NRF2 信号通路的能力,所以将其作为阳性对照药物应用于后续实验。体内实验方案如下:为确保胃排空,大鼠需禁食 24 h。随后,按照组别分配给大鼠服用 SPSS、辣椒素或指定的治疗药物。经过 45 min 的预处理后,大鼠再用 75%的乙醇灌胃并静息处理 1.5 h。接着动物们被人道安乐死,并收集胃组织样本用于后续实验和分析。精确给药剂量如下:辣椒素 1 mg /kg, HSA2 mg /kg,利巴米胺 100 mg/kg。通过 HPLC 进行三次定量分析,确定了制备的 HSA@CAP 纳米颗粒含有 1 mg/kg 的辣椒素和 2 mg/kg 的 HSA,依此确定了上述的精确给药剂量。

为了阐明辣椒素在大鼠模型内的时空分布,在给药后的不同时间间隔对大鼠进行活体成像。实验结果显示,辣椒素主要通过胃肠道加工,在胃内表现出明显的定位特征。(图 5-16(j)和 5-16(k))。

与对照组相比,单独施用辣椒素或 IR-HSA@CAP 不会对胃组织造成明显损伤。然而,暴露于乙醇的胃组织明显出现了出血和糜烂等症状(图 5-17(a)左)。采用 Guth 评分系统评价胃黏膜溃疡损伤(UI)指数,乙醇处理组的平均 UI 指数飙升至 36.0,表明存在急性组织损伤;而在辣椒素和 IR-HSA@CAP 预处理组中, UI 指数均显著降低,分别为 7.0 和 5.3,损伤水平大致与利巴米胺预处理组相当,后者的 UI 指数为 9(图 5-17(a)右)。实验结果完全符合我们的预期。值得注意的是,辣椒素的有效剂量(1 mg/kg)远低于利巴米胺的有效剂量(100 mg/kg),这凸显了辣椒素的潜在优势。此外,虽然 HSA 预处理组确实在一定程度上减弱了胃黏膜损伤,但减少幅度并无统计学意义(UI=17.7)。这也表明了在 IR-HSA@CAP 纳米颗粒中辣椒素是主要的活性成分。

随后,我们使用 H&E 染色结合 Masuda 评分系统量化病理损伤程度,指数越高反映组织损伤越严重。乙醇预处理组的病理损伤指数为 6.3, HAS 预处理组的指数略低,为 4.7,辣椒素治疗组的指数进一步降低到 3.7。值得注意的是,使用 IR-HSA@CAP 纳米颗粒或利巴米胺均可显著降低病理性损伤,两种治疗方法得到的指数相同,均为 1.7(图 5-17(b))。这些结果表明 IR-HSA@CAP 纳米颗粒的治疗效果超过单独使用的辣椒素或 HSA。具体来说,与单独使用辣椒素相比,IR-HSA@CAP 处理组组织损伤程度降低了 1.77 倍,与单独使用 HSA 相比降低了 2.88 倍。

为了评估辣椒素抑制乙醇引起的体内胃组织中 ROS 水平升高的能力,我们对冷冻切片的胃标本进行了二氢乙锭(DHE)染色。实验结果显示,用辣椒素或 IR-HSA@CAP 纳米颗粒预处理均可显著减少 ROS 的产生。与仅用乙醇处理组相比, ROS 减少比例分别为 45.42%和 36.99%(图 5-17(c))。同时,MDA 测定显示 IR-HSA@CAP 纳米颗粒有效地降低了胃组织中大约 72.82%的脂质过氧化水平(图 5-17(d))。此外,IR-HSA@CAP 纳米颗粒处理后,组织中的 CAT 活性提高了 31.85%(图 5-17(e))。

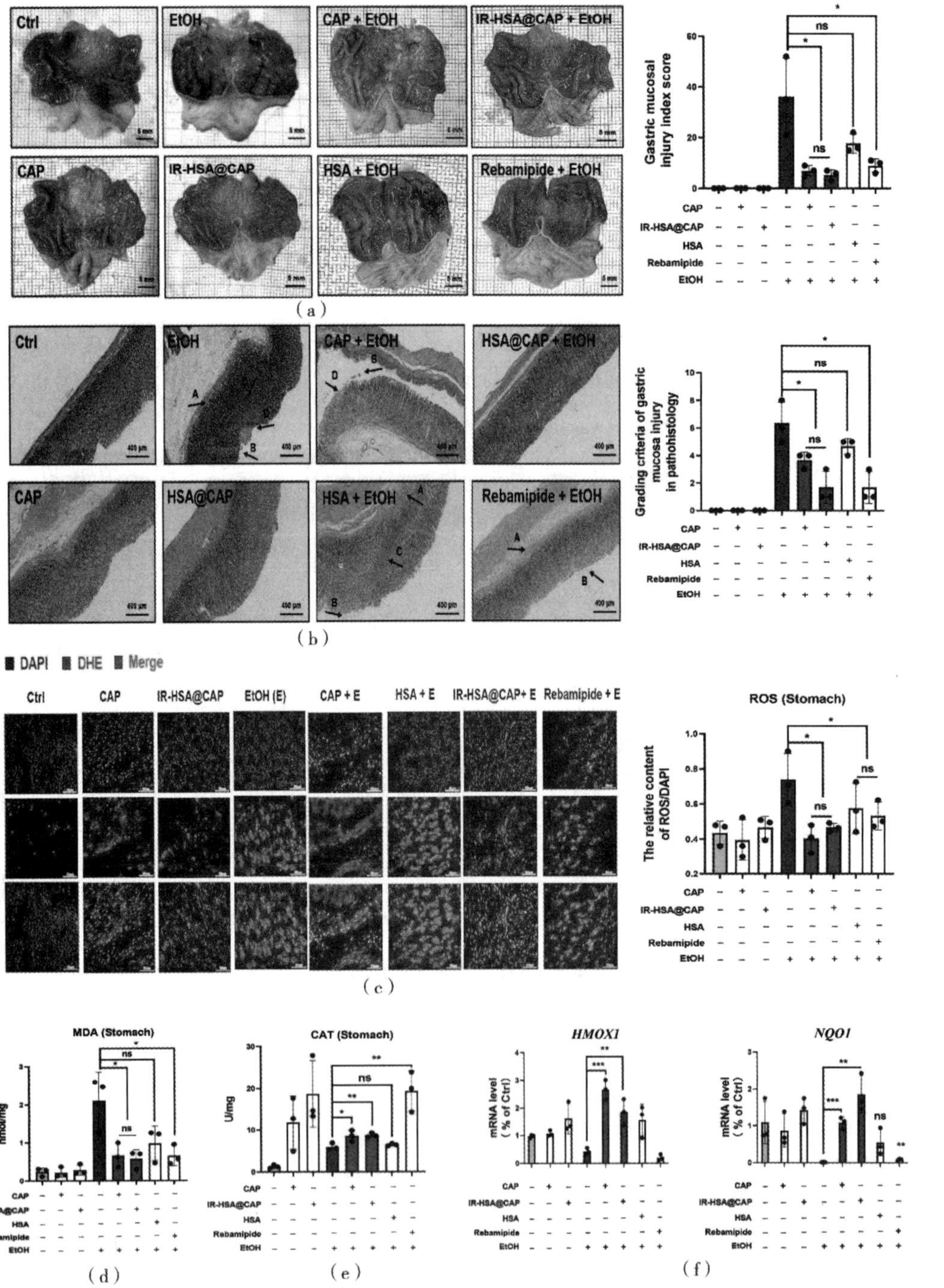

图 5-17 辣椒素在体内激活 NRF2/ARE 通路

(a)辣椒素(1 mg/kg)对乙醇诱导胃黏膜损伤组织病理学的影响,利巴米胺(100 mg/kg)作为阳性对照。组织切片染色并用 Guth 评分系统评估胃黏膜溃疡损伤并计算溃疡损伤指数(UI) (b)大鼠胃黏膜 H&E 染色组织学检查。A—炎性细胞浸润;B—上皮脱落;C—腺体紊乱;D—胃水肿。采用 Masuda 评分系统进行定量分析 (c)DHE 染色和倒置荧光显微镜观察不同处理下大鼠胃组织 ROS 产生情况。采用 Image Pro Plus 6.0 软件定量测定 ROS 水平 (d)不同治疗组胃组织 MDA 水平 (e)胃组织过氧化氢酶(CAT)活性评估 (f)RT-qPCR 检测胃组织中 HMOX1 和 NQO1 mRNA 水平。数据以 mean ± SD 表示。显著性水平表示如下:ns,不显著;*$p < 0.05$;**$p < 0.01$;***$p < 0.001$;**** $p < 0.000\ 1$

反转录定量聚合酶链反应（RT-qPCR）分析显示，辣椒素处理显著提高了细胞内HMOX1和NQO1基因的表达水平，大约增加了两倍（图5-17（f））。

随后我们研究了IR-HSA@CAP对NRF2/ARE信号通路的调节作用。通过免疫组化方法（图5-18（a）~（c））和Western blot分析证实，IRHSA@CAP预处理会导致组织内NRF2含量显著上调。同时，IR-HSA@CAP预处理也刺激了HO-1和Trx的表达水平升高。这些结果表明IR-HSA@CAP能够协调NRF2/ARE信号轴快速有效地调节氧化应激，恢复机体内的稳态平衡。为了深入研究IR-HSA@CAP的抗炎潜力，我们分析了均质胃组织样本中各种趋化因子和炎症介质的表达谱。结果显示辣椒素与IRHSA@CAP预处理均可显著降低促炎细胞因子如IL-1β、TNF-α、IL-6和CXCL1的表达水平，同时增强抗炎细胞因子IL-10的表达（图5-18（d））。不出所料，IR-HSA@CAP起到了更好的抗炎效果，其缓解乙醇诱导胃黏膜损伤的新机制如图5-18（e）所示。

最后，我们通过持续口服给药一周来评估IR-HSA@CAP在大鼠中的生物安全性。肝脏和脾脏的脏器系数均未见明显变化。全面的血液生化分析进一步显示，ALT、AST和T-Bil的水平证明了不同浓度的IRHSA@CAP对肝功能并没有有害影响。这些研究结果综合表明IR-HSA@CAP纳米粒子具有很高的生物安全性。

三、结论

辣椒素是一种从辣椒中提取的天然小分子，在我们的研究验证了它可以调节KEAP1-NRF2-ARE通路。该信号通路在多种癌症和非癌症疾病中起着关键作用。因此它是治疗过量自由基积累所导致的疾病，包括阿尔茨海默病、慢性肾病、心血管疾病、癌症和衰老等疾病的非常有潜力的药物分子。

在过去的几十年里，科学家们不断致力于寻找能够激活NRF2的小分子。Hu等人在2013年报道了高通量筛选（HTS）中首次发现能抑制KEAP1-NRF2互作的小分子。Davies及其同事从晶体学筛选开始开发出KI-696作为亲和度在纳摩尔级的KEAP1-NRF2互作抑制剂。目前已经发现了许多包括天然的和合成的，共价的和非共价的NRF2激动剂。然而，Kim T. Tran等人报道其中不仅许多化合物难以合成，还有大约一半的化合物的结合活性无法证明，并且它们的实际应用将面临两个主要挑战：首先，对KEAP1的共价修饰由于其亲电性质而引起了需要注意的“脱靶”效应，这一效应有可能影响其他各种细胞蛋白，阻碍它们执行相应功能；此外，NRF2不可控的激活可能促进癌细胞增殖、提高癌细胞转移能力、提升癌细胞抵抗力进而导致癌症进一步发展。

最近针对KEAP1-NRF2相互作用的直接抑制剂的开发，引起了科学界的极大关注。同时，我们的研究证明了辣椒素和KEAP1之间的非共价相互作用。富马酸二甲

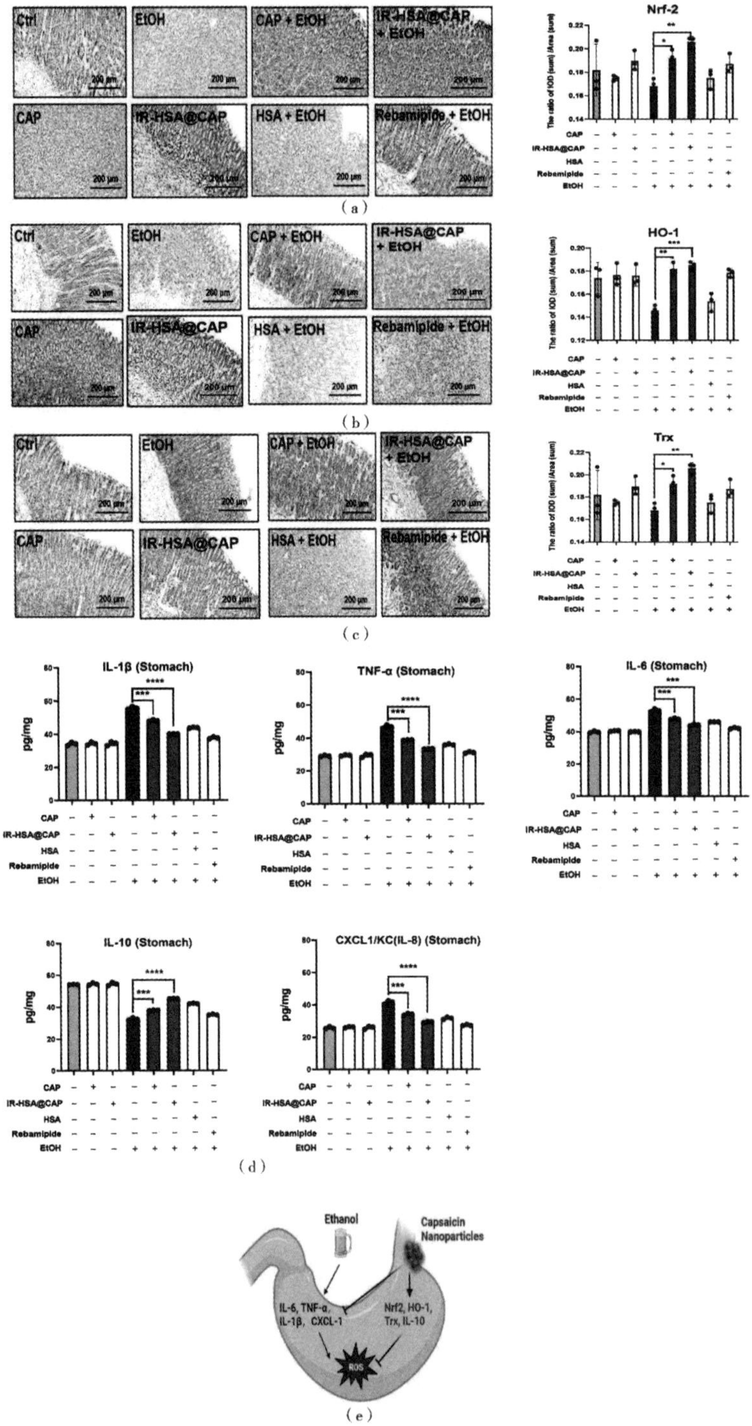

图 5-18 辣椒素在体内对炎症的抑制

(a)~(c)抗氧化蛋白免疫组化检测,代表性图像呈现及分析结果统计:(a)NRF2 (b)HO-1 (c)Trx 蛋白表达水平 (d)ELISA 法测定胃组织中 IL-1β、TNF-α、IL-6、CXCL1/KC(IL-8)、IL-10 的水平。数据以 mean ± SD 表示。显著性水平表示如下:ns,不显著;*$p < 0.05$;**$p < 0.01$;***$p < 0.001$;**** $p < 0.000\ 1$ (e)辣椒素减轻乙醇所致大鼠胃黏膜损伤的机理图

酯（DMF）是一种依赖 KEAP1 的 NRF2 激动剂，它在临床试验中取得了积极的进展，DMF 的双重作用模式——共价修饰 KEAP1 表面的活性半胱氨酸和与 KEAP1 的 Kelch 结构域结合非共价激活 NRF2 使其拥有较小的副作用。DMF 的发现与临床应用是开发靶向 KEAP1 的药物历程中的一个关键里程碑。而我们发现在较低浓度下，辣椒素能有效地与 Kelch 结构域结合（图 5-15（a）和 5-15（c））并激活 NRF2 促进下游抗氧化基因的表达（图 5-11（i）~（m））。在辣椒素纳米颗粒的体内实验中，我们几乎没有观察到不良反应，表现了它具有良好的生物相容性。此外，Merritt J.C. 等人报道高浓度的辣椒素具有有效的抗癌特性，这与我们进行的 CCK-8 实验结果一致，即辣椒素浓度升高会降低细胞活力。辣椒素药理作用的双重性仍然是一个值得讨论的话题，辣椒素在正常细胞和癌细胞中的不同作用模式的机制是其抗氧化和抗癌作用的基础，这些问题较为复杂，需等待进一步探讨。

值得注意的是，到目前为止，还没有天然产物被证实是 KEAP1-NRF2 相互作用的直接抑制剂。在我们的研究中，辣椒素和 Kelch 之间的解离常数（KD）为 31.45 μM（图 5-15（a）），与 ML334（K_D=1 μM）和一些合成肽相比，辣椒素与 KEAP1 的相互作用较弱。然而经实验证实，辣椒素显著抑制了 KEAP1-NRF2 的相互作用（图 5-13（d）和 5-13（e））。而且我们的研究揭示了辣椒素和 Kelch 在其变构位点的相互作用。此外，HDX-MS 首次通过天然小分子鉴定 KEAP1 的潜在变构调控位点。特别是在 Kelch 结构域上新发现的多肽段（D394~G423）的氘交换明显增加，并且在新筛选的天然小分子和 Kelch 之间也存在类似的相互作用。我们对 CAP-KEAP1 结合动力学的全面分析，特别是与 Kelch 独特的相互作用模式，为开发新型 NRF2 激活剂提供了实验依据。

不过有几个问题尚待进一步研究。动物实验证明，辣椒素对胃黏膜的影响取决于其剂量和给药时间，短期使用低剂量辣椒素可减轻吲哚美辛引起的胃微量出血；相反，长时间的高剂量预防性用药并不能产生这种效果。在我们的研究中也观察到类似的情况，天然辣椒素的有效浓度区间较窄。而且对于已经患有胃病的个体，胃黏膜上皮细胞可能对辣椒素更加敏感，这不仅削弱了辣椒素的保护能力，还可能加重胃溃疡病情。其次，我们使用的 IR-HSA@CAP NPs 不仅拥有纳米药物特有的胃部快速释放能力，还增强了辣椒素的抗氧化和抗炎能力，从而提高了治疗效果。但是这种纳米药物依然存在待解决的问题，首先，我们尚未对它的专一性进行优化，使得 IR-HSA@CAP NPs 目前还不是一种专门治疗胃病的方法；其次从药理学的角度来看，CAP 的递送策略还有进一步完善的余地。

综上所述，本研究阐明了辣椒素与 KEAP1 Kelch 结构域的非共价结合可以激活 NRF2 并减轻氧化应激反应的机制。辣椒素与 Kelch 之间独特的结合位点使其有别于常见的小分子抑制剂，这也暗示了它作为一类新型 NRF2 激动剂的潜力。因此，基于辣椒素结构的衍生物开发有望成为开发减轻氧化应激损伤药物的一个有前景的研究方向。

第七节 天然产物活性分子及药物靶标研究小结

天然产物活性分子及药物靶标发现过程是一个复杂而系统的探索过程。其核心在于通过科学手段解析天然产物的化学与生物特性，理解其与疾病相关靶标的相互作用，并通过细胞实验与动物实验进行验证，以期应用于临床。在整个发现与开发过程中，天然产物的化学复杂性为筛选潜在活性分子提供了丰富的化学模板。例如，通过青蒿素和紫杉醇等成功案例，我们看到天然产物不仅能为药物开发提供直接候选分子，还能通过深度研究其作用机制，揭示疾病发生发展的分子基础。天然产物与靶标之间高度特异的结合能力，尤其是在抗感染、抗炎症及抗癌领域的应用，证明了其在现代药物研发中的重要性。此外，通过网络药理学、高通量筛选、质谱分析及分子对接模拟等现代技术，研究者能够在短时间内高效筛选和优化天然产物与疾病靶标的相互作用。这些技术使得天然产物的发现与验证过程更加系统化、精准化，也为开发新的治疗策略提供了强有力的工具。尤其是结合合成生物学、纳米技术及生物信息学的多学科协作研究，大幅提升了天然产物药物的可行性及临床转化潜力。例如，脂质体载药系统通过增强天然产物的生物利用度和靶向性，已成功解决部分天然产物在水溶性和稳定性上的不足。在实验验证层面，小分子与靶标相互作用的具体模式和机制研究尤为关键。通过多步骤的生物化学及细胞生物学方法，研究者能够精准解析天然产物作用的分子途径。这些研究不仅为药物设计提供了理论基础，还能通过动物模型及临床前研究进一步确认疗效。

然而，天然产物药物开发过程中仍存在诸多挑战，如结构复杂性导致的大规模合成困难、口服吸收效率低、生物相容性不足等。为此，新兴技术提供了解决思路：合成生物学可通过重构天然产物的生物合成途径，实现工业化生产；纳米技术通过改进药物递送方式，提高药物在体内的稳定性和靶向性；化学修饰及类似物开发则为优化天然产物结构提供了更多可能。未来，随着多学科协作的不断深入，天然产物研究将在疾病治疗的基础科学与临床应用之间架起桥梁。通过对天然产物的系统研究，我们不仅能加深对生命科学核心问题的理解，还能不断拓展其在个性化医疗、新型治疗方法及重大疾病防治领域的应用前景。

【思政故事】

李振华：豫西大地的苍生大医

一、饥饿年代里的生命曙光（1942—1947 年）

1942 年冬，河南遭遇百年未有的“中原大饥荒”，18 岁的李振华跟随父亲李道周行医至洛阳郊外。荒野中饿殍枕藉的景象震撼了这位年轻医者——枯瘦的灾民吞咽观音土腹胀如鼓，妇女用草绳勒紧腹部缓解饥饿绞痛。

在偃师县破庙设立的临时医棚里，李道周因试尝有毒野菜昏迷，临终前紧握儿子的手：“治病要治本……饥荒的病根是饿。”这句话成为李振华毕生的医学命题。

他白天走访老农记录 62 种可食用植物，夜晚在煤油灯下翻检《救荒本草》。发现红薯叶含丰富黏液蛋白可护胃黏膜，槐花中的芦丁能增强血管韧性，遂将二者与葛根、陈皮配伍，创制“救饥方”。为验证安全性，他连续七日以野菜糊为食，导致严重腹泻却欣喜记录：“排毒反应证实药效通达三焦。”

1943 年春，该方在豫西 36 个粥棚推广，以“一捧野菜+三碗清水”熬煮，日均救治 8 000 余人。洛阳红十字会报告显示：服用该方的 7.2 万灾民中，消化系统衰竭死亡率下降 67%。英国《自然》杂志 1951 年追溯称：“这是最早将营养学与中医药理结合的大规模公共卫生实践。”

二、脾胃论的现代重构（1950—1990 年）

1956 年，李振华在河南中医学院创建全国首个脾胃病专科。他在临床中发现：豫西农民因长期饮食粗粝，78%的胃病患者伴有气血双虚证候，传统“健脾和胃”思路疗效有限。通过 1 376 例胃镜与脉象对照研究，他提出“脾虚为本，瘀热为标”的创新理论。为捕捉“脾虚发热”的动态演变，曾连续 72 h 守候在重症患者床前，每隔 2 h 记录舌象脉案。1981 年，其团队从补中益气汤中分离出“黄芪多糖 HP-1”成分，证实可调节肠道菌群平衡，论文发表于《中医杂志》英文版，引发国际胃肠病学界关注。

李振华坚持“实验室成果必须回归土地检验”。他带领学生将经典方剂转化为适农剂型：把香砂六君子汤改造成便于携带的“健脾饼干”，把参苓白术散制成可兑水饮用的“代茶颗粒”。1987 年豫北大旱期间，这些制剂使 23 万农民在日均热量不足 1 800 cal 的情况下，消化系统疾病发病率同比下降 41%。

三、艾滋病村的八年坚守（2003—2011 年）

2003 年，79 岁的李振华在新闻中看到上蔡县文楼村因卖血导致艾滋病爆发的报道，毅然向卫生厅请缨：“我是搞脾胃的，艾滋病人的消化系统损伤我能治！”

在文楼村卫生所，他面对的是医学伦理的双重困境：患者因抗病毒药物副作用呕吐不止，却坚信“中药会与西药相克”。李振华发明“子午服药法”——让患者在西药服用后 2 h(午时)用姜汁送服中药,并自费购买 300 个计时器发放。为获取第一手资料,他亲手处理患者呕吐物,从酸腐秽液中分析未消化药渣成分。

基于对 127 例患者舌象的数字化分析(发现 73%出现"地图舌"特征),他提出"培土生金法"治疗思路。将四君子汤与抗病毒药效成分结合,创制"益艾康"系列方剂。2008 年跟踪数据显示:持续服药患者 CD4 细胞计数年均下降速率减缓 62%,腹泻发生率降低 58%。美国 NIH 专家团考察后承认:"这是首个被证实能改善艾滋病患者生存质量的中医方案。"

四、文明的薪火(2011—2017 年)

2011 年深秋,90 岁的李振华在郑州大学第一附属医院病房开始了最后的著述。癌细胞转移导致的骨痛让他无法握笔,便用录音口述《中医脾胃病学》。护士回忆:"先生把止痛针剂量减半,说'要保持头脑清醒'。"

2017 年 4 月,他召集 23 位弟子到病床前。当助理念到书稿第 482 页"胃癌术后虚劳证治"时,他突然抬手示意暂停,用注射后暂时恢复的力气补充:"要加一条……农村患者忌用人参,可用党参配黄芪替代。"这是他最后的学术修订。

临终前夜,他将装订好的手稿交给关门弟子刘永业,封面上特意用毛笔补写三行小楷。

(1)凡我弟子,须每年下乡义诊三月。

(2)书中方剂,贫困患者免费用。

(3)第 307 页误将"白术"写作"苍术",切记更正。

2017 年 5 月 27 日,李振华逝世。文楼村 23 位艾滋病患者自发护送灵车,他们携带的 583 只千纸鹤上,写着同一句话:"先生给的药,甜。"

从野菜救荒到抗击艾滋,李振华证明传统医学始终是流动的文明。其"脾胃学说"将《黄帝内经》的"中央土"理论与现代免疫学结合,开创中医参与重大公共卫生事件的新范式。他打破"经方不出诊室"的桎梏,把实验室建在田间地头,让高深理论转化为农民看得见的疗效。这种"向下生长"的学术姿态,为当代科研工作者树立典范。《中医脾胃病学》手稿中 268 处朱批修订,构建起"临床-理论-再临床"的活态传承链。正如他在扉页所写:"中医不是博物馆里的青花瓷,而是窑火永续的活化石。"

第六章　天然产物活性分子研究展望

第一节　多靶点天然产物研究

在过去的 30 年里,天然产物已成为针对各种疾病的新药的重要来源。与化学合成的药物相比,天然产物衍生的药物在结构新颖性、生物相容性和功能多样性方面具有显著优势,这源于其进化过程中基于自然选择的长期优化。据统计,在 1939 年至 2016 年 FDA 批准的标记药物中,超过 50%来自天然产物。这些天然药物主要包括动物、植物、昆虫、海洋生物和微生物体内组成成分或其代谢物以及人和动物体内许多内源性的化学成分。例如,从植物来源的青蒿素为先导化合物进行结构优化,开发出了青蒿琥酯、二氢青蒿素和蒿甲醚等治疗疟疾的药物;从真菌来源的代谢产物多球壳菌素(myriocin, ISP-1)为先导化合物开发出了芬戈莫德等免疫调节药物;从海洋生物分离得到的阿糖胞苷(Ara-C)的衍生物开发出了广谱抗病毒药物。

目前,天然产物是治疗各种疾病的新药的重要来源。然而,通过随机部分修饰开发基于天然产物的新药是一个漫长且昂贵的过程,部分原因是与全面了解作用机制和副作用相关的困难。确定天然产物的蛋白质靶标是一种有效的策略,但大多数药物与多个蛋白质靶标相互作用,这使得这一过程复杂化。除此之外,单一靶点的治疗似乎并不令人满意,多靶点策略是解决复杂疾病的必要条件。

癌症是人类的主要死因之一,其中化疗是最常用的癌症治疗方法,而癌症耐药性使得化疗疗效大打折扣。多药耐药性(Multidrug resistance, MDR)是对具有不同化学结构、作用机制和靶点的多种药物同时产生耐药性的现象。MDR 对抗肿瘤药物的开发造成了严重阻碍,天然产物因其结构的多样性在逆转肿瘤细胞中的 MDR 方面显示出潜力,这可能有助于有效的肿瘤治疗。相关作用机制包括:

(1)作用于信号通路的多个靶点;

(2)调节酶系统;

(3)作用于 DNA 修复;

(4)抑制药物外排和;

(5)调节自噬。

神经退行性疾病的药物开发也格外困难。其确切发病机制尚不清楚,并且发生发展过程中的机制也非常复杂。以阿尔茨海默病(Alzheimer's Disease, AD)为例,包括β-淀粉样蛋白(Aβ)聚集、Tau蛋白聚集、神经炎症反应、氧化应激、线粒体功能障碍、胆碱能神经元损伤、金属粒子稳态失衡等,都被认为是AD的主要病理机制,因此单一效果的疗法较差,目前还没有行之有效的方法来预防阿尔茨海默病,也没有治愈的方法。基于此,对抗神经退行性疾病的药物开发的多靶点策略提供了良好的理论基础。一种简单的方案是将目前已知的靶向AD疾病中不同靶点的天然产物活性分子直接组合给药,即常见的联合治疗或称为鸡尾酒疗法。然而,这种药物组合受到每种成分不同药代动力学的影响,在给药时需要尤其注意。基于此,更好的策略是发掘和验证天然存在的多靶点活性分子或基于先导化合物的人工构建。目前,已有部分天然产物活性分子被证明可以通过多个药物靶标发挥疗效。多靶点的天然产物研究也成为科研聚焦热点。

人工构建的方法之一是多靶点配体(Multi-Target-Directed Ligands, MTDL)设计策略。该策略是利用具有两种或两种以上互补生物活性的单一化合物,对疾病的复杂病理机制产生协同作用。其实现方法大多是基于分子杂交,将两个或多个具有特定性质的药效团组合在一个分子中,从而获得能够有效治疗或预防疾病发生发展的多靶点活性化合物。MTDL分子作用于两种或两种以上与疾病相关的靶点,在理想情况下,MTDL方法要优于联合治疗,因为它既保留了联合治疗的所有好处,又增加了一些额外的益处:

(1)单一化合物,减少药物-药物相互作用的风险;

(2)与其他药物相互作用的风险较低;

(3)发生不良反应的风险降低;

(4)简化了给药方案,从而提高了患者依从性。

最后,尽管FDA通过发布药物联合开发指南来支持药物联合治疗临床试验,但与联合治疗相比,MTDL分子的开发需要的临床试验更少。

近年来,随着小分子靶标垂钓技术和高通量筛选技术的发展,越来越多的小分子潜在靶点被识别和报道,基于新靶点所确证的新适用症给"老药新用"带来了希望。例如,二甲双胍(Metformin)是一种天然产物的衍生化合物,作为2型糖尿病患者降血糖的一线药物,除抗糖尿病的效果显著外,近年来还发现其具有降低肝脏脂肪、抗衰老和抗肿瘤等作用,引起了研究者的广泛关注。目前,二甲双胍的作用靶标包括早老素增强子2(Presenilin enhancer2, PEN2)和血浆中生长分化因子(GDF15),线粒体复合物Ⅰ、AMP依赖的蛋白激酶(AMPK),哺乳动物雷帕霉素靶蛋白复合体1(mTORC1),果糖-1, 6-二磷酸酶-1(FBP1)和蛋白激酶A(PKA)等,部分解释了以前人们未知的作用机制,并且对其多靶点治疗获益的机制研究也仍在不断深入。

天然产物的直接作用靶标研究是药物研发领域中非常重要的环节,同时也是格外艰难的部分。因此，目前文献报道的一部分调控靶标并非药物小分子的直接作用靶点，即这种调控并非活性分子和生物大分子（某些蛋白质和核酸）的直接结合，而很可能是活性分子真正作用靶标的调控下游。由于人工智能等的发展，尤其是 AlphaFold3 模型使药物开发人员能够快速识别有潜力的靶点，从而可能将药物研发上市的时间缩短好几年。然而，其虽然加快了药物靶标的筛选，却无法加快药物靶标的验证，真正能研发上市的药物依然需要反复优化和调整。关于常见的天然产物活性分子和药物靶标的直接结合的验证方法我们已在本书的第四章进行说明。根据目前的文献检索发现，已经提出的二甲双胍的几个潜在的机制靶点，也只有有限数量的靶点得到结构证据的支持，说明天然产物活性分子及药物靶标发现道阻且长，并值得国内外更多的科学家投入其中。

第二节 中药复方涌现效应的阐释方法

涌现性（Emergent properties）是构成复杂系统的一个必要条件，是系统科学的核心内涵，指的是多个要素组成系统后，出现了系统组成前单个要素所不具有的性质，这个性质并不存在于任何单个要素当中，而只有当系统由低层次构成高层次时才表现出来。系统功能之所以“整体大于部分之和”，就是因为系统涌现了新质的缘故，其中“大于部分”就是涌现的新质。

中国古人与历代医家经反复尝试、理性思索及几千年有效临床实践，决定了中药治疗疾病多成分优于单一成分的整体性特点，并形成具有涌现性特征的复杂系统。中药复方涌现效应是指中药复方中多种药物组合后产生的整体疗效或作用特性超越单一药物的简单叠加效应。它是中药复方疗效的重要特点，体现了“整体观念”和“辨证论治”理念的科学内涵。这种效应主要来源于中药复方中不同成分间的协同作用。例如，一些药物成分通过增强彼此的药理活性发挥协同作用，而另一些成分可能通过降低毒副作用来优化整体疗效。此外，中药复方的涌现效应还可能包括对病机的多靶点干预，通过改善整体生理功能或调节机体平衡而实现综合治疗效果。这种复杂的相互作用不仅是中药复方疗效的关键，也是现代中药研究中药效物质基础和作用机制探索的重点领域。

“君、臣、佐、使”是中医进行方药配伍时遵循的一个重要原则，组成复方的药物可按其所起的作用分为君药、臣药、佐药、使药，称之为“君”“臣”“佐”“使”。中医认为，“君”是复方中针对主病或主证起主要治疗作用的药物；“臣”指辅助君药治疗主病或主证，或主要治疗兼病兼证的药物；“佐”指协助君臣药加强治疗作用、抑制君臣药的毒性和烈性，或直接治疗次要的兼证，或起反佐作用的药物；“使”指引导诸药直达病变部位或调和诸药作用的药物。“君药”是复方中不可或缺的，而“臣”“佐”“使”三药则可酌情配置或删除。目前的研究大多只对“君”药的机制进行探讨，虽然能够一定程度上清晰解释单体天然产物活性分子的靶标和作用机制，但对中药复方的智慧并不能完全体现。且往往单一组分药物的作用效果十分有限，远不如复方的治疗效果。甚至，在传统中药复方补中益气汤中，升麻、柴胡等药单用均无提升中气作用，但是在补中益气汤中和人参、白术、陈皮等药配伍之后，即有提升中气的作用。

对中药复杂性认识自古有之，从药材基原、药用部位、炮制工艺、药性差别、复方配伍、剂型种类及作用不同个体等，无不充满了不确定性、不可预见性因素。归结于中药作为复杂系统，则主要表现为系统要素——化学成分多样性和各成分相互关联所体现的涌现性方面。即涌现效应不只体现在化学成分的多样，也体现在化学成分之间的相互关联。因此，对中药复方的涌现效应研究不应该只停留在对药方的增减上，也应体现在对不同活性分子之间相互作用的研究。例如，近年来，越来越多的文献报道了中药组分间可以通过分子间非共价键力（氢键、静电力、范德华力、π-π 相互作用、疏水相互作用和配位相互作用）自组装形成纳米颗粒。中药可以在鲜药、炮制、煎煮、制剂的成型和贮存以及最终给药到体内等多个阶段进行自组装。

中药活性成分筛选及活性成分靶点机制一直是中医药研究中的难点。通过分子生物学、结构生物学和生物化学等现代生物学和交叉学科的理论知识和技术手段阐释我国优秀传统中药复方的精髓是中医药研究的前沿发展方向，天然产物活性分子的多靶点筛选和验证为其带来了曙光。多向药理学（Polypharmacology）关注化合物对多个靶蛋白的多种药理学活性，这在研究癌症和其他复杂发病机制的疾病方面具有重要意义。确认小分子化合物与靶蛋白之间的相互作用（Chemical-Protein Interaction，CPI）是多向药理学研究的关键。单一靶点难以治疗像癌症、神经退行性疾病和非酒精性脂肪肝等疾病，从中药多分子多靶点的研发角度可能能够找到新的机会。中药复方“多组分，多靶点”的研究思路也在近期的研究中体现了中药复方的涌现效应。例如，通过微球靶标垂钓鉴定到的中药复方的作用靶点，可以进一步通过网络药理学等方法进行阐释分析，得到小分子-蛋白和蛋白-蛋白等不同的相互作用网络，并在进一步的体内外实验中进行验证。

复杂系统科学的涌现原理为中医药学研究提供了新思路和新方法。将中医药学视为一个自适应、非稳态的复杂系统有助于深入理解中医药学的整体性和动态性。中医药学以其独特的整体视角创造出了不同于现代医学的独特生命认知方法和疾病治疗观念，在当代医疗保健中会发挥至关重要的作用。更好地验证和解释中医药学的原理并促进其与现代科学的融合，有助于中医药学的现代化和大规模推广应用。

【思政故事】

张琪:黑土地上的肾病克星

一、寒地仁心:五块钱处方的诞生(1953—1978 年)

1953 年冬,哈尔滨道外贫民窟的板房里,张琪面临行医生涯首次冲击——尿毒症患者王铁柱因无力支付药费,用冻僵的手退回处方:"大夫,这方子上的阿胶比俺家半年口粮还贵。"

他走遍松嫩平原 36 县,发现黑龙江农村肾病患者多伴有寒湿瘀阻特征,遂将目光投向本地药材:用刺五加替代人参补气,以红景天代替鹿茸温阳。1957 年创制"五块钱处方"原则:单剂药价不超过猪肉价格,疗程费用控制在农民月均收入 10%以内。

1964 年林甸县爆发克山病,张琪在-35 ℃的帐篷里问诊,为保持墨汁不冻,将砚台贴身焐在棉袄内。村民发现他胸前大片墨渍时,他笑称:"这可是活体药方保温箱。"

二、攻克肾衰:保肾化浊汤的破冰之路(1979—1995 年)

1979 年,黑龙江省慢性肾衰发病率跃居全国首位。张琪发现西医透析疗法在寒地农村难以推广,决心从《伤寒论》"瘀浊内停"理论寻找突破口。

他提出"毒损肾络"创新理论,将中医"浊毒"概念与现代肾脏纤维化病理结合。为验证药效,他带领团队建立国内首个"寒地肾病大鼠模型",发现黑龙江特产的黄芪中毛蕊异黄酮含量较中原地区高 23%,遂将其作为君药。1992 年,"保肾化浊汤"通过国家新药审批,临床数据显示:早中期肾衰患者三年生存率提升至 68.7%,较单纯西医治疗组提高 2.1 倍。

在绥化市四方台镇,他建立"炕头实验室"——让患者每日记录尿量、舌象,用冻土法保存 24 h 尿液供成分分析。农民李建国连续 397 天的治疗日记被收入《中国中医肾病医案集》,扉页标注:"黑土地教会我们,疗效不在显微镜下,在百姓的炕头上。"

三、师道薪传:流动的教室(1996—2019 年)

"我的诊室就是课堂,患者就是教材。"张琪创立"三诊教学法"。

(1)晨诊教脉:在患者排队时讲解"沉取候肾"的独门心法。

(2)午诊教方:结合当日病例解析经方化裁要诀。

(3)夜诊教心:分享医患沟通中的伦理智慧

2003 年松花江污染事件期间,81 岁的张琪在江堤上搭建临时诊室。学生王耀清晰记得:"老师让每人尝一口江水,说'记住这个味道,今后开方要想着净化患者体内的毒'。"这场特殊教学催生出"解毒保肾颗粒",使 3.7 万接触者的肾功能损伤率控制在 0.8%以下。

截至 2019 年,张琪培养的 379 名弟子中,112 人成为省级以上重点专科带头人,其创立的“龙江肾病诊疗规范”被27个国家地区引用。学生李显筑将“保肾化浊汤”引入加拿大,使当地华人尿毒症透析率下降19%。

四、最后的馈赠:三千典籍的文明之旅(2015—2019年)

2015年深秋,93岁的张琪开始整理毕生珍藏。在哈尔滨南岗区老宅阁楼,尘封的木箱里保存着:明万历年间《黄帝内经》金陵本残卷;清代黑龙江将军衙门满汉对照《医宗金鉴》;1932年哈尔滨鼠疫防治手绘疫情图。

学生在《景岳全书》扉页发现批注:“癸未年(1943)冬,以三袋面粉换此书。饥肠响如鼓,心饱胜万钟。”这套用麻绳捆扎的典籍,记录着从少年郎到国医大师的求知之路。

张琪用70年实践证明:传统医学的现代化不是对标本瓶的妥协,而是将“天人合一”思想转化为可量化的治疗方案。其“寒地肾病理论”被写入世界卫生组织《传统医学应对气候医学挑战白皮书》。从五块钱处方到炕头实验室,他构建了“向下生长”的学术范式。这种深植黑土地的医者情怀,在北大荒开发纪念馆被诠释为:“把论文写在大地上,把处方刻在民心间。”捐赠的3 000册古籍中,237本留有朱批眉注,形成独特的“批注式传承链”。正如他在《医林改错》页边所书:“古人划道道,今人开路路。典籍如黑土,愈翻愈肥沃。”

参考文献

[1] 刘望才，朱家文. 亲和色谱技术研究进展 [J]. 上海化工，2007，32(4)：27-29.

[2] BARKER C A，FARHA M A，BROWN E D. Chemical genomic approaches to study model microbes [J]. Chemistry & biology，2010，17(6)：624-632.

[3] BERRIDGE M J，LIPP P，BOOTMAN M D. The versatility and universality of calcium signalling [J]. Nature reviews molecular cell biology，2000，1(1)：11-21.

[4] BUNIM J J，BLACK R L，LUTWAK L，et al. Studies on dexamethasone，a new synthetic steroid，in rheumatoid arthritis：a preliminary report[J]. Arthritis and rheumatology，1958，1(4)：313-331.

[5] CAHALAN M D，CHANDY K G. Ion channels in the immune system as targets for immunosuppression [J]. Current opinion in biotechnology，1997，8(6)：749-756.

[6] CHEN L H，KENYON G L，CURTIN F，et al. 4-Oxalocrotonate tautomerase，an enzyme composed of 62 amino acid residues per monomer [J]. Journal of biological chemistry，1992，267(25)：17716-17721.

[7] CHEN X，WANG Y T，MA N，et al. Target identification of natural medicine with chemical proteomics approach：probe synthesis，target fishing and protein identification [J]. Signal transduction and targeted therapy，2020，5(1)：72.

[8] CHEUNG A K，JAIN R K. Accelerating the discovery of new drug targets with chemical proteomics [J]. IDrugs：the investigational drugs journal，2010，13 (12)：862-868.

[9] CRUZ C，BOTO R E F，DRZAZGA A K，et al. NMR screening of new carbocyanine dyes as ligands for affinity chromatography [J]. Journal of molecular recognition，2014，27(4)：197-204.

[10] DENG S，XIA L B，XIAO H B. Screening of α-glucosidase inhibitors from green tea extracts using immobilized enzymes affinity capture combined with UHPLC-QTOF MS analysis [J]. Chemical communications，2014，50(20)：2582-2584.

[11] FRIEDMAN S L, NEUSCHWANDER-TETRI B A, RINELLA M, et al. Mechanisms of NAFLD development and therapeutic strategies [J]. Nature medicine, 2018, 24(7): 908-922.

[12] GAO P, CHEN J Y, SUN P, et al. Chemical proteomic profiling with photoaffinity labeling strategy identifies antimalarial targets of artemisinin [J]. Chinese chemical letters, 2023, 34(12): 460-465.

[13] GAO X N, GUO W Y, LIU P Y, et al. Capsaicin acts as a novel NRF2 agonist to suppress ethanol induced gastric mucosa oxidative damage by directly disrupting the KEAP1-NRF2 interaction [J]. ELife Sciences Publications, Ltd., 2024.

[14] HUBY T, GAUTIER E L. Immune cell-mediated features of non-alcoholic steatohepatitis [J]. Nature reviews immunology, 2022, 22(7): 429-443.

[15] JÖNSSON J Å, MATHIASSON L. Membrane-based techniques for sample enrichment [J]. Journal of chromatography a, 2000, 902(1): 205-225.

[16] KARAKUS C, USLU M, YAZICI D, et al. Evaluation of immobilized metal affinity chromatography kits for the purification of histidine-tagged recombinant CagA protein [J]. Journal of chromatography b, 2016, 1021: 182-187.

[17] KIM S H, YUN C, KWON D, et al. Effect of isoquercitrin on free fatty acid-induced lipid accumulation in HepG2 cells [J]. Molecules, 2023, 28(3).

[18] KOBILKA B K. G protein coupled receptor structure and activation [J]. Biochimica et Biophysica Acta (BBA)-biomembranes, 2007, 1768(4): 794-807.

[19] KUIPER G G, ENMARK E V A, PELTO-HUIKKO M, et al. Cloning of a novel receptor expressed in rat prostate and ovary [J]. Proceedings of the national academy of sciences, 1996, 93(12): 5925-5930.

[20] LI X Z, YUAN B C, LU M, et al. The methyltransferase METTL3 negatively regulates nonalcoholic steatohepatitis (NASH) progression [J]. Nature communications, 2021, 12(1): 7213.

[21] LI X, ZHOU D Y, YANG D, et al. Isoquercitrin attenuates osteogenic injury in MC3T3 osteoblastic cells and the zebrafish model via the Keap1-Nrf2-ARE pathway [J]. Molecules, 2022, 27(11):3459.

[22] MA J, LI M R, YANG T T, et al. Isoquercitrin attenuates steatohepatitis by inhibition of the activated NLRP3 inflammasome through HSP90 [J]. International journal of molecular sciences, 2023, 24(10).

[23] MOORE J T, COLLINS J L, PEARCE K H. The nuclear receptor superfamily

and drug discovery [J]. ChemMedChem: Chemistry enabling drug discovery, 2006, 1(5): 504-523.

[24] MORAN M M, XU H, CLAPHAM D E. TRP ion channels in the nervous system [J]. Current opinion in neurobiology, 2004, 14(3): 362-369.

[25] NG E S M, YANG F, KAMEYAMA A, et al. High-throughput screening for enzyme inhibitors using frontal affinity chromatography with liquid chromatography and mass spectrometry [J]. Analytical chemistry, 2005, 77(19): 6125-6133.

[26] OHLSON S, HANSSON L, LARSSON P O, et al. High performance liquid affinity chromatography (HPLAC) and its application to the separation of enzymes and antigens [J]. FEBS letters, 1978, 93(1): 5-9.

[27] RIX U, SUPERTI-FURGA G. Target profiling of small molecules by chemical proteomics [J]. Nature chemical biology, 2009, 5(9): 616-624.

[28] ROTHMAN R B, BAUMANN M H. Therapeutic and adverse actions of serotonin transporter substrates [J]. Pharmacology & therapeutics, 2002, 95(1): 73-88.

[29] SMITH S. The animal fatty acid synthase: one gene, one polypeptide, seven enzymes [J]. The FASEB journal, 1994, 8(15): 1248-1259.

[30] TANG E H, HU T, JIANG Z K, et al. Isoquercitrin alleviates lipopolysaccharide-induced intestinal mucosal barrier damage in mice by regulating TLR4/MyD88/NF-κB signaling pathway and intestinal flora [J]. Food and function, 2024, 15(1): 295-309.

[31] TORRES G E, GAINETDINOV R R, CARON M G. Plasma membrane monoamine transporters: structure, regulation and function [J]. Nature reviews neuroscience, 2003, 4(1): 13-25.

[32] VEENHOFF L M, HEUBERGER E H M L, POOLMAN B. Quaternary structure and function of transport proteins [J]. Trends in biochemical sciences, 2002, 27(5): 242-249.

[33] WEI W, ZENG Q X, WANG Y, et al. Discovery and identification of EIF2AK2 as a direct key target of berberine for anti-inflammatory effects [J]. Acta pharmaceutica sinica b, 2023, 13(5): 2138-2151.

[34] XIE W Y, WANG M, CHEN C, et al. Hepatoprotective effect of isoquercitrin against acetaminophen-induced liver injury [J]. Life sciences, 2016, 152: 180-

189.

[35] YANG Z R, GUO H L, ZHANG P F, et al. Capsaicin (CAP) exerts a protective effect against ethanol-induced oxidative gastric mucosal injury by modulating the chemokine receptor 4 (CCR4)/Src/p47phox signaling pathway both in vitro and in vivo [J]. Chinese journal of natural medicines, 2025, 23(2): 191-202.

[36] WAN Y, HU S, LIU K, et al. The decoction and blood-entering sRNAs of Fritillaria thunbergii Miq. (Zhebeimu) relieve chronic obstructive pulmonary disease by PTGS2-NOS2-XPC-ABCC1 axis [J]. Traditional medicine research, 2025, 10(12): 76.

[37] ZENG H, QIN H, LIAO M, et al. CD36 promotes de novo lipogenesis in hepatocytes through INSIG2-dependent SREBP1 processing [J]. Molecular metabolism, 2022, 57:101428.

[38] ZHANG A Z, YE F G, LU J Y, et al. Screening α-glucosidase inhibitor from natural products by capillary electrophoresis with immobilised enzyme onto polymer monolith modified by gold nanoparticles [J]. Food chemistry, 2013, 141(3): 1854-1859.

[39] ZHAO L, ZHANG C, LUO X X, et al. CD36 palmitoylation disrupts free fatty acid metabolism and promotes tissue inflammation in non-alcoholic steatohepatitis [J]. Journal of hepatology, 2018, 69(3): 705-717.